实用不孕不育诊断与治疗

Practical Medicine of Diagnosis and Treatment of Infertility

主编　陈建明

广东省出版集团

广东科技出版社

·广州·

图书在版编目（CIP）数据

实用不孕不育诊断与治疗/陈建明主编. —广州：广东科技出版社，2013.4（2024.3重印）
ISBN 978-7-5359-5801-3

Ⅰ．①实… Ⅱ．①陈… Ⅲ．①不孕症—诊疗②男性不育—诊疗 Ⅳ．①R711.6

中国版本图书馆CIP数据核字（2013）第003301号

出 版 人：朱文清
责任编辑：周 良 李 旻 丁嘉凌 曾 冲
封面设计：林少娟
责任校对：吴丽霞 黄慧怡
责任印制：彭海波
出版发行：广东科技出版社
（广州市环市东路水荫路11号 邮政编码：510075）
https://www.gdstp.com.cn.
销售热线：020-37607413
E-mail: gdkjbw@nfcb.com.cn（总编室）
经 销：广东新华发行集团股份有限公司
排 版：广东科电有限公司
印 刷：广州一龙印刷有限公司
（广州市增城区荔新九路43号1幢自编101房 邮政编码：511340）
规 格：787mm×1092mm 1/16 印张23 字数460千
版 次：2013年4月第1版
 2024年3月第12次印刷
定 价：58.00元

如发现因印装质量问题影响阅读，请与承印厂联系调换。

《实用不孕不育诊断与治疗》编者名单

主　编　陈建明

副主编　吴占中　王良平　陈晓燕　苗竹林

编　委（按姓氏笔画排序）

王良平　吴占中　陈希曦　陈建明

陈晓燕　杨晓慧　苗竹林　唐亚丽

黄　琳　黄丽娟　黄昌平　崔媛媛

谭章云　黎淑贞　戴翠芳

前　言

　　生殖医学是近几十年在国内外非常热门的新兴学科。生殖医学涉及男女生殖健康、妇科学、产科学、内分泌学、免疫学、胚胎学、遗传学及男科学等与生殖相关的多门医学学科。

　　近十几年来，生殖医学在国内发展迅速，国内各级医学会每年纷纷举办与生殖医学有关的学术会议，如男女不孕不育、复发性流产、生殖辅助技术等，参加学习的医务人员人数之多，热情之高，令人叹为观止。但同时也存在一些不尽如人意的地方，一方面生殖医学学术会议铺天盖地，另一方面有关的参考书籍却为数不多，而且现有的生殖医学专业书籍要么是大部头的参考书，要么是科普读物，缺乏一本适合初、中级医务人员的实用生殖医学参考书。

　　基于此，我们力图编写一本简明、实用、科学、内容新颖、理论联系实际、包括临床技术最新进展的生殖医学参考书，为广大热心于生殖医学的临床医务人员更新知识、提升生殖医学专业理论水平，拓宽视野，以及更高的发展奠定理论基础。

　　本书内容包括生殖内分泌基础知识、女性不孕原因及检查方法、内分泌性不孕、免疫性不孕、复发性流产、体外受精-胚胎移植、男性不育等。对临床最常见的生殖内分泌性不孕、促排卵技术及复发性流产等重点详述，力求使读者从中获取更多信息，不仅知其然，并且知其所以然。其他章节内容则简明扼要介绍。

　　本书适用于从事妇产科、计划生育和生殖健康专业的初、中级水平医务人员，也适用于现在和未来可能从事妇科、计划生育和生殖健康专业的实习医生参考。

　　本书邀请了省地级三甲医院生殖中心、妇幼、计划生育领域从事生殖内分泌、生殖免疫及辅助生殖技术专业的专家、学者共同执笔。为保证本书质量，我们对浩瀚的文献资料进行了精心筛选、综合分析和认真编排。由于我们的水平所限，书中难免有不足之处，敬请各位读者原谅，并给予批评指正。

陈建明

2012年10月

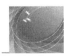

目　录

上编　女性不孕

目录

下编　男　性　不　育

上编 女性不孕

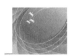

第一章 概 述

1. 不孕症 指育龄夫妇同居，性生活正常未避孕，1年内未妊娠者。

2. 受孕力 指一个月经周期受孕率（正常夫妇为20%～25%）。

3. 生殖力 指一个月经周期分娩一个活婴的能力。

85%～90%健康年轻夫妇在婚后1年内妊娠，不孕症发生率为10%～15%。

不孕症是涉及全球生育年龄男人和女人的问题，是世界性的生殖健康问题。不孕症研究正在逐渐成为一个紧迫和日益引起人们关注的课题。因此，不孕症的防治是临床医生的重要任务。

过去30年来，不孕症发生率保持相对稳定，但不孕症的诊断和治疗却发生了戏剧性变化，其中以下3个方面影响最大。

（1）体外受精（IVF）等辅助生育技术（ART，助孕技术）为人类生殖医学基础研究、临床治疗提供了新的和先进的方法，显著提高了不孕治疗成功率，改善了预后，特别是给输卵管梗阻性不孕和男性不育带来了希望。

（2）人口统计显示，生理性妊娠率较低的年长妇女要求治疗不孕的人数急剧增加。

（3）辅助生育技术进步和年龄相关生育能力降低成为社会媒体宣传的热点，也是引起社会对不孕及其现代治疗的极大关注。重要的是，不孕症夫妇更有希望通过现代生殖医学的诊治而获得妊娠和生育子女的机会。

不孕症既包括源自于女性方面的不孕，也包括男性方面的不育。随着现代生活水平的提高，女性不孕症有很多危险因素，例如第1次性交年龄提前、既往盆腔感染史、药物治疗史、痛经、性交痛、性生活过频等。

研究发现，不孕症患者的第1次性交年龄与结婚年龄均明显小于未患不孕症的妇女。1995年Larsen报道在20～40岁不孕症患者中，初次性生活年龄<13岁的患病率为15%，初次性生活年龄在19岁之后的患病率仅为4%。年龄的提前常使男女双方由于缺乏性生活的卫生知识与心理准备，除了人工流产的概率增加外，潜在的生殖道感染或性传播疾病的概率也随之增加，而且很多感染是以亚临床症状或隐匿状况出现，妇女感染后不易觉察或未引起足够重视，因而不孕的危险性也增加。另外，盆腔感染性疾病史、末次妊娠产后或流产后并发症均可能是女性不孕的危险因素。盆腔炎性疾病后遗症可导致盆腔广泛粘连、输卵管梗阻、扭曲、蠕动功能受损而引起不孕。输卵管疾患是不孕症最常见的

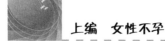

因素，占不孕因素的30%～40%。盆腔炎症与手术损伤是导致盆腔粘连的重要因素，而宫腔操作史和药物流产史可能增加盆腔炎、盆腔粘连的风险，增加继发不孕的发生率。盆腔炎性疾病后遗症具有难根治、易复发的特点，若长期使用抗生素，不仅会降低患者的自身抵抗力，造成机体内菌群失调而引发妇科炎症，而且可进一步诱发输卵管炎症，甚至输卵管堵塞，使不孕发生的危险性增加。

痛经可能是女性不孕的危险因素。痛经分为原发性痛经和继发性痛经，原发性痛经一般不影响生育，继发性痛经往往与子宫内膜异位症和盆腔炎性疾病后遗症有关。子宫内膜异位症可造成盆腔内广泛粘连而导致输卵管变硬僵直，影响输卵管的蠕动，或使卵巢与输卵管伞部隔离，从而影响卵母细胞的拣拾和受精卵的输送，严重者可导致输卵管阻塞。如卵巢周围的严重粘连或卵巢子宫内膜异位囊肿破坏正常卵巢组织，可妨碍卵子的排出。子宫内膜异位病灶分泌多种抗生育因子，改变腹腔内环境及激活免疫机制，如产生子宫内膜抗体等而引起不孕或流产。盆腔炎性疾病可导致盆腔粘连、输卵管阻塞、迂曲、蠕动功能受损，影响输卵管伞部的拾卵功能和受精卵的输送，从而引起不孕。

国内外研究均发现，性交痛是女性不孕的另一危险因素。性交痛原因有心理因素和疾病因素，其中90%性交痛是由心理因素引起。传统性观念对女性性欲的压抑或男女双方对性知识缺乏，以及精神紧张、焦虑、生活和工作压力大均可引起性交痛。生殖器官各种炎症、子宫内膜异位症等疾病均可引起性交痛。性交痛可使女性回避性交或不能进行性生活而导致不孕。

研究显示，精神压力可能是女性不孕的危险因素。这种心理压力可能来源于自身的生育要求，渴望有自己的后代，身边的亲人与朋友的同情或鄙视更加重了这种压力。长期的精神压力可能影响多巴胺和去甲肾上腺素分泌，从而影响下丘脑促性腺激素释放激素的分泌，导致排卵障碍、输卵管痉挛、宫颈黏液改变、盆腔淤血以及性功能障碍，造成不孕或影响不孕的治疗。

（黄琳）

参 考 文 献

［1］张惜阴. 实用妇产科学［M］. 2版. 北京：人民卫生出版社，2004：859-871.

［2］杨普，张燕. 不孕症研究概况［J］. 国外医学：妇幼保健分册，2005，16（4）：
232-234.

［3］乐杰. 妇产科学［M］. 6版. 北京：人民卫生出版社，2005：347-381.

第二章 女性生殖系统

第一节 卵泡的发育和排卵

一、卵泡的发育

卵泡是卵巢的功能单位，其发育过程始于胚胎期，主要分为始基卵泡、窦前卵泡、窦卵泡、成熟卵泡4个阶段。始基卵泡在妊娠第5周形成，此后一直存在，是卵巢的基本功能单位，女婴出生时的始基卵泡数量为（$1 \sim 2$）$\times 10^6$个，其中最终能够发育成熟并排卵的约400个，大部分的卵泡在生长过程都发生了凋亡和闭锁。

（一）卵泡的发育阶段

1. 始基卵泡 直径$0.03 \sim 0.06$ mm，由一个初级卵母细胞和环绕其周围的单层扁平的前颗粒细胞组成。本阶段卵泡的发育受遗传因素和局部的各种调节因子影响，不受促性腺激素的调控。

2. 窦前卵泡 直径$0.12 \sim 0.2$ mm，含一个卵母细胞和多层颗粒细胞，并出现卵泡膜间质细胞，此阶段颗粒细胞上出现促卵泡激素（FSH）受体、雌激素受体（ER）和雄激素受体（AR），卵泡内膜上出现了促黄体生成激素（LH）受体，对促性腺激素低敏感并具备合成性激素的能力。

3. 窦卵泡 直径约2 mm，从窦前卵泡发育为窦卵泡约需60天，此阶段颗粒细胞数目明显增加，开始对FSH逐渐敏感，细胞增生并分泌卵泡液，为卵泡依赖促性腺激素的生长期。颗粒细胞中的细胞色素P450芳香化酶被FSH激活，促进雌二醇（E2）的合成和分泌，E2及卵泡膜细胞分泌的雄激素同时也对卵泡的发育产生影响。

4. 成熟卵泡 直径可达$15 \sim 20$ mm，为卵泡发育的最后阶段，卵泡液急剧增加，卵巢体积增大，向卵巢表面突出，其结构包括卵泡外膜、卵泡内膜、颗粒细胞、卵泡腔、卵丘、透明带和放射冠。从窦卵泡发育为成熟卵泡约需25天，后15天相当于月经周期的卵泡期，其中在月经周期的$1 \sim 4$天是窦卵泡的募集阶段，有$20 \sim 30$个卵泡进入募集而继续发育。月经周期的$5 \sim 10$天是优势卵泡的选择阶段，通过卵泡所含的促性腺激素受体、各种调解蛋白及因子对卵泡的影响，使非优势卵泡闭锁从而实现一个卵泡定向发育成为优势卵泡继而排卵。

（二）卵泡的募集与选择

1. 卵泡的募集　募集发生在青春期后的黄体-卵泡转化期，相当于月经周期的1~4天，此时，由于血中雌、孕激素水平降低，解除对下丘脑、垂体的负反馈抑制作用，导致FSH水平上升，双侧卵巢中那些已经发育到早期窦状卵泡阶段的10~20个卵泡能够对当时血中的FSH水平作出反应进入最后的促性腺激素依赖的快速生长阶段。

2. 卵泡选择的"阈值"理论　关于卵泡选择的机制，目前公认的是"FSH阈值"和"FSH窗口"学说（FSH threshold and FSH window）。所谓FSH阈值即指卵泡生长发育所需的FSH刺激的最小血中浓度，低于此阈值，卵泡不会发育，也无雌激素产生，阈值的高低反映卵泡对FSH的敏感性。不同的卵泡对FSH的敏感性不一致，往往生长越快的卵泡其FSH阈值越低，这是每个月经周期优势卵泡选择的前提条件。卵泡期开始的时候，由于血中FSH水平的升高，往往能同时满足一群卵泡继续生长所需的FSH值，但是FSH的升高仅有一个有限的时间窗口，即"阈值窗"。随着卵泡的发育，卵泡合成的雌激素增加及卵泡颗粒细胞合成的抑制素都对下丘脑、垂体具有负反馈调节作用，因而使FSH分泌减少。这时，一般仅有一个发育较快的卵泡，由于其FSH阈值较低，即对FSH的依赖性小，能够在较低水平的FSH支持下继续发育成熟，其他卵泡则由于得不到足够的FSH的支持而闭锁。选择的过程一般发生在月经周期的5~7天。按照上述原理，在临床上对不孕患者施行促排卵或超促排卵治疗时，可以通过调整FSH起始剂量、维持量及用药时间来控制卵泡发育成熟的数量，达到促单个或多个卵泡成熟的目的。

二、排卵

卵细胞被排出的过程称为排卵。

1. 排卵发生的前提条件

（1）优势卵泡和成熟卵子的形成。

（2）卵泡来源高水平的E2对下丘脑的正反馈作用使下丘脑释放大量的促性腺激素释放激素，形成LH/FSH峰值启动排卵。

（3）成熟卵泡周围组织胺、缓激肽的增加，促进卵泡破裂和卵子的排出。

2. 排卵的过程　当优势卵泡直径≥18 mm时，在LH/FSH峰值作用下，成熟卵泡迅速增大并突出于卵巢皮质表面，放射冠与卵丘基底间逐渐脱离，LH和FSH峰值与孕酮协同作用激活卵泡液内蛋白溶解酶活性，溶解卵泡壁隆起的尖端部分形成排卵孔，卵泡液中前列腺素物质的显著增多促使卵泡破裂，卵母细胞、卵丘内的部分颗粒细胞、放射冠以及透明带自破口释放完成排卵，周围平

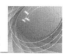

滑肌收缩后形成血体。

第二节 卵巢的内分泌功能

卵巢既是卵子发生的处所，也是重要的内分泌器官，它的内分泌功能主要是分泌甾体激素和多肽激素。

一、卵巢甾体生物合成的双细胞–双促性腺激素理论

双细胞–双促性腺激素理论已得到公认，是卵巢生殖内分泌功能讨论的基点。所指的双细胞是卵泡的卵泡膜细胞和颗粒细胞，所指的双促性腺激素是指FSH和LH。其基本要点是LH作用于卵泡膜细胞的LH受体，促卵泡膜细胞合成分泌雄激素（雄烯二酮和睾酮），后者扩散并通过基底膜进入颗粒细胞。FSH作用于颗粒细胞的FSH受体，诱导芳香化酶系统，使进入颗粒细胞的雄激素芳香化而转化为雌激素。即卵巢雌激素的合成分泌有赖于双细胞–双促性腺激素系统。因而这个理论又可称雌激素合成的双细胞–双促性腺激素学说。

二、卵巢分泌的甾体激素及功能

（一）甾体激素的种类和代谢

卵巢分泌的甾体激素主要有雌激素、孕激素和雄激素。比较卵巢静脉血和外周静脉血，结果显示卵巢分泌雌二醇（E2）、雌酮（E1）、孕烷醇酮、孕酮（P）、$17-\alpha$羟孕酮、脱氢表雄酮（DHEA）、雄烯二酮（A）和睾酮（T）。E2是C–18类固醇激素，T是C–19类固醇激素，P是C–21类固醇激素。血中E2、T、DHEA大部分与性激素结合蛋白（SHBG）和血浆白蛋白结合，仅$1\% \sim 3\%$为游离型并具有生物活性；P在血中则大部分与皮质醇结合蛋白（CBG）和血浆白蛋白结合，因而，SHBG浓度的改变可明显影响体内激素的生物学效应。E2和P主要在肝降解，雌三醇是E2主要代谢产物，而孕二醇是P的主要降解产物。这些代谢产物与葡萄糖醛酸或硫酸结合，经肾随尿排出体外。

（二）甾体激素的生理作用

1. 雌激素　卵巢是分泌雌激素的主要器官，此外，睾丸、胎盘和肾上腺也能分泌少量雌激素。卵巢分泌的雌激素主要是雌二醇。分泌入血液中的雌二醇在肝内被灭活成为活性较小的雌酮和雌三醇。雌激素主要的作用是促进女性生殖器官的发育和副性征的出现，并维持在正常状态。此外，雌激素对代谢也有明显的影响。

（1）对生殖器官的作用：雌激素与卵巢、输卵管、子宫以及阴道黏膜上靶细胞受体结合，引起细胞DNA、RNA和蛋白质合成增加，促进细胞分裂与生长，从而使上述这些靶器官生长发育，并维持其正常功能。如在青春期前雌激素过少，则生殖器官不能正常发育；雌激素过多，则会出现早熟现象。

1）卵巢：雌激素除了通过反馈调节经下丘脑-垂体间接影响卵巢活动外，对卵巢也有直接作用。雌激素可协同FSH促进卵泡发育，诱发并增加卵泡上LH受体，从而使卵泡对LH的敏感性增加。排卵前的雌激素高峰一方面通过正反馈诱导LH峰的出现，另一方面协同FSH使卵泡上的LH受体增加，诱发排卵。因此，雌激素是卵泡发育成熟并排卵不可缺少的调节因素。

2）输卵管：雌激素促进输卵管上皮细胞增生，分泌细胞、纤毛细胞与平滑肌细胞活动增强促进输卵管运动，有利于精子与卵子的运行。

3）子宫：雌激素促进子宫发育，内膜发生增生期的变化。雌激素也促进子宫肌的增生，使肌细胞内肌纤维蛋白和肌凝蛋白的含量增加。在雌激素的作用下，子宫肌的兴奋性增高，提高子宫肌对催产素的敏感性。在雌激素的作用下，子宫颈分泌大量清亮、稀薄的黏液，宫颈口松弛扩张，有利于精子穿行。

4）外阴阴道：雌激素可使阴唇丰满，色素加深，阴道黏膜上皮细胞增生角化，糖原含量增加，黏膜增厚并出现皱折。糖原分解使阴道呈酸性（pH为4~5），利于阴道乳酸菌的生长，从而排斥其他微生物的繁殖，所以雌激素能增强阴道的抵抗力。

（2）对乳腺和副性征的影响：雌激素刺激乳腺导管和结缔组织增生，促进乳腺发育，并使全身脂肪和毛发分布具有女性特征，音调较高，骨盆宽大，臀部肥厚。

（3）对代谢的作用：

1）雌激素刺激成骨细胞的活动，而抑制破骨细胞的活动，加速骨的生长，促进钙盐沉积，并能促进骨骺软骨的愈合。

2）雌激素可降低血浆胆固醇与β脂蛋白含量，并促进肝产生一些特殊的蛋白质，如纤维蛋白原、CBG和SHBG等。

3）雌激素可使体液向组织间隙转移，由于血容量减少而引起醛固酮分泌，促进肾小管对水和钠的重吸收，从而导致水、钠潴留。

2. 孕激素　孕激素主要作用于子宫内膜和子宫肌，适应孕卵着床和维持妊娠。由于孕酮受体含量受雌激素调节，因此，孕酮的绝大部分作用都必须在雌激素作用的基础上才能发挥。

（1）子宫：孕酮促使在雌激素作用下增生的子宫内膜发生分泌期的变化，有利于孕卵着床。着床后，孕酮促进子宫基质细胞转化为蜕膜细胞。蜕膜细胞体积较大，胞浆富含糖原颗粒，为胚泡提供丰富的营养物质。另外，孕酮能使子宫肌对催产素的敏感性降低，防止子宫收缩，保持胚胎生长的环境，并可抑制母体的免疫排斥反应，因而不致将孕体排出子宫。孕酮使宫颈黏液减少而变稠，不利精子穿透。

（2）乳腺：孕激素主要促进乳腺腺泡发育，并在妊娠后为泌乳做好准备。

（3）产热作用：孕激素能刺激下丘脑体温调节中枢，使基础体温在排卵后升高0.5℃左右，并在黄体期一直维持在此水平上，临床上常将这一基础体温的双相变化作为判定排卵的标志之一。

3. 雄激素　女子体内有少量的雄激素，是由卵泡膜细胞和肾上腺皮质产生。适量的雄激素配合雌激素可刺激阴毛及腋毛的生长，雄激素能增强女子的性欲，促进蛋白质合成及骨髓造血。

三、卵巢分泌的多肽激素、生长因子及其功能

卵巢除分泌甾体激素外，还分泌一些多肽激素和生长因子。

1. 抑制素（inhibin）、激活素（activin）和卵泡抑制素（follistatin）　卵巢颗粒细胞分泌2种抑制素（抑制素A和抑制素B）、3种激活素（激活素A、激活素B和激活素AB）。这些多肽激素对垂体FSH的合成和分泌具有反馈调节作用，并在卵巢局部调节卵泡膜细胞对促性腺激素的反应性。

2. 生长因子　生长因子是调节细胞增生和分化的多肽物质，与靶细胞上的特异性受体结合后发挥生物效应。胰岛素样生长因子（IGF）、表皮生长因子（EGF）、血管内皮生长因子（VEGF）、转化生长因子（TGF）、成纤维细胞生长因子（FGF）、血小板衍生生长因子（PDGF）等生长因子通过自分泌或旁分泌形式参与卵泡生长发育的调节。

第三节　下丘脑-垂体-卵巢轴

神经内分泌活动还受到大脑高级中枢调控。在下丘脑促性腺激素释放激素（GnRH）的控制下，腺垂体分泌FSH和LH，卵巢性激素依赖于FSH和LH的作用，而子宫内膜的周期变化又受卵巢分泌的性激素调控。下丘脑的神经分泌细胞分泌卵泡刺激素释放激素（FSH-RH）与黄体生成激素释放激素（LH-RH），二者可通过下丘脑与脑垂体之间的门脉系统进入腺垂体，垂体在下丘脑所产生的激素控制下分泌FSH与LH。能刺激成熟卵泡排卵，促使排卵后的卵泡变成黄体，并产生孕激素与雌激素。此外，腺垂体嗜酸性粒细胞能分泌一种纯

蛋白质称催乳激素，其功能与刺激泌乳有关，其分泌的调节与下丘脑有关。下丘脑分泌的催乳激素抑制激素能抑制催乳激素的分泌，而促甲状腺激素释放激素除能促使垂体分泌甲状腺激素外，还能刺激催乳激素的分泌。卵巢性激素对下丘脑-垂体分泌活动的调节作用称为反馈性调节作用，性腺轴的功能调节是通过神经调节和激素反馈调节实现。使下丘脑兴奋，分泌性激素增多者称正反馈；使下丘脑抑制，分泌性激素减少者称负反馈。大量雌激素抑制下丘脑分泌FSH-RH（负反馈），同时又兴奋下丘脑分泌LH-RH（正反馈）。大量孕激素对LH-RH产生抑制作用（负反馈）。当下丘脑因受卵巢性激素负反馈作用的影响而使卵巢释放激素分泌减少时，垂体的促性腺激素释放也相应减少，黄体失去促性腺激素的支持而萎缩，由其产生的两种卵巢激素也随之减少。子宫内膜因失去卵巢性激素的支持而萎缩、坏死、出血、剥脱，促成月经来潮。在卵巢性激素减少的同时，解除了对下丘脑的抑制，下丘脑得以再度分泌有关释放激素，于是又开始另一个新的周期，如此反复循环。下丘脑、垂体与卵巢激素彼此相互依存，又相互制约，调节着正常的月经周期，其他内分泌腺及前列腺素与月经周期的调节密切相关。而所有这些生理活动并非孤立的，均受大脑皮层调控，可见神经系统在月经周期的调节中起重要作用。

第四节　月经周期的生殖内分泌调控

月经周期的生殖内分泌调控主要依靠下丘脑-垂体-卵巢（H-P-O）轴的神经内分泌调节。下丘脑内侧基底部（MBH）显示有一脉冲启动器控制着GnRH阵发性释放，它是垂体脉冲性促性腺激素分泌的关键控制者。在培养的GnRH细胞中，可见到自发的脉冲性GnRH释放，提示GnRH神经元本身可组成GnRH脉冲启动器。MBH中GnRH有节律的分泌进入门脉系统，调节垂体促性腺激素释放从而调控卵巢性激素的分泌，而卵巢分泌的性激素又对下丘脑-垂体产生反馈调节，如此互相影响，共同调节月经周期。将月经周期分为卵泡期、排卵期、黄体期。H-P-O轴调控作用如下：

一、卵泡期

垂体FSH和LH的脉冲性释放是促性腺激素控制卵巢功能的一个主要特征。促性腺激素释放的脉冲频率和幅度进一步受卵巢雌孕激素的反馈调节。

1. 负反馈　LH和FSH的持续性分泌受控于经典的负反馈调节，正常周期的妇女切除卵巢中断这种负反馈调节，导致促性腺激素水平快速上升约10倍，在3周后持平。用雌二醇替代，通过负反馈可逆转这种促性腺激素的高分泌。在缺

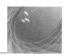

乏卵巢反馈时，促性腺激素水平的升高表现在LH和FSH脉冲幅度的显著增加，而没有卵泡期所见的脉冲频率的变化，相反的给予雌二醇可减少LH脉冲幅度。但雌二醇的负反馈作用并不恒定，而是随卵泡期的不同时间和循环中雌二醇浓度的改变而改变，这与雌激素对促性腺激素分泌同时还具有的正反馈作用有关。药理剂量的孕酮对性腺功能低下的妇女或切除卵巢的猴不能降低升高的促性腺激素水平，但在月经周期的黄体期或在雌激素诱导后，孕酮可诱导LH脉冲频率下降而幅度增大。孕酮的这种效应是通过对下丘脑-内啡肽的作用介导的。内啡肽可降低GnRH脉冲启动器的频率，因而在卵巢甾体的负反馈作用中，雌二醇和孕酮是主要的信号并有协同作用。

2. 正反馈　排卵前启动促性腺激素的波峰是雌二醇正反馈的结果。用外源性雌二醇刺激低性腺功能状态的妇女，当循环雌二醇浓度升高达晚卵泡期，约300 pg/mL，持续2～3天后，诱导促性腺激素出现波峰。排卵前卵泡分泌的孕酮水平增加4倍，延长了波峰持续的时间，并加强了雌二醇的正反馈作用。因而LH波峰出现的时间不是由下丘脑启动的，而是由来自排卵前卵泡的信号决定的，因而提出在人类和哺乳类中"卵巢生物钟"控制月经周期的概念。

二、排卵期

在雌孕激素协同作用下，LH波峰启动迅速，波幅不断增加，波峰持续48 h，约在波峰启动后36 h发生排卵。

三、黄体期

排卵后黄体分泌雌、孕激素，两者联合作用抑制垂体及下丘脑分泌，抑制卵泡发育，黄体萎缩时，循环中的雌、孕激素浓度下降，负反馈抑制解除，高频率脉冲在月经到来的前1天或接近完成黄体溶解时LH脉冲恢复。

第五节　子宫内膜的周期性变化

自青春期起，在卵巢分泌的雌激素和孕激素的周期性作用下，子宫内膜功能层出现周期性变化，每28天左右发生一次内膜的剥脱与出血继之修复和增生的过程，称为月经周期。每个月经周期是从月经第1天起至下次月经来前1天止。内膜周期性变化一般分为3期，即月经期、增生期和分泌期。

一、月经期

月经期（menstrual phase）为周期第1～4天。由于卵巢内的黄体退化，雌激素和孕激素分泌量骤然下降，子宫内膜功能层的螺旋动脉发生持续性收缩，内膜缺血，组织坏死。螺旋动脉在收缩之后，又突然短暂地扩张，血液溢入结缔组织，最终突破退变坏死的内膜表层，流入子宫腔，从阴道排出，即为经血。退变及坏死的内膜呈小块状剥脱，直至功能层深部。月经期的持续时间一般为3～5天，因个体而差异并受环境变化的影响。

二、增生期

增生期（proliferation phase）又称卵泡期（follicular phase），为周期的第5～14天。此时期的卵巢内有若干卵泡生长，在卵泡分泌的雌激素作用下，子宫内膜发生增生性变化。在月经终止前，子宫内膜已修复，增生早期的子宫腺体短直而细，数量较少。在整个增生期内的上皮细胞与基质细胞不断分裂增殖，子宫腺细胞对激素的反应也较强，雌激素使腺上皮逐渐生长与分化。至增生晚期（第11～14天），内膜增厚达3～5 mm，子宫腺体也增多，并不断增长和弯曲，上皮细胞分化成熟，胞质中糖原积聚，腺腔扩大。螺旋动脉也增长并弯曲。至增生期末，卵巢内的成熟卵泡排卵，子宫内膜由增生期转入分泌期。

三、分泌期

分泌期（secretory phase）又称黄体期（luteal phase），为月经周期的15～28天。此时卵巢已排卵，黄体形成。子宫内膜在黄体分泌的雌激素和孕激素，尤其是孕激素的作用下继续增厚，于分泌早期（排卵后2天），子宫腺体更弯曲，腔也变大，腺细胞核下区出现大量糖原聚积，细胞核则移至细胞顶部。在HE染色切片中，糖原被溶解，构成光镜下所见的核下空泡。随后，腺细胞核下区糖原渐转移至细胞顶部即核上区，并以顶浆分泌方式排入腺腔，腺腔内可见含糖原的嗜酸性分泌物。腺细胞分泌活动于周期第21天达高峰。腺细胞分泌后，细胞低矮，腺腔扩大呈锯齿状。此时期的固有层内组织液增多，内膜水肿，螺旋动脉增长并更弯曲，伸至内膜表层。于分泌晚期，基质细胞增生并分化形成两种细胞。一种为前蜕膜细胞，细胞体积大而圆，胞质中含有糖原及脂滴；于妊娠期，前蜕膜细胞在妊娠黄体分泌的孕激素影响下，继续发育增大，成为蜕膜细胞。另一种细胞为内膜颗粒细胞，细胞体积较小，圆形，胞质内含有颗粒，细胞分泌松弛素。至分泌晚期，内膜可厚达10 mm。卵若受精，内膜继续增厚；卵若未受精，卵巢内的月经黄体退变，孕激素和雌激素水平下降，内膜脱落又转入月经期。

第六节　精子和卵子的受精过程

在女性育龄期，卵巢每月排出一个成熟的卵子，排卵日期在下次月经来潮前14天左右。卵子从卵巢排出后2～3 min，立即被输卵管伞部吸到输卵管内，卵子和卵丘进入输卵管壶腹部以等待精子的到来。卵子在输卵管中的输送依赖于平滑肌收缩和纤毛摆动引起的输卵管液的流动。输卵管作为重要的储存卵子的场所，能提供子宫内膜进入容受状态和囊胚获得植入能力所需的时间，这一过程约需80 h，其中90%是在输卵管壶腹部。

男子每次性交时排出2亿～5亿个精子，其中部分精子随精液从阴道内排出，其他精子依靠尾部的摆动前进，数分钟内先后进入宫颈黏液，而后通过子宫颈管、子宫腔，最后到达输卵管壶腹部（射精后5 min精子即可出现在输卵管中，80 h输卵管内仍可找到精子），在那里等待和卵子结合。在女性生殖道内前进过程中，精子沿途要受到子宫颈黏液（性交后24 h内宫颈黏液中的精子数目相对恒定，48 h后宫颈黏液中几乎查不到精子）的阻挡和子宫腔内白细胞的吞噬，最后到达输卵管的为数百个至数千个。精子在和卵子受精前还要在女性生殖腔内经过一段时间的孵育，具备顶体反应能力、黏附于透明带的能力和超强运动能力后才具有受精能力，这个过程称为精子获能。

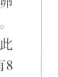

精子的受精时限是48～72 h，卵子的受精时限是12～24 h，如在女子排卵日前后数天内性交，精子和卵子可能在输卵管壶腹部相遇，这时一群精子包围卵子，获能后的精子其头部分泌顶体酶，以溶解卵子周围的放射冠和透明带，为精子进入卵子开通道路。最终卵子和精子的细胞膜融合，只有1个精子进入卵子，然后形成1个新的细胞，这个细胞称为受精卵或孕卵，这个过程称为受精。

受精卵从输卵管分泌的液体中吸取营养和氧气，不断进行细胞分裂。与此同时，受精卵逐渐向宫腔方向移动，3～4天后到达宫腔时已发育成为一个具有8细胞的实体，形状像桑椹，所以称为桑椹胚。桑椹胚在子宫腔内继续细胞分裂形成胚泡（植入前胚胎的细胞数为30～200个），桑椹胚进入宫腔后1～3天透明带丢失（孵育），标志着植入（囊胚嵌入子宫内膜）开始。在受精后6～8天桑椹胚进入子宫内膜，这个过程叫做着床或种植。

（杨晓慧　谭章云）

参 考 文 献

［1］葛秦生. 临床生殖内分泌学. 女性与男性［M］. 北京：科学技术文献出版社，2001：161-245.

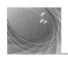
［2］庄广伦. 现代辅助生育技术［M］. 北京：人民卫生出版社，2005：9-64.

［3］Leon Speroff，Marc A Fritz. 临床妇科内分泌学与不孕［M］. 李继俊，译. 2版. 济南：山东科学技术出版社，2006：148-203.

［4］朱桂金，聂睿，徐蓓. 卵泡刺激素和促黄体生成激素阈值与阈值窗及卵泡的发育［J］. 生殖医学杂志，2008，17（6）：401-404.

［5］何丽丹. 黄体生长激素和卵泡发育［J］. 国际生殖健康/计划生育杂志，2011，30（4）：287-290.

［6］罗丽兰. 不孕与不育［M］. 2版. 北京：人民卫生出版社，2011：27-50.

［7］李继俊. 妇产科内分泌治疗学［M］. 2版. 北京：人民军医出版社，2012：48-72.

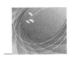

第三章　女性不孕症流行病学史

在过去的50年中，人类的生存环境和生活方式及不同经济发展国家的人口结构和模式经历了很大的变化，计划生育与优生优育、健康的育龄夫妇的生育和得到健康孩子已经成为人们的基本要求。与此同时，不孕症已经成为世界性的生殖健康问题，日益引起人们的关注。据世界卫生组织（WHO）预测21世纪不孕症将成为仅次于肿瘤和心脑血管病的第三大疾病。不孕症的研究已成为一个紧迫的问题，不孕症流行病学研究也逐渐受到全世界有关科学家的重视，因此，不孕症防治是临床医生的重要任务。

第一节　不孕症流行病学研究方法

一、流行病学的基础知识

（一）流行病学的定义

流行病学是研究疾病和健康状态的分布及其影响因素和时间在人群中的分布，用以预防和控制疾病，促进健康的科学。

（二）流行病学的任务

流行病学揭示事物流行和分布的现象，可简称为"揭示现象"，此阶段基本上应用描述性流行病学来完成；找到原因、分析规律或影响因素，可简称为"找出原因"，此阶段基本上应用分析流行病学来完成；制定预防或处置措施和策略，可简称为"提供措施"，此阶段基本上应用人群流行病学实验，即实验流行病学来完成。

（三）流行病学的研究方法

流行病学主要是一门应用科学，也是一门方法学，全部流行病学内涵可概括成原理、方法和应用3个部分，以观察法、实验法和数理法为基本方法，其中以观察法最为重要。

1. 观察性研究　包括描述性研究和分析性研究。

（1）描述性研究：包括横断面研究、比例死亡比研究、生态学研究。

（2）分析性研究：包括病例对照研究和队列研究（随访研究）。

2. 实验性研究　包括临床试验、现场试验、社区干预试验和整群随机试验。

3. 理论性研究 包括理论流行病学和流行病学方法研究。

二、不孕症流行病学常用的指标

（一）率和比

1. 比例 表示同一事物局部与总体之间数量上的比值。特点：单位相同，分子包含于分母中。

2. 比或相对比 表示两个数相除所得值，说明两者的相对水平，用倍数或百分数表示。

相对比=甲指标/乙指标（或×100%）

3. 率 表示在一定条件下某事件实际发生的例数与可能发生该现象的总例数之比。强调单位时间内某现象发生的频率和强度。用百分率、千分率、万分率或10万分率表示。

特点：必须包括发生事件的人数，被观察到的受累群所处的总体数目，所处的总体数目和规定的时间。

（二）发病率

发病率：指在一定时期内特定人群中某病新病例出现的频率。

发病率=（一定时期某人群中某病新病例数/同期暴露人口数）×K

K=100%、1 000‰、10 000/万或100 000/10万

分子是一定时期内的新发患者数，分母中的暴露人口数指可能会发生该病的人群，对于不可能发生该病的人群，不计入分母内。由于很多不孕症不能真正确定不孕的发病时间，不孕的发病率基本很难精确计算，对于不孕的流行病学调查报告的结果往往是不孕症的患病率。

（三）患病率

患病率亦称现患率，指特定的时间内或特定的人群中某病新旧病例数所占的比例。

患病率=（特定时期某人群中某病新旧病例数/同时期观察人口数）×K

K=100%、1 000‰、10 000/万或100 000/10万

不孕症患病率的统计常常借助人口普查、生育调查和人口统计学资料，对某年龄段已婚夫妇与子女所占百分率推算或间接估计出不孕症的患病率，但是，对于因不孕而离婚或离婚后单身男女的统计存在难以避免的遗漏统计，及近年来的独身倾向、自愿不孕的现象存在，都会让借助人口普查、生育调查和人口统计学资料来统计不孕症患病率的精确度降低。而为调查某人群或某地区不孕症患病率而专门进行研究设计，由于研究目的是有意识地收集必要的资

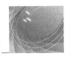

前两种资料更具有科学性和代表性。

三、不孕症的现况研究

（一）概念

现况研究又称为横断面研究，是指在特定的时间内，在某一人群中应用普查或抽样等方法收集有关变量、疾病或某现象分布的资料，以描述目前疾病或某现象的分布及因素与疾病的关联。

现况调查强调时间，这个时间尽量短，犹如一个"扫描"提供某病的频率和特征，调查时间过长，疾病的表现和因素会发生变化，使调查结果的分析增加了困难。

（二）目的

描述疾病或现象的分布，即患病率，以及影响疾病现患率的可能有关因素。

（三）背景

复习文献，熟悉国内外类似研究方法及不孕症患病率，作为调查研究中计算样本量大小的参考。

（四）提出假设

确定与研究可能有关的影响因素，如结婚年龄、职业、人工流产史等。

（五）实验设计

首先是确定调查对象，确定样本大小及确定抽样方法。常用的抽样方法有普查、单纯随机抽样、系统抽样、分层抽样、整群抽样和多级抽样。

其次是调查表设计。调查表的形式包括开放式、封闭式、复合式。问卷结构包括导语、填写说明、调查内容。问卷编写的原则要用语简洁、文题针对性强、避免双重提问。

（六）调查方法

1. 访问调查、访谈法 就是调查者与被调查者通过面对面的口头交谈方式获得资料，是最古老和最普遍的资料收集法。

2. 信访 通过邮局派发到被调查者手中，由被调查者自行填写，然后再返回调查者。优点：节约人力、物力、财力，但是应答率比面访低。

3. 电话访问 通过电话问询获得被调查者的信息。此方法既有面谈的灵活性，又有信访的省时省力。

（七）调查实施

1. 制定调查手册、印制调查表 调查手册是将调查的目的、实施方案、调查表和填表说明集于一册，发给调查员，以保证调查的统一性。

2. 预实验 对大样本的抽样调查都要进行预实验，可先选择一个社区进行实验性调查，目的是为了及时发现设计中抽样、调查方法和调查表内容方面存在的问题，汇总问题，总结经验，防止在大规模抽样调查中再次出现同类问题。

3. 调查员培训 为保证调查结果的真实可靠，调查员应该熟悉调查工作及现场调查的技巧，对调查方法进行标准化，减小误差。

4. 现场调查 调查工作应该得到相关部门的支持和配合。

（八）资料的审理和数据分析

数据录入可使用EpiData录入软件进行录入，数据分析可以用SPSS等数据分析软件进行分析，具体可参考有关统计学书籍。

（九）质量控制

表3-1 现况研究中的常见偏倚及其控制

常见的偏倚	内容	存在的情况	控制的方法
选择性偏倚	选择性偏倚	为主要偏倚	坚持随机化原则，防止随意选择；提高受检率
	无应答偏倚	在实际调查中存在，但是应答率不可以低于90%	
	选择幸存者偏倚		
信息偏倚	调查对象引起的偏倚	调查对象记忆、心理等原因引起的信息可靠性降低	调查问卷设计要高质量，调查员要有责任心，调查方法统一，采用交叉调查
	调查人员引起的偏倚	多为调查人员主观的参与引起的	
	测量偏倚	测量仪器不准确或操作失误引起	
	调查环境引起的偏倚	忽视环境对应答准确度的影响	

第二节 不孕症流行病学研究的近况

一、不孕症的定义

1. 不孕症 是指育龄夫妇同居，性生活正常，未避孕1年以上女方未受孕者。

2. 不孕症分类

（1）原发不孕：育龄夫妇同居，性生活正常，未避孕1年以上女方未受孕者称为原发不孕。

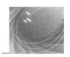

（2）继发不孕：曾有过妊娠而后未避孕1年以上，女方未受孕者称为继发不孕。

3. 不孕年限标准　生育力正常的育龄夫妇不避孕同居1个月有20%～25%的女性受孕；3个月有60%～70%的女性受孕；6个月有75%～80%的女性受孕；1年有80%～90%女性受孕。为了早诊断、早治疗，世界卫生组织在1995年编著的《不育夫妇标准检查与诊断手册》，将不孕症的临床标准定为1年。

二、不孕症患病率

20世纪50年代，有学者利用人口统计学资料进行估计，认为20～40岁妇女不孕症的患病率为15%，之后70～80年代不孕症的研究陆续得到各国学者的重视。美国学者Mosher和澳大利亚学者Borrie分别利用人口普查资料估计其国家的育龄妇女不孕症患病率分别为15%和10%～20%；芬兰学者则利用妇科防癌调查结果估计其国家30～40岁妇女不孕症的患病率为15.4%；日本学者井上正人根据调查数据发现该地区40～49岁妇女的不孕症患病率为20%。

为了准确理解不孕症的患病率和病因学分类，20世纪80年代末世界卫生组织在25个国家的33个研究中心组织了一次采用标准化诊断的不孕症夫妇的调查，结果表明，不孕症发病率因国家、民族和地区不同存在明显差别。据有关统计，不孕症在发达国家的患病率为5%～8%，发展中国家的某些地区可高达30%，美国约为15%，我国为7%～10%。1995年世界卫生组织人类生殖研究、发展和研究培训特备计划署公布的统计数字显示，全世界不孕症夫妇为6 000万～8 000万对。

三、我国不孕症患病率研究

我国自20世纪80年代后陆续有学者在地区范围内展开不孕不育相关调查，2001年我国不孕症发病率已高达8%～17%，平均为12%。

表3-2　1995—2009年国内部分不孕症患病率调查状况

时间	地点	诊断标准	调查对象	抽样方法	患病率（%）
1995—1996	山东省	1年不孕	49岁以下已婚育龄夫妇	整群分层	2.81
		2年不孕			1.06
1997—2001	河南省新密市	1年不孕	已婚至49岁生育期妇女	普查	16.74
		2年不孕			9.34

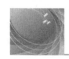
续表

时间	地点	诊断标准	调查对象	抽样方法	患病率（%）
2002.5—2002.6	贵州省贵阳市	同居1年以上未避孕未孕者	20～49岁育龄夫妇	普查	0.19
2002.3—2003.3	广东省	同居1年以上未避孕未孕者	已婚育龄家庭	分层整群抽样	14.7
2004.8—2004.12	江西省赣州市	有规律性生活1年后不孕	20～44岁已婚育龄夫妇	分层整群抽样	5.17
2004.7—2004.12	江西省南昌地区	性生活1年后仍不孕	20～44岁已婚育龄妇女	多阶段分层随机抽样	2.5
2005.4—2005.8	重庆市13个区县市	同居1年以上未避孕未妊娠	44岁以内已婚夫妇	普查	0.84
2006	山西省	不避孕1年后不怀孕者	49岁以内已婚夫妇	普查	1.57
2008.12	新疆阿勒泰地区	1年不孕	18～48岁已婚育龄妇女	随机抽样	22.5
2009	广东省	无避孕同居1年未孕	2007年结婚的18～49岁女性	分层整群抽样	13.3

说明：此表格仅对1995—2009年全国各地区针对不孕症调查的文献的汇总分列，由于各地采用的诊断标准不同，调查人群的要求标准不同，采用的抽样方法不同，所以得出的不孕症患病率不具可比性。

2010年2月26日，由中华医学会生殖医学分会牵头组织，在全国10余个省、自治区、直辖市范围内启动不孕不育症的流行病学调查，预计总调查样本量大约5万人。此次调查是我国首次在全国范围内开展的大规模的不孕不育症流行病学调查，调查结果将更加准确、清晰地展现我国不孕症患病率的真实状况。

四、不孕症病因学和影响因素调查

（一）病因学调查

Warner对美国纽约市1 500份病例进行分析，得出第1份不孕症病因学报

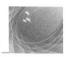

告。之后各国学者也陆续开展了此项工作，但由于设备条件的不统一，使得调查的结果不确切且病因分类繁杂。

1980—1986年世界卫生组织人类生殖发展和研究培训部不育诊断与治疗组特别规划处，根据在世界25个国家33个中心对9 000多对不孕夫妇进行检查和调查的结果编制了《不育夫妇标准检查与诊断手册》，为不孕症的临床诊断和流行病调查提供了统一的参考。

Gates（1985）根据1980—1986年WHO不孕症夫妇标准化诊断与调查的资料将不孕症病因进行分类。女性病因学分类包括排卵因素、输卵管因素、宫颈因素、子宫内膜异位因素。女性不育的病因由于全球各国或地区经济发展水平不同而有所不同。

表3-3　各地区女性不育的病因分类（WHO1990年）

病因	发达国家（%）	发展中国家（%）			
		非洲	亚洲	拉丁美洲	中东
不明原因	40	16	31	35	26
输卵管因素	36	85	39	44	42
排卵因素	33	26	34	31	40
子宫内膜异位症	6	1	10	3	1

男性病因学分类包括精子发生降低的因素、输精管因素、异常精液、性功能障碍。

还有一些病因受到临床和实验室设备影响的原因不能找到病因，可称为原因不明。

20世纪70年代后，随着生殖激素放射免疫测定方法的普及和超声监测排卵技术的应用，使得不孕症中排卵因素引起的不孕症大量被检出，据文献报道其检出率为16%～49%，占女性不育病因之首。80年代后性传播疾病在全球范围内传播，尤其支原体、衣原体、淋病的感染引起女性的输卵管炎症及输卵管阻塞增加，因此输卵管因素引起的不孕症检出率上升，成为不孕病因的首位。

文献报道男性因素引起的不孕症检出率为14%～46.5%。Gates（1985）根据世界卫生组织的调查资料推断，接近50%的非洲男性有性传播疾病史（STD），约是发达国家的10倍，发展中国家的1.5～3倍，但造成的后果却表现在女性输卵管的阻塞。男性因素引起的不育原因分类鉴别比较困难，受承担研究的部门专业诊断、仪器设备、社会条件因素的影响。

（二）不孕症影响因素的调查

不孕症影响因素调查通常分为一般情况调查、影响男性生育功能调查、影响女性生育功能调查、心理因素调查。

1. 一般情况调查　包括出生年龄、文化程度、居住地、民族、职业、妇女结婚年份、妇女初婚年龄、妇女初潮年龄、怀孕史、人流史、避孕史等。1988年国家计划生育委员会组织2%生育节育抽样调查，对不孕率的影响因素进行调查，结果发现结婚年份、结婚年龄、教育程度、居住地、月经初潮年龄和民族有统计学意义。1976年结婚的妇女不孕率为11.32%，1985年结婚妇女的不孕率为3.89%，结婚妇女1985年的不孕率是1976年的36%；初中文化程度妇女的不孕率最低为5.04%，文盲妇女的不孕率最高为10.8%。结婚年龄<20岁和>29岁的妇女的不孕率显著地高于结婚年龄20～29岁者。月经初潮年龄在12～19岁的，随着月经初潮年龄增大而不孕率升高，月经初潮年龄>19岁者不孕率显著地高于其他月经初潮年龄组妇女。

2. 年龄　年龄是独立影响女性生育力的重要因素。女性生育高峰年龄期为20～24岁，30～32岁生育力开始轻度降低，然后进行性降低，40岁后快速降低。总妊娠率降低，20～25岁为4%～8%，30～34岁为15%～19%，35～39岁为26%～46%，40～45岁为95%。临床上自然流产的危险性随妇女年龄增长而升高，年龄≤30岁的妇女再次妊娠的流产率7%～15%，30～34岁妇女8%～21%，而35～39岁妇女和年龄≥40岁的妇女流产危险性急剧升高，流产发生率分别为17%～28%和34%～52%。

3. 生活方式和环境因素　影响男性和女性生育功能调查更多的考虑从环境和职业及接触物等方面考虑，目前经动物实验证实包括重金属在内的50多种工业化学物质可以损害动物的生殖系统，如铅、镉、汞和染料等。干洗剂四氯乙烯、印刷用甲苯、消毒剂环氧乙烷和混合溶媒等均降低受孕力。辐射热和重金属暴露引起男性精液异常。除草剂和杀真菌剂降低女性受孕力。杀虫剂和氯化烃增加流产风险。高温的工作环境使男性不育的危险增加2倍。噪声、潮湿、生理上紧张、用眼过度及电离辐射可导致女性不育、流产、先天残疾等疾病。肥胖妇女常存在下丘脑促性腺激素释放激素（GnRH）和垂体促性腺激素分泌异常，导致卵泡发育障碍，影响怀孕。体重过轻容易造成贫血、性征发育不良，内分泌功能紊乱导致月经过少或卵泡发育障碍。吸烟夫妇生育力下降，吸烟妇女受孕难度高于非吸烟妇女，吸烟与不吸烟妇女发生不孕的比率为1.6∶1；吸烟的生育期妇女，不孕症发生率为25%。吸烟对生育力的影响包括加速卵泡丢失、月经失调、诱发配子和胚胎畸变。男性酗酒引起精液质量降低和阳痿。

饮食结构缺陷可致不育。如维生素A缺乏可使精原细胞发育不良；维生素C有助于防止精子凝集；维生素B缺乏可使睾丸曲细精管萎缩，成熟精子减少，也可使女性成熟卵泡减少；缺锌可致少精、弱精或死精。

4. 药物影响　对男性和女性生育有副作用的治疗药物有化疗类药物、类固醇类药物、精神安定类药物、胃肠类药物、降压类药物、雷公藤、秋水仙碱、尼立达唑等。

5. 心理因素　社会心理因素对不孕有一定的影响。随着生活节奏的加快，人类的生活方式、婚育观念也发生了很大的变化，不孕症患者平均年龄有上升趋势。不孕症的发生率上升与很多女性青春期年龄提前、性发育年龄早、性生活早或频繁、性伴侣多、人工流产率高、推迟结婚年龄和生育年龄的现象呈正相关。有研究报道就诊的不孕症患者中50%~80%存在心理障碍。心理负担过重、焦虑、压抑、恐惧等影响正常的生理功能，导致生殖内分泌功能失调是造成不孕不育不可忽视的方面。

（唐亚丽）

参 考 文 献

［1］Leon Speroff, Marc A Fritz. 临床妇科内分泌学与不孕［M］. 李继俊，译. 2版. 济南：山东科学技术出版社，2006：793-825.

［2］罗丽兰. 不孕与不育［M］. 2版. 北京：人民卫生出版社，2009：159-177.

［3］李立明. 流行病学［M］. 4版. 北京：人民卫生出版社，1999：12-18，43-140.

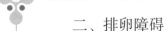

第四章　女性不孕的原因及检查方法

第一节　女性不孕的原因

多项流行病学调查结果显示，不孕夫妇中，女方因素占40%～55%，男方因素占25%～40%，双方共同因素占20%～30%，不明原因占10%。

女性不孕的因素中，输卵管性因素占30%～40%，排卵障碍占25%～30%，子宫性因素占30%～40%，其他尚有宫颈因素、免疫因素和不明原因等因素。

一、输卵管因素

输卵管具有运送精子、摄取卵子及把受精卵运送到子宫腔的重要作用，若输卵管功能障碍或管腔不通，则可导致女性不孕。导致输卵管病变的因素包括输卵管的结构异常、输卵管非特异性炎症、子宫内膜异位症、各种输卵管手术甚至输卵管的周围病变如附近器官手术后的粘连和肿瘤的压迫、输卵管发育不良等。许多资料显示，性传播疾病如淋球菌、沙眼衣原体、支原体的感染可能造成输卵管阻塞，引起不孕。

二、排卵障碍

各种因内分泌系统紊乱或者异常引起的排卵障碍也是女性不孕的主要因素之一，如先天性无卵巢或幼稚型卵巢、卵巢功能早衰、多囊卵巢、某些卵巢肿瘤如颗粒-卵泡膜细胞瘤、睾丸母细胞瘤等都可影响卵巢激素分泌及排卵。卵巢子宫内膜异位症导致卵巢周围粘连，影响卵泡发育和排卵，引起未破裂卵泡黄素化综合征（LUFS）。全身性疾患如重度营养不良、慢性疾病；代谢病如甲状腺功能低下或亢进、糖尿病、肾上腺功能紊乱等都能导致不孕；中枢性的影响如下丘脑-垂体-卵巢轴分泌均衡失调、垂体肿瘤等都能够引起卵巢功能失调而致不孕。年龄是排卵障碍的重要因素，随着年龄增大，卵巢功能减退，窦卵泡数目减少，卵子质量降低，排卵率及妊娠率明显下降，尤其是年龄＞35岁者。

三、宫颈与子宫因素

宫颈形态和宫颈黏液功能直接影响精子上游进入宫腔。子宫具有储存和输送精子、孕卵着床及孕育胎儿的功能。因此，宫颈与子宫在生殖功能中起到重要的作用。引起不孕的常见原因包括宫颈与子宫解剖结构异常、感染、宫颈黏液功能异常、宫颈免疫学功能异常、宫颈粘连、子宫内膜息肉、子宫内膜炎、子宫内膜分泌不良、子宫腺肌症、子宫肌瘤等，以上因素均可影响受精卵着床引起不孕或妊娠后流产。

四、外阴与阴道因素

无孔处女膜、阴道部分或者完全闭锁、阴道受机械性损伤后发生的粘连瘢痕狭窄等均可以影响正常性生活，阻碍精子进入生殖道而引起不孕。严重的阴道炎改变阴道酸碱度，引起大量微生物和白细胞增生，降低精子活力，减少精子在阴道的生存时间，甚至吞噬精子等，均可引起不孕。

五、免疫因素

1. 抗精子免疫异常　精子对女性生殖道来说是异种抗原，正常情况下女性生殖道黏膜上皮完整，可避免性交时进入生殖道的精子产生免疫反应。但当炎症、损伤或精浆中的免疫抑制物受到破坏时，精子和精浆中的抗原物质会引起女方的同种免疫反应，刺激女性免疫系统产生抗精子抗体。抗精子抗体不但可影响精子在女方生殖道中的运行，而且可干扰精子获能及顶体反应，发挥直接细胞毒作用，使精子发生凝集，从而引起不孕。

2. 女性体液免疫异常　女性体内可产生抗透明带抗体，改变透明带的性状或阻止受精乃至植入过程，从而导致不孕。抗心磷脂抗体可引起种植部位小血管内血栓形成，导致胚胎种植失败。

3. 子宫内膜局部细胞免疫异常　子宫内膜局部存在大量的免疫细胞，它们在胚胎种植中发挥帮助绒毛实现免疫逃逸和绒毛周围组织的溶细胞作用，有利于胚胎移植。因此，子宫内膜局部的免疫细胞如NK细胞、T细胞和B细胞的功能异常都可能导致种植失败和不孕。

六、男女双方因素

夫妻双方的性生活障碍、对性知识缺乏以及精神高度紧张，也可以导致不孕。

七、不明原因不孕

指经过不孕症的详细检查，依靠现代检查方法尚未发现明确病因的不孕症。

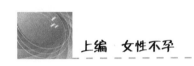
第二节 女性不孕的分类

一、一般分类

1. 根据不孕的性质 可分为生理性不孕和病理性不孕。

（1）生理性不孕：在青春期前期、哺乳期和绝经期的不孕称为生理性不孕。

（2）病理性不孕：由于各种疾病引起的不孕称为病理性不孕。

2. 根据是否有过妊娠史 可分为原发性不孕和继发性不孕。

（1）原发不孕：育龄夫妇同居，性生活正常，未避孕1年以上女方未受孕者称为原发不孕。

（2）继发不孕：曾有过妊娠而后未避孕1年以上，女方未受孕者称为继发不孕。

3. 根据是否有怀孕的可能 分为绝对不孕和相对不孕。

（1）绝对不孕：夫妇一方或双方有先天或后天、解剖或生理方面缺陷且无法纠正而不能妊娠称为绝对不孕。

（2）相对不孕：夫妇一方或双方因某些因素阻碍受孕，导致暂时不孕，一旦得到纠正仍能受孕者称为相对不孕。

4. 根据引起女性不孕的病变器官不同 可分为卵巢性不孕、输卵管性不孕、子宫性不孕、子宫颈性不孕及外阴和阴道异常性不孕。

5. 先天性生殖系统发育性不孕。

6. 免疫性不孕。

7. 医源性不孕。

8. 非特异性、特异性及性传播疾病致感染性不孕。

二、世界卫生组织（WHO）关于女性不孕的分类

WHO关于女性不孕的分类，分为6组：

Ⅰ组：下丘脑-垂体衰竭。

Ⅱ组：下丘脑-垂体功能失调。

Ⅲ组：卵巢衰竭。

Ⅳ组：先天或后天性生殖系统疾病。

Ⅴ组：高PRL血症，伴垂体-下丘脑肿瘤。

Ⅵ组：高PRL血症，不伴垂体-下丘脑肿瘤。

该分类中的第IV组太笼统，并有一些遗漏，如免疫因素、性功能障碍等。这种比较适用的分类是将引起不孕的病变部位与病因相结合。

第三节 女性不孕的检查程序

女性不孕诊断步骤一般包括询问病史、全身检查、妇科检查、辅助检查等。

一、询问病史

1. 主诉和现病史 首先了解不孕的时间、结婚年龄、健康状态、性生活情况、有无避孕措施、具体方法和时间；对于进行过不孕诊治者，应了解诊治经过，详细了解病史。

2. 过去史 着重了解有无炎症、结核特别是生殖系统的结核的治疗经过；有无其他内分泌疾病、代谢性疾病、精神病与用药情况、放射线接触史及手术史等。

3. 月经史 了解月经初潮年龄，初潮后至就诊时月经周期、经期、经量、颜色及有无伴随症状、有无痛经等。

4. 婚育史 了解结婚时间、年龄、初婚或再婚、婚次、既往有无妊娠及妊娠次数、妊娠结局；如有人工流产、自然流产、宫外孕、引产，了解分娩方式、妊娠期合并症、妊娠期并发症及治疗经过等。曾患有宫外孕者考虑有输卵管受损或阻塞可能。如人工流产、中期妊娠引产、分娩清宫后出现月经量明显减少、无月经或痛经，则考虑可能为子宫内膜损伤、宫腔粘连或宫颈粘连。

5. 个人史 生活环境、工作环境、生活习惯、特殊嗜好等可能对生育造成影响，如吸烟、酗酒、熬夜、接触有毒有害物质等。

6. 家族史 了解家族成员中有无类似疾病史，特别是有无先天性遗传疾病。

二、体格检查

对不孕妇女应进行仔细的全身检查，很多疾病通过细致的检查而得到诊断。注意有无全身疾患，如结核、炎症、肿瘤和畸形等，有无内分泌失调体征，如多毛、痤疮、肥胖、脱发、体重、血压、第二性征发育等。过度肥胖或过度消瘦均可引起无排卵；对肥胖者可指导减肥，控制体重后促排卵。过度消瘦者，应鼓励增加体重，体重正常后可能自行恢复排卵。第二性征与卵巢功能相关，第二性征不发育或发育极差时，应注意卵巢功能，特别是先天性卵巢发育不全。

三、妇科检查

通过妇科检查可以发现许多与妇科生殖系统有关的疾病，详细检查内、外生殖器官，注意有无发育异常、先天性畸形、炎症、包块或肿瘤等。检查子宫大小、活动度、有无压痛，子宫后壁有无触痛性结节，附件有无增粗、包块及压痛等。

四、辅助检查

（一）一般检查

血常规、血糖、血沉、尿常规、白带常规、淋球菌、沙眼衣原体、艾滋病、梅毒、胸部X线检查等。

（二）内分泌学检查

1. 生殖激素测定　月经周期第2～3天测定基础血促卵泡激素（FSH）、促黄体生成激素（LH）、雌二醇（E2）、睾酮（T）和泌乳素（PRL），黄体期（月经周期第21天左右）测定血孕酮（P），了解本周期有无排卵及黄体功能情况。

2. 代谢疾病检查　甲状腺激素与促甲状腺激素、甲状腺抗体、肾上腺皮质激素与促肾上腺皮质激素、胰岛素等。

3. 内分泌功能试验　促肾上腺皮质激素刺激试验、促肾上腺皮质激素释放激素刺激试验、促甲状腺激素释放激素刺激试验、孕激素试验、雌-孕激素试验、氯米芬试验等。

（三）卵巢功能检查

1. 基础体温测定。

2. 子宫颈黏液评分。

3. 诊断性刮宫或子宫内膜活组织检查。

4. 垂体或卵巢激素测定。

5. B超监测卵泡发育及排卵，了解子宫、附件情况，评价生殖系统功能。

（四）输卵管通畅性试验

输卵管通液术、子宫输卵管碘油造影术、子宫输卵管声像学造影、宫腔镜下输卵管插管通液。

（五）遗传因素检查

对于有原发性闭经、生殖器发育异常、反复流产等患者，夫妇双方均应行染色体检查。

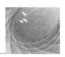

（六）免疫学检查

对于卵巢功能监测和输卵管功能检查正常者，可行免疫学检查，如抗心磷脂抗体、抗精子抗体、抗子宫内膜抗体、抗卵巢抗体、抗人绒毛膜促性腺激素抗体、抗卵细胞透明带抗体、抗滋养层细胞膜抗体，必要时测定抗核抗体（ANA）、CD19$^+$（B细胞）、CD16$^+$、CD56$^+$（NK细胞）等。

（七）性交后试验（PCT）

近排卵期性交后卧床0.5～1 h，性交后2～12 h进行检查。自宫颈管内吸取黏液，在显微镜下有5～10条活动精子/HP，即为阳性，可排除宫颈因素作为不孕原因的可能性；<5条活动精子/HP为阴性，属于宫颈性不孕。

（八）宫腔镜检查

可了解子宫腔内情况，诸如有无子宫畸形、息肉、粘连或黏膜下肌瘤等，还可在宫腔镜下进行输卵管插管通液和做一些简单的手术。

（九）腹腔镜检查

当子宫输卵管造影提示输卵管通而不畅、输卵管伞端积水和（或）阻塞，检查有子宫内膜异位症、卵巢囊肿等，考虑行腹腔镜检查。腹腔镜可直接观察到腹腔内有无粘连，子宫、卵巢和输卵管的有无病变，并可在腹腔镜下做输卵管通液术、输卵管矫形术、子宫内膜异位症病灶剔除术、盆腔粘连分离术等。

（黄琳）

参 考 文 献

［1］乐杰. 妇产科学［M］. 7版. 北京：人民卫生出版社，2008：351-353.

［2］金志春. 实用不孕不育诊断与治疗技术［M］. 武汉：湖北科学技术出版社，2009：18-20.

［3］罗丽兰. 不孕与不育［M］. 北京：人民卫生出版社，2009：183.

［4］于传鑫，李儒芝. 妇科内分泌疾病治疗学［M］. 上海：复旦大学出版社，2009：381.

第五章 排卵的征象和检查

第一节 基础体温测定

基础体温（BBT）是一种常用的无创伤性检测方法，是测量机体在静息状态下的体温。BBT监测排卵的原理是排卵后孕酮分泌增加，其降解产物刺激下丘脑的体温调节中枢，引起BBT升高，黄体期的体温较卵泡期高0.3～0.5℃。

一、基础体温检测方法

BBT测定应于清晨起床前进行。每晚应保证睡眠6 h以上，醒来后即把体温表放置舌下5 min，测得体温数以圆点记录在BBT表的小方格子内，连续3个月，然后将每天的圆点连接为曲线。

二、基础体温的意义

月经周期的卵泡期，BBT呈低温相，排卵后BBT较排卵前升高0.3～0.5℃，并一直维持到月经来潮前后，而后降低到基线水平。每月的连线呈双相提示有排卵，单相提示不排卵。如排卵后妇女妊娠，BBT高温相一直持续存在，这一现象与HCG促进妊娠黄体持续分泌大量孕激素相关。

双相型BBT不能预测排卵时间，而是提示体温上升前2～3天有过排卵。一般情况下，当血浆孕酮浓度升高≥5 ng/mL时，BBT开始升高，多出现于LH高峰后1～5天，或排卵4天后。BBT升高多为突然性，也可为逐渐性升高，一旦升高则为受孕的最佳时间。一般认为双相型BBT为有排卵周期，单相体温为无排卵周期。但通过B超连续监测及黄体期血P测定，发现有排卵的妇女，80%～90%BBT为双相，10%～20%BBT为单相。另外还发现，部分BBT双相妇女，B超下未证实排卵，如未破裂卵泡黄素化综合征（LUFS）。

测量BBT受睡眠、服药、饮食、疾病等因素的干扰，故单用BBT不能准确地判断排卵情况，而需与其他方法联合应用，综合判断。为克服BBT预测排卵时间不准确，应定时连续测量。

BBT的最大特点为方法简单实用，无损伤性，可预测卵泡期延长和黄体期缩短，指导内分泌治疗及性交以提高妊娠率。缺点是需要每天测量体温以期妊娠，因此带来一定的精神压力。虽然目前有许多预测排卵的方法，但比较而言，BBT是最简便且便宜的。

第二节 宫颈黏液检查

正常情况下，宫颈黏膜腺细胞分泌的黏液在卵巢性激素的影响下有明显的周期性改变。月经来潮后，体内雌激素水平降低，此时宫颈管分泌的黏液量很少。随着雌激素水平提高，黏液分泌量不断增加，至排卵期宫颈分泌的黏液变得非常稀薄、透明，拉丝度可达10 cm以上。宫颈黏液涂片干燥后置于显微镜下检查，可见羊齿植物叶状结晶。结晶的多少及羊齿植物叶状的完整与否，提示体内雌激素水平的高低。在正常的月经周期中，黏液羊齿植物叶状结晶的出现与消失有一定的规律性。一般在月经第10天出现不典型结晶，随着体内雌激素水平的升高，转变为较低典型结晶，至排卵期可见典型的羊齿植物叶状结晶，排卵后逐渐从较典型结晶变化为不典型结晶，约在月经周期的第22天转为椭圆体。排卵后受孕激素影响，黏液分泌量逐渐减少，质地变黏稠而混浊，拉丝度差，易断裂。涂片检查可发现结晶逐步模糊，至月经周期第22天左右完全消失，而代之以排列成行的椭圆体。临床上根据宫颈黏液检查，可了解卵巢的功能状态。

一、采取子宫颈黏液标本的方法

用阴道扩张器暴露子宫颈，以消毒棉球或棉签将子宫颈外口擦净，随后用干燥的长弯钳或皮试用1 mL注射器（去针头）在子宫颈口内约0.5 cm处取样。取样时需注意：

（1）器械要干燥，以免水内含有电解质或其他杂物影响结果。

（2）勿损伤子宫颈组织，以免引起出血影响结晶的形成。

（3）取样时测定拉力，观察黏液形态，随后把它顺同一方向平铺在玻片上，然后让载玻片的标本在室温内自然干燥，或用低温烘干，在干燥后必须立即用低倍显微镜检查。

二、子宫颈黏液评分法

（一）羊齿植物叶状结晶试验

根据雌激素分泌量的多少而分类，目前主要分4型，包括非典型结晶和椭圆体，后者提示有孕酮影响。

Ⅰ型：最典型的羊齿植物叶状结晶，主梗粗硬，分支密而长达3～4级。

Ⅱ型：类似Ⅰ型，但稍软，有些似树枝压雪后的形态，分支较少而短。

Ⅲ型：非典型、干支皆细小的结晶体，分支少，有时似金鱼草样。

Ⅳ型：主要为椭圆形或梭形物体，长轴顺同一方向排列成行。每个椭圆体比细胞长2~3倍，但稍狭窄、透明，有结晶折光现象，典型黄体期片型。

（二）宫颈黏液评分标准

表5-1　宫颈黏液评分法（Insler法）

评分	黏液量	结晶型	拉丝度	宫颈形态
0分	极少	无，不定型物质	无	外口闭，坚硬
1分	少量，宫颈管内可取少量	线条型，少数部位可见纤细结晶，无分支	轻度，黏液丝长度<2 cm	外口裂隙
2分	中量，宫颈外口有光亮黏液滴，易取得	部分见羊齿植物叶状结晶，部分见细线条及不定型物质	中度黏液丝可达4 cm	宫颈口部分开张，易插入探针，黏液粉红色
3分	多量，大量黏液从外口溢出	完好羊齿植物叶状结晶，呈3级分支	黏液丝可达9 cm	宫颈口张开如瞳孔状，黏膜充血

（三）宫颈黏液评分的临床意义

宫颈黏液评分表中每项0~3分，总分最高12分，<5分宫颈黏液分泌差，7~9分宫颈黏液分泌欠佳，10~12分宫颈黏液分泌良好，接近排卵。

第三节　子宫内膜活检

子宫内膜随卵巢激素的变化易发生相应的变化，具有较高的敏感性。排卵前卵泡分泌雌激素使子宫内膜呈增生期改变，排卵后黄体分泌雌、孕激素，子宫内膜呈分泌期改变。因此，对子宫内膜进行诊刮获取的活组织进行病理检查，可了解卵巢有无排卵，间接反映卵巢功能，直接反映子宫内膜病变（如结核、炎症、息肉、内膜纤维化、恶性变等）。

一、适应证

1. 不孕症 了解子宫内膜发育、子宫内膜病变、有无排卵及黄体功能。

2. 月经失调及子宫异常出血 确定月经失调类型，如功能失调性子宫出血或闭经，了解子宫内膜的变化及其对性激素的反应等，证实或排除子宫内膜器质性病变；对宫腔组织物残留或子宫内膜脱落不全导致长时间多量出血者，可同时起诊断和治疗作用。

二、禁忌证

1. 生殖器官急性炎症或慢性炎症急性发作。

2. 可疑妊娠者，应排除妊娠后再行诊刮，以免引起流产。

3. 患严重全身性疾病，如心、肝、肺、肾等重要器官疾病，难以耐受手术者。

4. 生殖器官结核未控制。

5. 体温＞37.5 ℃者。

三、子宫内膜活检时间

1. 观察有无排卵、判断黄体功能及是否子宫内膜增生，在月经前2天或月经来潮12 h内诊刮。

2. 功能失调性子宫出血或闭经，任何时间诊刮。

3. 怀疑有子宫内膜不规则脱落者，月经第5天诊刮。

如为了解卵巢功能而诊刮，术前至少1个月停止应用激素类药物。

四、子宫内膜活检方法

排尿后取膀胱截石位，常规消毒外阴、阴道、宫颈，用阴道窥器暴露宫颈，钳夹宫颈，探测宫腔深度及方向，以小号刮匙刮取子宫底、宫体部及两侧宫角部内膜送病理检查。或用一金属或塑料的细管，进入子宫腔后前后左右抽吸，吸出子宫内膜组织送检。

五、子宫内膜活检的临床意义

1. 子宫内膜增生过长 在各类不规则阴道流血中，病检报告为子宫内膜增生过长最多见。因受雌激素持续刺激，无内源性或外源性孕激素对抗所致。在雌激素的持续刺激下，正常增生的子宫内膜，可以经过增生过长到不典型增生，最后发展为分化好的腺癌。

　　子宫内膜增生过长一般分为3种：简单型增生过长、复杂型增生过长和不典型增生过长。

　　根据组织结构特点和有无细胞学异型性为基础，又将子宫内膜增生症分为4种诊断类型，即根据组织结构特点分为单纯性增生和复杂性增生；再根据腺上皮细胞有无异型性分为单纯型不典型增生和复杂型不典型增生。

　　（1）简单型增生过长：指腺体增生有轻度至中度的结构异常，相当于过去分类中的腺囊型增生过长。

　　（2）复杂型增生过长：指腺体拥挤，有背靠背现象及腺体结构复杂，相当于腺瘤型增生过长。不具有恶性细胞的特征，仍属良性病变。

　　（3）不典型增生过长：WHO及国际妇科病理协会（ISGP）制定了统一命名标准，将非典型增生划分为单纯非典型增生和复合非典型增生。我国临床习惯使用轻、中、重度不典型增生。

　　不典型增生过长是在简单型和复杂型两种增生过长的基础上，出现细胞的异型性。复杂型与不典型增生过长的鉴别，主要在细胞核的改变。细胞不典型出现在简单型增生过长者，称简单型不典型增生过长。细胞不典型出现在复杂性增生过长者，称复杂型不典型增生过长。

　　子宫内膜非典型增生为癌前病变，多为可逆性病变，其中8%～29%发展为子宫内膜腺癌。

　　2．异常分泌期内膜及临床意义

　　（1）分泌反应不足：这类内膜反映卵巢黄体发育及功能欠佳，是不孕和早期流产原因之一。

　　（2）子宫内膜不规则脱落：内膜的形态不一致，部分是月经期内膜，部分是收缩退化的内膜，甚至见增生反应的内膜表面带有脱落的分泌反应内膜。这种内膜由于脱落不全，修复不佳，使孕卵不能着床。

（黄琳）

第四节　阴道超声监测排卵

　　阴道超声检查（TVS）具有操作安全、快速的特点，且阴道探头与子宫、卵巢距离近，用高频探头图像质量和分辨率提高，同时避免腹壁脂肪的影响、充盈膀胱的不适感和因膀胱充盈不佳对结果判断的影响。TVS明显提高了卵巢间质回声异常及多囊性改变的检出率，因此在监测排卵中已取代了经腹部超声检查（TAS）。

　　超声监测排卵需要观察的项目主要包括：检查子宫、卵巢及盆腔的情况。

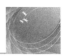

一、子宫检查

检查子宫位置，观察子宫形态，测量子宫大小、内膜厚度，了解内膜形态及分型。

（一）子宫位置与形态

正常子宫位于盆腔中央，膀胱与直肠之间，下端接阴道，两侧有输卵管和卵巢。了解子宫位置，明确是前位、平位或是后位，极度前倾前屈的子宫需要垫高受检者臀部方能充分暴露宫体。

正常子宫形态呈梨形，二维图像为实性均质结构，轮廓光滑清晰，内部回声中等、均匀。通过观察子宫形态可发现部分畸形子宫、浆膜下肌瘤、双角子宫、双子宫等。

（二）子宫大小的测量

测量子宫大小有助于诊断是否幼稚子宫、小子宫等，为不孕患者的临床治疗提供依据。

1. 纵切面　为测量子宫的纵径和前后径的标准切面，标准的纵切面是以清楚显示宫腔线和宫颈管线相连的切面。

2. 纵径　为宫底部到宫颈内口之间的距离，正常值为55～75 mm，部分剖宫产的子宫因下段受牵拉后难以恢复到原来状态，可能导致子宫纵径增长。

3. 前后径　为垂直纵径的最大前后距离，正常值为30～40 mm。

4. 横径　为横切面时完全暴露双侧宫角、稍往下方形成的一条最长宫腔线时两侧子宫外缘之间的距离，正常值为45～55 mm。

5. 宫颈长径　为子宫外口至子宫内口之间的距离，成年妇女正常值为25～30 mm，青春期宫体与宫颈等长，生育期为2：1，老年期为1：1。

（三）子宫内膜形态、分型及在不同时期的变化

1. 子宫内膜形态　正常子宫内膜和宫腔形态呈近似倒立三角形，根据子宫内膜组织的变化可将月经周期分为增殖期、分泌期、月经期3个阶段。子宫内膜有两层，在形态上与功能上均不相同，功能层位于宫腔的表层，基底层接近子宫肌层。功能层受卵巢激素的影响而随卵巢呈现周期性变化，这一变化有个体差异，而且即使是同一女性，不同周期亦可有变化。

2. 子宫内膜类型　卵泡早、中期按Gone等阴道超声子宫内膜形态学分类可分为以下3型：

（1）A型：超声图像呈典型"三线征"，由于腺体增生、动脉弯曲、管腔增大，内膜功能层表现为低回声，"三线征"是由内膜的低回声与基底层（外

层）的高回声加上宫腔线高回声形成的，又呈"嘴唇样"。

（2）B型：呈均匀的中等回声，宫腔线连续不清。

（3）C型：呈均匀稍高回声，无明显宫腔中线回声（即宫腔线消失），内膜上下边界尚清，与分泌期内膜回声较接近，但分泌期内膜水肿、腺体分泌、血管增生，内膜回声增宽。

临床上以A型、B型妊娠率较高，C型及内膜界限不清者妊娠率较低。

（四）正常卵泡期内膜的变化

1. 卵泡早期　子宫内膜极薄与宫腔线难以区别，故形成一条强回声线，厚5 mm左右，周围有声晕。

2. 卵泡中期　子宫内膜逐渐增厚，呈低回声，在此期中最容易观察到典型的"三线征"。

3. 卵泡晚期和排卵前期　内膜厚度于排卵前1天增长到最高值（12.56 ± 2.88）mm。随着内膜的增厚，内膜周边的强回声线向心性的逐日增厚，低回声区相对变窄。

（五）促排卵过程中内膜变化

卵泡直径≤10 mm时，内膜生长速度每天约1 mm。

卵泡直径>10 mm时，内膜每天生长速度为1.5～2 mm。

在注射HCG日，最合适的子宫内膜厚度为9～14 mm，子宫内膜形态为A型即"三线征"阳性。

有学者通过B超监测发现，排卵时子宫内膜厚度>6 mm，子宫内膜结构为"三线征"至多层子宫内膜型，胚胎植入成功率大；而子宫内膜厚度<6 mm或>14 mm，内膜呈高回声型，胚胎植入失败率较高。

（六）从黄体期的第1天起，内膜回声经过3个类型的变化

1. Ⅰ型　"三线征"内膜功能层为低回声，基底层为强回声光带，宫腔线呈高回声。

2. Ⅱ型　排卵后第5～7天，功能层有回声，并且回声逐渐增强，基底层回声增粗，与宫腔线距离缩短。

3. Ⅲ型　功能层回声逐渐转变成与基底层相同的回声，显示内膜水肿。

如按月经周期计算，若在分泌晚期末表现Ⅲ型内膜或仍处在Ⅱ型内膜阶段，则可提示黄体功能不足；Ⅲ型内膜说明此内膜有利于受精卵种植。

二、卵巢的检查

检查卵巢的位置、大小与窦卵泡情况，主要测量并记录卵泡大小和个数、观察有无排卵以及排卵后黄体的情况。

（一）卵巢的位置与大小

卵巢的正常位置在子宫两侧附近，经阴道扫查应在髂内动脉前方容易寻找到卵巢，卵巢的大小可随月经周期发生改变，卵巢长轴最大切面是测量卵巢长径及前后径的标准切面。卵巢的大小与窦卵泡的数量是预测卵巢储备及临床用药反应的指标之一。

（二）卵泡的情况

卵泡可分为始基卵泡、初级卵泡（窦前卵泡）、次级卵泡（窦状卵泡）和囊状卵泡（成熟卵泡）。由于始基卵泡和初级卵泡直径一般在0.2 mm以下，超声无法显示，所以超声能监测到的卵泡均为次级卵泡之后的，直径多>2 mm。

在月经第3~5天，超声可在卵巢内探及小卵泡的暗区回声，此时如果卵巢增大，每侧有超过12个<10 mm的卵泡则提示多囊卵巢可能，促排卵时需要预防卵巢过度刺激综合征（OHSS）；若卵巢较小，以实质回声为主，每侧窦卵泡少于3个，则提示卵巢储备能力较差；若发现卵巢肿物需明确诊断。

（三）正常自然周期卵泡发育的超声表现

月经周期10天内卵泡生长速度较慢，每天生长0.5~1 mm，10天后每天增长1~2 mm，排卵前3天每天增长2~3 mm。

1. 卵泡数目的测量　每个月经周期的开始均有多个卵泡同时发育，但通常仅有1个卵泡发育成熟并排卵，其他卵泡相继闭锁。在周期第10天开始监测的卵泡，只需测量并记录其直径>10 mm的卵泡大小及数量，直径<10 mm的卵泡只作数量记录，无需测量其大小。

2. 优势卵泡　直径>14 mm的卵泡称为优势卵泡（主卵泡）。优势卵泡及卵巢体积随着月经周期逐渐增大，排卵前的卵巢体积比卵泡早期的明显增大，优势卵泡至排卵前1天达最大值，最大直径可达26 mm，平均（19.79±4.87）mm。

3. 成熟卵泡的超声图像特征　卵泡直径≥18 mm，外形饱满，呈近似圆形，张力好，透声性好（呈无回声），内壁薄而清晰，有的卵泡可有卵丘征，卵泡位于卵巢表面，且其无明显卵巢组织覆盖，并向外突出，随时准备排卵。

4. Pieker等认为有以下两个超声征象则预示即将排卵

（1）卵泡周围出现低回声晕，提示排卵将在24 h之内。

（2）卵泡内发生一圆齿状形结构，此征发生在排卵前6~10 h。

另有研究，20%~30%的周期中在直径≥18 mm的卵泡内见到一个突入卵泡腔的中等回声的卵丘，预示将于36 h之内发生排卵。

5. 已排卵的超声标志

（1）成熟卵泡消失或者明显缩小。

（2）卵泡内壁塌陷、边缘皱缩，外壁增厚、毛糙、呈锯齿状，内见不规则液性暗区，并见充满细小弱光点，说明早期血体形成。

（3）子宫内膜"三线征"消失，约有半数以上的受检者在子宫直肠窝内见少量液性暗区，为0.6~0.9 cm不等，2~3天消失。

三、卵泡异常发育的超声表现

1. 小卵泡周期或无卵泡发育　卵泡生长缓慢或未见卵泡发育，双侧卵巢内见卵泡的小囊状暗区回声，直径<5 mm的小圆形无回声区，在随访过程中不见其逐渐增大。

2. 无优势卵泡形成　即使卵巢中有卵泡发育，但达不到优势卵泡大小（直径≥14 mm），在随访过程中不见卵泡逐渐增大，卵泡张力不大，卵泡直径<14 mm，甚至直径<10 mm便开始萎缩，透声性差，以后逐日缩小、闭锁或卵泡内出现声点，逐日增多而出现实化征即黄素化。

3. 卵泡囊肿　卵泡生长发育至成熟卵泡大小，但超声连续监测下，无排卵现象，卵泡持续存在或进一步增大，大者可≥40 mm。月经来潮后开始萎缩，亦称非赘性卵巢囊肿。

4. 未破裂卵泡黄素化综合征（LUFS）

（1）卵泡增大至18~24 mm后48 h不破裂，或HCG注射48 h后B超检查卵泡仍然没有塌陷或消失，反而继续增长。

（2）卵泡持续存在或增大，卵泡内可出现点状均匀的中强度回声，或卵泡内呈张力较大的囊实性或网格状回声。不破裂卵泡黄素化（LUF）速度快，在LH峰后急剧增大且持续到下次月经来潮前1~2天才消失，有的可增大至直径7~8 cm，经期可消失，有的甚至持续存在2~3个月才消失。

（3）子宫直肠凹未见明显液体潴留。

四、多囊卵巢综合征（PCOS）

（一）PCOS超声检查的要求

1. 月经规则的妇女应月经周期第3~5天检查，月经稀发或闭经者可在超声显示无优势卵泡或黄体酮撤退性出血的第3~5天检查。

2. 如果超声检查发现卵泡直径>10 mm或正处于黄体期，应在下个月经周期早卵泡期重新检查。

3. 有卵巢不对称或异常肿大的现象，应进一步检查。

4. 避孕药可以影响正常女性和多囊卵巢（PCO）女性的卵巢形态，服药期

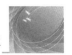

间可能造成超声检查结果的准确性降低。

（二）2003年鹿特丹的PCO超声标准是满足以下条件之一

1．卵巢正常或稍大，体积≥10 cm³［卵巢体积=0.5×长（cm）×宽（cm）］×厚（cm），形态饱满，长径可以＞4 cm，包膜明显增厚，回声增强。

2．卵巢内卵泡≥12个，直径在2～9 mm，即卵巢多囊样改变，多数直径＜5 mm，最大一般不超过10 mm，卵泡之间互相挤压，排列杂乱无章，每一个切面数目可在10个以上。

3．单侧卵巢的上述改变足以诊断。

五、卵巢过度刺激综合征（OHSS）

OHSS是由于促性腺激素（Gn）刺激致卵泡发育较多、卵巢增大，并产生过多的卵巢激素或激素前体所致的一种综合征，严重时可危及患者生命。

1．OHSS二维超声表现 卵巢明显增大，卵巢内因含大量大小不等的卵泡和黄素化囊肿，呈多房性囊肿样改变。囊壁菲薄，囊腔形态因相互挤压而不规则，囊内多为液性无回声，个别囊内可见极低回声分布在囊壁下方，囊腔大小一般在2～6 cm，盆腹腔内可见液性暗区，严重时胸腔内也可见液性暗区。

2．OHSS可根据临床表现与实验室检查、超声特征分为3度。

（1）轻度：卵巢增大，直径≤5 cm，有腹胀，腹痛，体重增加不明显；E2水平≥5 500 pmol/L，黄体早期孕酮值≥96 nmol/L；超声观察到多个卵泡发育，均大于正常优势卵泡，呈蜂窝状结构，盆腔积液等。

（2）中度：卵巢增大，直径5～10 cm，腹围增大，出现恶心、呕吐、腹胀及腹泻等症状；体重增加≥3 kg，E2水平≥11 000 pmol/L；超声观察到多个卵泡发育，最大可达5～6 cm，呈网状结构，卵泡之间相互挤压，形态不一，腹腔内可见大量无回声区，腹水量＜1.5 L。

（3）重度：卵巢直径≥10 cm，E2水平≥22 000 pmol/L，体重增加≥4.5 kg；有明显腹水甚至胸水，腹胀加剧，口渴、恶心、呕吐、虚弱、冷汗甚至虚脱；胸闷、呼吸困难，水电解质紊乱，血液浓缩并呈高凝状态，甚至少尿、休克、肾功能障碍。

（戴翠芳）

参 考 文 献

［1］于传鑫，李诵炫．实用妇科内分泌学［M］．上海：复旦大学出版社，2006：437.

［2］金志春．实用不孕不育诊断与治疗技术［M］．武汉：湖北科学技术出版社，2009：57-58．

［3］薛敏．实用妇科内分泌诊疗手册［M］．2版，北京：人民卫生出版社，2010：172-175．

［4］谢红宁．妇产科超声诊断学［M］．北京：人民卫生出版社，2005：259-260．

［5］邵敬於．人类诱发排卵［M］．上海：复旦大学出版社，2006：384-392．

［6］吴钟瑜．实用经阴道超声诊断学［M］．天津：科技翻译出版公司，2008：4-5．

［7］罗丽兰．不孕与不育［M］．2版．北京：人民卫生出版社，2009：921-949．

［8］倪春，张月玉．B超监测卵巢过度刺激综合征的临床应用价值［J］．临床超声医学杂志，2011，13（12）：857-858．

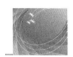

第六章 输卵管通畅试验

第一节 输卵管通液

输卵管通液是通过导管向宫腔内注入液体，根据注液压力大小、有无回流及注入的液体量和患者的感觉来判断输卵管是否通畅的一种方法。由于操作简便，无需特殊设备，费用低，目前在基层应用广泛，但准确性不高。

一、适应证

1. 原发或继发不孕的常规检查，可初步了解输卵管通畅度，还可以疏通轻度输卵管炎引起的管腔粘连。

2. 检查和评价输卵管吻合术、造口术、移植术后输卵管通畅度，又可防治术后输卵管管腔粘连。

3. 宫腔注药，对轻度输卵管阻塞、输卵管管腔粘连或纤维膜性粘连有疏通输卵管功效。

二、禁忌证

1. 各种生殖器急性炎症和慢性盆腔炎急性发作者。

2. 月经期或有子宫出血者。

3. 有严重的心、肺疾患者或全身性疾病不能耐受手术者。

三、时间

月经干净后3～7天（来月经的12天内）。

四、术前准备

1. 术前血常规和白带常规检查。

2. 嘱患者排尿，双合诊查清子宫位置、大小及双附件情况。

3. 对精神紧张、心率<100次/min，术前15 min肌内注射阿托品0.5 mg，防止输卵管痉挛。

4. 通液常用药物有庆大霉素8万U，地塞米松5 mg，糜蛋白酶5 mg加0.9%

NS 30～50 mL，或0.5%甲硝唑30～50 mL加地塞米松5 mg。

五、操作方法

膀胱截石位，消毒阴道、宫颈及宫颈管内，宫颈钳夹持宫颈前唇，探测宫腔大小，将双腔单囊通液管顺向放入宫腔，从注气管向小囊内注入3～5 mL气体或液体，使小囊膨胀后将宫颈内口阻紧；从注液管缓慢注入液体30～50 mL，注毕松开针栓，任其自行退出或抽吸。

如用锥形金属造影导管，导管插入宫颈管后，抵紧橡胶塞堵住宫颈外口，不让液体外漏，缓慢注入液体。

通液术后常规口服抗生素3天，15天内禁止同房。

六、判断标准

1. 输卵管通畅　顺利注入30～50 mL液体，无阻力或阻力小，液体无外漏，针栓自退或回吸液体<3 mL，无腹痛或腹痛轻。

2. 输卵管通畅不良　注入30～50 mL液体，阻力中等或压力先大后小，液体无外漏，针栓自退或回吸液体<5 mL，腹痛轻或中等。

3. 输卵管阻塞　注液压力大，仅注入5～10 mL，针栓自退或回吸液体≥6 mL，腹痛重，疼痛时间较长。

如选用压力表通液，初压一般为13.3～16 kPa。达到初压时停止通液，观察压力变化；如压力很快下降至8 kPa或更低，证明输卵管通畅。如压力增加至33.3 kPa停止注射，压力方会降至8 kPa，仍可证明输卵管通畅。如压力在20～33.3 kPa时徐徐注入液体，证明输卵管管腔狭窄。压力在20～33.3 kPa，停止通液压力不下降，则为输卵管阻塞。通液时避免压力过高，最高不超过33.3 kPa，压力过高可能引起输卵管破裂。

七、应用及评价

输卵管通液的优点是无需特殊设备，简便易行、副作用少，费用低廉，还有治疗作用，能多次重复操作，在基层或无子宫输卵管造影（HSG）检查条件时可作为输卵管通畅性的初步诊断和治疗之用，是目前最常用、应用最广泛的输卵管检查方法。如在输卵管通液术前和术后阴道B超检查对比，可通过盆腔内液体量多少变化来提高输卵管通液诊断的准确性，并且可发现输卵管积水。

输卵管通液缺点是无法观察子宫及输卵管的内部情况，无法判断何侧输卵管通畅或阻塞、阻塞部位及阻塞性质，假阻塞或假通畅率较高。如输卵管积水管腔粗大，一侧管腔可以容纳20 mL以上的液体而产生通畅的假象。对怀疑输卵

管积水者，通液术后做B超检查，可确诊有无积水。对诊断不明确或怀疑输卵管阻塞、积水或通畅不良伴粘连者，可做HSG确诊。输卵管通液与腹腔镜检查对照，诊断符合率为46%～78%，因而不能作为输卵管阻塞的决定性诊断。

第二节　子宫输卵管造影

子宫输卵管造影（HSG）是通过导管向宫腔及输卵管注入造影剂，根据造影剂在宫腔和输卵管及盆腔显影情况判断宫腔和输卵管有无先天畸形或病理情况存在，了解输卵管是否通畅、有无梗阻及阻塞部位，并对子宫和输卵管的内部结构作出诊断，从而获得客观的诊断资料。

传统的子宫输卵管碘油造影在不孕症的诊断中已使用近百年。HSG诊断准确率较高，是目前国内外输卵管通畅性检查定性、定位最常用的方法。由于HSG具有操作简单、价格低廉、并发症少，造影X线片还可供其他医生参考分析，诊断比较客观、明确，并且有一定的治疗作用，目前仍为评价输卵管功能的最经典、最常用的检查方法。

一、适应证

1. 女性不孕的常规检查，通过输卵管造影术，可显示输卵管通畅或阻塞，阻塞部位、性质，还可以疏通轻度输卵管炎引起的管腔粘连。

2. 可显示生殖道畸形的类型和性质，宫腔粘连程度。

3. 诊断输卵管慢性炎症、积水及结核性病变。

4. 了解输卵管绝育术后的输卵管情况，多用于输卵管结扎后需要进行输卵管吻合术者。

5. 检查和评价输卵管吻合术、造口术、移植术和子宫畸形矫治术的手术效果，又可防治术后输卵管管腔粘连。

6. 多次中孕期自然流产史怀疑有子宫颈内口闭锁不全者，于排卵后1～2天观察子宫颈内口有无松弛。

二、禁忌证

1. 对碘过敏者。

2. 有严重的心、肺疾患者或全身性疾病患者。

3. 各种生殖器急性炎症和慢性盆腔炎急性发作者。

4. 宫颈疑有癌变者。

5. 检查当日体温37.5℃以上者。

6. 产后、人工流产及药物流产后6周内或子宫出血期间，造影可能引起感染或油栓。

7. 月经期或月经第12天后不宜造影，以免感染或造影剂逆行进入血管内。

8. 妊娠期不宜造影，以免流产或造成胎儿放射性损伤。

三、检查时间选择

月经干净后3~7天检查（来月经的12天内），不宜过早，因子宫内膜尚未完全修复，造影用的油剂可能进入血窦，形成栓塞；亦可能将经血及子宫内膜挤注入腹腔，引起感染或子宫内膜异位症。过晚因内膜生长过厚影响输卵管通畅度。术前3天禁止性生活。

四、操作方法

同输卵管通液。术前做碘过敏试验。造影导管有多种，过去常用输卵管造影金属导管，现在多数选用双腔单囊硅胶导管。如用双腔单囊导管，导管进入宫腔后，向囊内注入2~3 mL气体或液体固定导管（如用带锥形橡胶塞的金属造影导管，橡胶塞距导管头必须<1.5 cm，过长可致宫颈显影不全。用注射器将碘油充盈管腔，插入宫颈管内抵紧，拉紧宫颈钳使宫颈与导管头紧密相接后注药），缓慢注入碘油5~8 mL，至子宫输卵管全部显影后摄片，拭净阴道内碘油，24 h后再摄一张盆腔平片。如用76%泛影葡胺、碘海醇或优维显等水剂造影剂，待子宫和一侧输卵管全段刚刚显影时立即摄片，以免快速进入盆腔的造影剂与子宫输卵管影重叠，导致输卵管走行、形态模糊不清，影响诊断；另一侧输卵管全段显影时立即再摄一张，造影剂自伞口流出时再拍片，至少摄2~4张片方便阅片。15~20 min后摄最后一张片。

五、子宫输卵管造影的正常表现

子宫输卵管造影像是造影剂充满子宫腔及输卵管，然后迅速流入腹腔，并在腹腔内扩散的影像。所以，造影像是生殖器内腔的形状，而不是子宫输卵管的外形；因此，在正常像上也可因为造影剂充满的程度不同，生殖器的功能不同而有差异。

1. 子宫颈管像 宫颈管长3~4 cm，成人宫体占2/3，宫颈占1/3；宫颈管的形状分为3种基本型：①圆柱状（最多）；②纺锤状；③球状（最少）。

宫颈管的变异很大，很难照出完整的子宫颈管像，使用双腔单囊管造影不显示宫颈管。

2. 子宫像 子宫在正位像上，子宫中位者宫腔呈倒置的三角形状，底边长约3.8 cm，两侧壁长约3.4 cm，碘油造影宫腔内造影剂密度均匀。宫腔下端为宫颈，其他两端为左右输卵管的起始部，和子宫角相一致；宫底及两侧壁对称地向腔内凹陷，子宫边缘应光滑整齐。

正常子宫腔的容积为5~7 mL，<3 mL为子宫过小。

3．输卵管像 解剖上输卵管左右各一，长8~14 cm，细而弯曲，形态柔和，边缘光整，可分为4部分：间质部（在子宫角壁内，多不能见到）、峡部、壶腹部、伞端。输卵管造影时，常只能显示峡部和壶腹部，伞部较少显示。正常的输卵管像是从子宫角的尖端起，向骨盆外侧方向走行，开始细而稍弯曲，然后稍变宽，这是解剖上的峡部与壶腹部。输卵管峡部逐渐扩张向壶腹部移行，造影剂充满到一定程度即自伞口流入盆腔，并在盆腔内扩散。

正常输卵管很柔软，可见输卵管皱襞的影像。输卵管有3种走向：

（1）两侧平伸或向上行。

（2）在宫角处形成一弧形，然后向下。

（3）在子宫两侧弯曲绕行。

4．最后照片的影像 碘油造影最后的照片一般在24 h后拍摄，该像的意义是观察造影剂在腹腔内扩散情况，除能了解输卵管通畅情况外，尚可发现腹腔内的异常如盆腔粘连和肿瘤。油性造影剂流入腹腔及扩散较慢，一般呈云雾状，说明输卵管通畅。碘水流入腹腔及扩散速度较快，在注入碘水后15~20 min即摄最后一张片。

从输卵管流入腹腔的碘油，其扩散只限一侧，也可向对侧流动，其扩散的部位和程度有差别，因此，要判断两侧输卵管通畅的程度时，要注意这种情况。

造影剂有时残存在输卵管的壶腹部、子宫腔内或漏到阴道内，这时要和流入腹腔内的造影剂相鉴别。

六、子宫输卵管造影结果判断

1．输卵管通畅 正常的HSG图像显示子宫呈顶尖倒立的等腰三角形，子宫边缘整齐，无充盈缺损，宫颈与宫体长度比例约为1：2。双侧输卵管峡部自左右子宫角处呈弧形细线状柔和地向骨盆外侧方向伸出，由上向外下走行，渐移行于壶腹部和伞部，然后造影剂进入盆腔扩散。最后一张X线片应未见子宫输卵管影，造影剂在盆腔内呈散在的云雾状涂抹。

2．输卵管通畅伴周围粘连 输卵管全部显影，走行柔软或僵硬，平行、下行或上行，碘油24 h摄片或碘水20 min后摄片盆腔有造影剂涂抹，但输卵管内有造影剂滞留，表示输卵管部分阻塞或狭窄，伞端或输卵管周围粘连。

3．输卵管阻塞

（1）子宫角部阻塞：输卵管全部不显影。

（2）输卵管峡部阻塞：只有峡部显影。

（3）输卵管伞端阻塞：输卵管全部显影，但无造影剂排出管外，最后一张X线片未见盆腔有造影剂涂抹。

（4）输卵管阻塞伴周围粘连：输卵管部分或全部显影，走行柔软或僵硬，未见造影剂自伞口流出，碘油24 h摄片或碘水20 min后摄片盆腔无造影剂涂抹，但输卵管影存在；输卵管管腔内有造影剂滞留，表示输卵管阻塞，伞端或输卵管周围粘连。

（5）慢性输卵管炎或输卵管结核致输卵管阻塞的输卵管形态：峡部僵直兼有扭折，呈锈铁丝状、串珠状或粗细不匀、凹凸不平的阶段性显影，或壶腹部、伞部闭锁，呈菊花蕾样，或出现龛影、脉管征等。

4．输卵管积水　造影剂充盈于扩张的输卵管管腔内，输卵管远端膨大呈长囊状，似腊肠形，或造影剂呈珠状积聚于输卵管内，碘水20 min后或碘油24 h后摄片，显示粗大的输卵管影仍存在，盆腔无造影剂涂抹。

5．输卵管结核性阻塞　盆腔平片中有多数钙化点，输卵管阻塞；输卵管壁出现灌注缺损，输卵管多处呈念珠状狭窄或菊花蕾状，或管壁僵硬狭细，有的可见钙化点。造影剂进入子宫、输卵管淋巴管、血管和间质；子宫腔轮廓不规则，边缘呈锯齿状、虫蛀样改变，有充盈缺损或小壁龛，管腔狭窄和变形。

6．盆腔粘连

（1）输卵管螺旋状弯曲或迂曲成团状聚集，或输卵管垂直上行至较高位；碘油24 h摄片或碘水20 min后摄片盆腔有或无造影剂涂抹，但输卵管影存在于原位置。输卵管管腔内有造影剂滞留，表示输卵管阻塞或虽通畅，但输卵管伞端或输卵管周围粘连。

（2）造影剂弥散呈现片状、圆形、椭圆形和团块状等形状不规则、边缘清楚的聚集。

7．子宫腔粘连

（1）宫腔内有一个或多个恒定的不规则充盈缺损，边缘清晰锐利。

（2）宫腔边缘不光整。

（3）注射造影剂压力过大，可致造影剂逆流入血管、间质。

（4）绝大部分病变仅限于宫腔，两侧输卵管仍可保持正常，此点可与生殖道结核相鉴别。

8．宫颈功能不全　在非孕期给予宫颈扩张器探查宫颈松弛度，一般选择8号Hegai扩张器，无阻力进入宫腔者即为宫颈内口松弛。在排卵后1~2天进

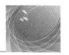

行子宫输卵管碘油造影，操作时选用金属造影导管，橡胶塞距导管头必须≤1.5 cm，导管头低于宫颈内口，能清晰显示宫颈管和内口情况。此时宫颈较增生期狭窄，正常为2.4～2.9 mm，而宫颈功能不全者常＞6 mm，呈病理性扩张，直通宫腔即所谓烟囱状。

七、并发症

1. 油栓　若宫腔或输卵管内有创面，距月经期过短，内膜有炎症，注射时压力过大，造影剂量过大等，碘油可能进入血管内。少量无症状，量多时发生咳嗽、胸痛、发绀、呼吸困难等，重者导致休克甚至猝死。透视下若发现碘油进入血管，立即停止注射，右侧卧位片刻，对症处理，必要时拍胸片了解有无造影剂进入肺部。水剂造影剂可以静脉注射，逆流入脉管内无明显症状。

造影剂逆流的X线征象：

（1）间质逆流。在宫腔周围较长时间出现细密而混浊的网状影。

（2）淋巴逆流。在宫体稍远处出现网状、条状影。

（3）静脉血管逆流。血管逆流成扭曲带状影，似蚯蚓样，由下而上疾驰，瞬间消失。如发生以上征象应立即停止注入碘油造影剂。

2. 感染　引起原有炎症发作，或无菌操作不严导致子宫、附件感染，故应严格掌握指征及无菌操作；造影后半个月内禁止盆浴及同房，术后预防性服抗生素3天。

3. 碘油吸收较慢，一般在腹腔几周内才能被吸收，有的可延迟数月，如不消失，可能引起异物性囊肿或粘连，亦可在输卵管狭窄部引起异物性肉芽肿而使管腔完全阻塞。尽量减少碘油注入量。

4. 碘过敏反应　碘过敏表现为头晕、皮肤红斑、恶心、呕吐、呼吸困难、血压下降、休克等。应立即吸氧，静脉注射地塞米松20 mg、10%葡萄糖酸钙10 mL、抗过敏药、维生素C和扩容等抢救措施。

八、注意事项

1. 对闭经或有月经紊乱史者，需排除妊娠后方可进行子宫输卵管造影。

2. 对心率正常者，子宫输卵管造影术前15 min常规肌内注射阿托品0.5 mg，以防止刺激宫颈后引起的心脑综合征或各种原因引起的输卵管痉挛而造成的输卵管阻塞的假象。

3. 输卵管造影后，若患者需要做宫腔镜或腹腔镜检查，建议在造影结束后3个月进行；因为子宫输卵管造影检查除了具有诊断作用外，并有一定的疏通输卵管、防止管腔粘连的治疗作用，检查结束后3个月内部分患者获得妊娠。

九、应用及评价

1. 油性造影剂 常用40%碘油。由于碘油表面张力大、润滑，所含碘有消毒杀菌作用，推注时加一定压力，对轻度粘连有分离作用，可使狭窄部位通畅，扭曲部位伸展，有一定的治疗作用。碘油黏稠度高、密度大、流动速度慢，摄片时间较充足，可清晰显示子宫及输卵管轮廓，影像清晰，对比度高，阅片容易，诊断准确度较高。缺点是如推注时压力不足或输卵管管腔很细时高黏稠度的碘油较难通过，而误诊为输卵管阻塞或通畅不良。碘油吸收较慢，滞留在输卵管阻塞部位或滞留在盆腔粘连包块内时间长，油皂化后含有脂肪酸，刺激组织发生肉芽肿形成新的粘连，在输卵管狭窄部形成肉芽肿则可阻塞管腔。碘油还可造成腹膜炎症反应，加重输卵管炎或引起慢性腹膜炎。造影时推注压力过大碘油可进入血管，造成过敏反应甚至油栓性肺栓塞，严重者可导致死亡。碘油弥散较慢，需要24 h后摄片复查，不方便患者。

2. 水溶性造影剂 分为离子型和非离子型。离子型溶于水后发生电离反应，因此副作用较多，耐受性差，泛影葡胺为离子型。非离子型亲水性高，蛋白结合率低，毒性较低，对人体的影响小，碘海醇和碘曲伦属非离子型。目前临床上多推荐使用非离子型水溶性造影剂。碘水的优点是黏稠度低、流动快、吸收快，注入10~30 min即被吸收，以后经肾脏排出，不产生异物反应、过敏反应、化学毒性和神经毒性较轻，可用作血管造影，输卵管造影时即使逆流入血管也无血管栓塞危险。碘水容易通过输卵管狭窄段，便于显示输卵管全貌并可及时了解造影剂在腹腔弥散情况。迅速完成摄片，患者术后20 min即可复查X线摄片，减少往返于医院的奔波。缺点是流动快，需要放射科医生密切配合，快速准确掌握拍片时机。碘水显影不如碘油清晰，阅片较碘油片难，尤其在造影剂涂抹影和输卵管影重叠后，判断输卵管形态、走行和有无盆腔粘连准确度降低。

目前水溶性造影剂正逐渐取代碘油，尤其非离子型造影剂显影质量较好，副作用少而得到更广泛的应用。

3. 影响子宫输卵管造影效果的因素 操作者手法不熟练或经验不足，可导致输卵管不通的假象。如输卵管痉挛时造成输卵管阻塞的假象；推注碘油压力不足或碘油黏稠度高，输卵管管腔很细时较难通过，以及子宫内膜增生阻塞输卵管入口时可使子宫输卵管充盈不全而误诊为输卵管阻塞或通畅不良；此时适当加压持续注入适量造影剂即可使输卵管良好显影。对子宫显影不满意或子宫过于前倾或后屈者，注射造影剂时牵拉子宫至中位，显示为等腰三角形，充分显影以免误诊。

HSG可以直观地显示子宫腔的大小、形态、有无畸形、宫颈内口松弛或狭窄、宫腔粘连，能显示输卵管形态、长度、走向、管腔直径，能较准确判断输卵管通畅、阻塞、阻塞部位、阻塞性质、输卵管积水、输卵管周围粘连及输卵管功能状态等，并可预测腹腔镜手术的必要性和预后。HSG在提供输卵管内部结构及确定阻塞部位方面，优于腹腔镜；但在明确盆腔内疾病及粘连方面，不及腹腔镜。HSG具有潜在的治疗作用，注药时加一定压力，可以使狭窄部位通畅，扭曲部位伸直，对子宫腔及输卵管管腔内轻度粘连有疏通及预防再粘连作用，检查后可以提高妊娠率。造影剂中的碘有局部杀菌作用，对细菌感染者能改善局部血运，对子宫腔有机械冲洗及分离宫腔粘连的作用；对阿司匹林、补佳乐治疗无效的薄型子宫内膜患者使用HSG能增加子宫内膜厚度。HSG诊断准确率较高，与腹腔镜通液检查相比，诊断输卵管通畅的阳性符合率（敏感度）约80%，两者均诊断输卵管阻塞的阴性符合率（特异度）为61.6%。盆腔粘连程度越轻，HSG与腹腔镜诊断的阳性符合率越高，提示HSG的敏感度越高。反之，盆腔粘连程度越重，HSG与腹腔镜诊断的阴性符合率越高，提示HSG的特异性越高。

随着B超、宫腔镜、磁共振在妇科临床上的广泛应用，对子宫占位性病变、宫腔粘连、子宫畸形等疾病的诊断已不再推荐进行HSG的检查。但目前HSG仍是评价输卵管通畅性的重要方法，尚不能被其他方法所取代。

第三节 子宫输卵管声学造影

子宫输卵管声学造影是在B超检查下向子宫内注入声学造影剂，观察其在子宫、输卵管及子宫直肠窝的影像。

目前，临床常用的判断输卵管通畅性的超声诊断方法有经腹部二维B超、经阴道二维或三维B超子宫输卵管造影检查。经腹部B超可以观察子宫大小、形态、位置、输卵管的整体走行以及卵巢情况等，其可以在同一切面显示输卵管全段。但输卵管造影易受盆腔气体干扰，诊断准确率较低。经阴道二维及三维子宫输卵管造影能够清楚地显示输卵管走行、结构以及卵巢、子宫情况，不受肠道气体影响，有着较高的准确性。

一、造影指征、时间、方法

同输卵管通液。

二、常用超声诊断造影剂

1. 过氧化氢（双氧水）　过氧化氢为正性造影剂（高回声），具有增强回声的效果，可观察其在子宫输卵管内的流动情况，以确定输卵管阻塞的侧别及部位，有时还可观察到由阻塞到通畅的变化过程，但影响输卵管远端的显示。

2. 声诺维（Sono Vue）　第二代微泡造影剂，使子宫输卵管造影图像更为清晰。声诺维是血池造影剂，对黏膜无刺激、对人体无危害。声诺维微泡在输卵管远端仍保持完好，保证了输卵管全程清楚显影。

三、操作方法及判断标准

（一）过氧化氢子宫输卵管造影

1. 过氧化氢造影操作方法　将双腔单囊导管放入宫腔后，向囊内注入2～3 mL气体或液体固定导管，取出阴道窥器，置入阴道探头，超声探查子宫、附件及直肠窝情况。缓慢注入0.9%NS 5～10 mL，使宫腔壁分离，观察子宫内膜、子宫病理改变及子宫畸形，寻找暴露子宫角部的最佳切面，继之注入1.5%～3%过氧化氢20 mL，边注入边观察子宫角部气泡的溢出情况，并顺气泡流动方向追踪观察至输卵管伞部及子宫直肠窝，观察气泡流动及积聚情况。一般注液3～5 mL即可显示宫腔结构，注液10～20 mL可显示双侧输卵管。

2. 过氧化氢造影结果判断

（1）输卵管通畅：注液阻力小，注入过氧化氢后显示宫腔分离小于7 mm，继续注液后显示气泡回声自宫角迅速向两侧输卵管流动，输卵管全段充满气泡，气泡由伞端溢出，向盆腔扩散，卵巢周围反射状或环状强回声包绕，子宫直肠窝见液体及气泡，无腹痛或腹痛轻。

（2）输卵管通而不畅：注入液体阻力小，输卵管内气体流动缓慢或仅有细小气流通过，子宫直肠窝见少量液体及气泡，腹痛轻。

（3）一侧输卵管通畅：注液稍有压力，宫腔分离小于10 mm，液体从一侧输卵管外溢，子宫直肠窝也可见液体及气泡，腹痛轻。

（4）输卵管阻塞：注入液体压力大，仅注入5～10 mL，输卵管宫腔内无微气泡回声流动，并可见气泡回声积聚在阻塞部位（宫腔内出现反流），伞端无气泡溢出，卵巢周围无反射状或环状强回声，子宫直肠窝无液体及气泡，腹部胀痛。

（二）声诺维子宫输卵管造影

1. 声诺维造影方法　将双腔单囊导管放入宫腔后，向囊内注入2～3 mL气体或液体固定导管，取出阴道窥器，置入阴道探头，超声探查子宫、附件及直肠窝情况。先注入0.9% NS 10 mL+庆大霉素8万U+地塞米松（DXM）2 mg，继之缓慢推注声诺维，阴道二维或三维B超观察两侧输卵管通畅度，同时观察卵巢、肠管间及子宫直肠窝造影剂的分布情况。

2.声诺维造影结果判断

（1）使用声诺维二维B超子宫输卵管造影，输卵管通畅度可参照过氧化氢判断标准。

（2）使用声诺维三维B超子宫输卵管造影判断标准。

1）输卵管通畅：宫腔形态呈凸面向前的高回声三角形，造影剂由两侧宫角迅速向两侧输卵管内延伸，输卵管全段结构走行清晰，造影剂自伞端呈瀑布状喷出。注液压力小，无腹痛或腹痛轻。

2）输卵管部分通畅：宫腔形态呈凸面向前的高回声三角形，输卵管呈纤细线状，部分局部回声明显减低或连续中断，走行迂曲、成角或反折，伞端有造影剂溢出。注液压力小，下腹部疼痛较轻。

3）输卵管阻塞：宫腔形态呈凸面向前的高回声三角形，输卵管不显示或显示中断。注液压力大，下腹部疼痛较重。

四、不良反应及注意事项

部分患者有轻微下腹痛、头痛、心慌、恶心，可自然消失。

五、应用及评价

子宫输卵管声学造影操作简便、无放射线、副作用少、准确性较高，效果优于普通输卵管通液，与腹腔镜检查相比（腹部B超），诊断符合率为50%。如用阴道B超，患者不需充盈膀胱，盆腔扫描清晰度高，与HSG准确性基本相同。缺点为对单侧输卵管阻塞的诊断准确率较低，不能观察输卵管内部结构，不能明确输卵管阻塞的确切部位，亦不易获得满意的图片。除碘过敏外，目前尚不能取代HSG而广泛应用。

采用声诺维造影剂三维子宫输卵管造影术，能够更加准确地反映输卵管的结构、走行、阻塞部位，诊断准确率达89.1%，并且获得的造影图像立体、形象、客观，更有利于临床医生的观察和判断。三维子宫输卵管造影技术是新兴的、安全的超声造影技术。该方法避免X线照射，操作简便，无需特殊准备，仅需数分钟即可得到结果。

（陈建明　唐亚丽）

第四节 宫腔镜下输卵管插管通液

宫腔镜检查是现代诊断宫腔内病变的金标准。宫腔镜可直接检视宫腔形态及输卵管开口情况，了解其病变严重程度和累及范围，排除炎症造成的息肉和粘连，并进行矫治手术；还可以行输卵管插管通液术，既是诊断输卵管通畅度的一种方法，也可以使输卵管管腔部分粘连及轻、中度梗阻得以分离和疏通，因此兼有诊断和治疗的功效。

一、宫腔镜下输卵管插管通液术的适应证与禁忌证

（一）适应证

1. 原发或继发不孕症疑有输卵管近端阻塞，尤其是子宫角部阻塞者效果较好。

2. 轻度管腔粘连或阻塞的患者。

3. 输卵管成形术后，用以检查手术效果。

4. 检查和评价各种绝育术后的效果。

（二）禁忌证

1. 绝对禁忌证

（1）急性生殖道感染。

（2）妊娠：有可能引起流产，大月份妊娠可能引起羊水栓塞。

（3）近期足月产、流产后或子宫穿孔史。

（4）浸润性宫颈癌、子宫内膜癌。

2. 相对禁忌证

（1）大量子宫出血：大量出血时宫腔镜的视野全部被血液所遮盖，不仅难以查出病变，而且会增加出血。

（2）慢性盆腔炎：有可能使炎症扩散。

（3）严重心、肝、肾疾患，难以耐受膨宫操作者。

（4）子宫过度狭小或宫颈瘢痕，不能充分扩张者。

二、手术操作方法

1. 手术时间　一般选择在月经干净后2～5天内进行。此时的子宫内膜较薄，视野宽大而清晰。过早手术子宫内膜未完全修复或有经血残留，易将经血注入腹腔；过晚手术如在黄体期通液，则子宫内膜较厚，如用金属头则易损伤子宫内膜，将内膜带入腹腔。

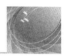

2. 术前检查 常规测量血压、脉搏和体温，妇科检查注意有无生殖道炎症。化验血、尿常规，血糖、阴道分泌物、心电图及阴道B超检查。

3. 手术操作步骤 按常规经宫颈放入宫腔镜镜体，注入5%葡萄糖膨宫，膨宫压力13～18 kPa。全面检查宫腔有无病变，先检查宫底和宫腔前、后、左、右壁，再检查子宫角及输卵管开口，注意宫腔形态，有无子宫内膜异常或占位性病变，必要时做活检。找到两侧输卵管开口看其是否正常，对准一侧输卵管开口，直视下插入输卵管导管深0.5～1 cm即可，然后注入10～20 mL亚甲蓝指示液。根据推注阻力，液体有无回流大致判断该侧输卵管是否通畅。一侧完成后同法检查另一侧，评判标准与输卵管通液术相同。

4. 输卵管通畅度判断 插管通液时以液体反流和推注压力大小来判断输卵管通畅度。一般用10 mL注射器注药，推注压力大者为输卵管阻塞，推注压力小者为输卵管通畅。推注液体过程中，如阻力偏大，可加压加速推注，如压力明显变小，可能为输卵管已疏通。

如有测压表，可根据压力指数判断。＜20 kPa为阻力小，53.33～10.67 kPa为阻力中等，＞133.33 kPa为阻力大。

5. 注意事项 插管通液时可同时用腹部B超监测注入液体的流向，以及输卵管内、卵巢窝周围或子宫直肠陷凹液体聚集状况。对输卵管通畅度不良或可疑患者做输卵管造影复诊。

在宫腔镜输卵管通液术中如发生急剧腹痛，要注意有否输卵管破裂。一般输卵管不通者，当注入液体10 mL以上时，即有下腹胀痛感，但当压力放松液体回流至针筒内，痛感即消失，与输卵管破裂不同。

术后禁同房及盆浴2周。

三、输卵管插管通液疗效及特点

宫腔镜对宫腔的探查直观、清晰，是诊断宫腔病变的金标准。宫腔镜在宫腔内病变的诊断有较高价值，同时还可行息肉摘除术或粘连分解治疗。宫腔镜检查不仅能发现引起不孕或反复流产的子宫异常或病变，有时还能找到导致输卵管阻塞的原因，如宫角部或间质部近段息肉、粘连瘢痕等。

宫腔镜下输卵管插管通液术可在直视下通过流经管腔的液体阻力、回流情况判断输卵管的通畅度。插管通液直接将液体注入输卵管管腔内，在输卵管管腔内形成较高的压力，容易使管腔轻度粘连、组织碎片及黏液栓、小血栓等被冲开。

宫腔镜下输卵管插管通液术仅对宫角和间质部近段输卵管梗阻起直接疏通作用，对远端病变疗效不满意，远端阻塞最好选择宫、腹腔镜联合手术。部分患者经插管通液治疗后其管腔虽被疏通了，但由于严重炎症等因素对输卵管造成的结构和功能破坏无法逆转，且输卵管周围的粘连亦无法解除，反而造成疏通治疗后异位妊娠率的增加。

宫腔镜直视下输卵管插管通液术与中西药结合治疗输卵管梗阻性不孕，有较为肯定的疗效。对部分输卵管管腔阻塞较难疏通者，术后加用活血化瘀的中药内服及保留灌肠治疗。该类中药具有活血化瘀、改善血循环，促使组织软化、松解粘连的作用。保留灌肠治疗后药物经直肠吸收，易达到病变部位，改善盆腔局部微循环，改善子宫输卵管内环境，使变硬、纤维化的输卵管软化而恢复功能，之后再做宫腔镜下输卵管插管通液，可以提高输卵管的复通率和术后受孕率。

输卵管插管通液的疗效高于宫腔注药，且腹痛明显减轻。缺点是宫腔镜无法观察及评价输卵管伞端及盆腔粘连情况，对输卵管远端阻塞、伞端积水治疗效果差。无腹腔镜监视下插管有时可能造成输卵管穿孔。

（黄琳）

参 考 文 献

［1］苏应宽，徐增祥，江森．新编实用妇科学［M］．济南：山东科学技术出版社，2001：137-140.

［2］罗丽兰．不孕与不育［M］.2版.北京：人民卫生出版社，2009：192-194.

［3］孙爱军，黄坚，周远征，等．子宫输卵管碘油造影和腹腔镜检查对盆腔粘连不孕诊治价值的探讨［J］.中国实用妇科与产科杂志，2008，24（5）：369-371.

［4］郑兴邦．子宫输卵管造影对输卵管性不孕中的诊断价值［J］.实用妇产科杂志，2010，26（8）：581-583.

［5］朱小凤．子宫输卵管造影治疗过薄型子宫内膜不孕29例临床分析［J］.中国实用医药，2010，5（18）：93-94.

［6］李涛．子宫输卵管碘油造影及腹腔镜检查在输卵管性不孕中的应用［J］.实用妇产科杂志，2011，27（10）：749-750.

［7］张新玲，黄冬梅，尹玉竹，等．注射用过氧化碳酰胺声学造影对输卵管阻塞的诊断价值［J］.实用妇产科杂志，2006，22（5）：290-292.

［8］潘艳．经阴道彩色超声监护输卵管通液造影术320例临床观察［J］.生殖医学杂志，2009，18（5）：476-478.

［9］周琦．超声造影技术在输卵管通畅性诊断中的应用［J］.实用妇产科杂志，2011，27（11）：805-807.

［10］王华，周琦，姜珏，等．二维与三维子宫输卵管超声造影对输卵管通畅性诊断价值的

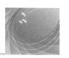

比较［J］．实用妇产科杂志，2011，27（11）：824-827．

［11］林金芳，冯缵冲，丁爱华．实用妇科内镜学［M］．上海：复旦大学出版社，2001．382-388．

［12］李群英，周雪莲，秦惠萍，陈淑颖．选择性输卵管造影和再通术1006例随访分析［J］．中华妇产科杂志，2004，39（2）：80-82．

［13］谢晖亮，马成斌，陈淑颖．宫腔镜输卵管插管通液术对输卵管通畅度评价的价值［J］．中国计划生育杂志，2007，135（1）：45-47．

［14］刘效群，吕丽华，张素芝，等．宫腔镜插管治疗输卵管性不孕的临床疗效［J］．中国计划生育杂志，2009，17（11）：686-687．

［15］陈瑶，李曼丽，徐根儿，等．影响宫腔镜下输卵管插管通液术治疗输卵管性不孕疗效的多因素分析［J］．中国微创外科杂志，2011，11（10）：1026-1029．

第七章　不孕症的特殊检查

第一节　性交后试验

性交后试验（PCT）是检测精子对宫颈黏液穿透性和相容性的试验。

在接近排卵期时夫妻进行性交，性交后2～12 h内采取宫颈管口黏液进行镜检。通过PCT可以获知宫颈黏液中的活动精子数目、精子是否能穿透宫颈黏液，是否具有较好的活动率和活动力；也可用于评价男性或女性配偶抗精子抗体阳性的意义。

一、时间选择及要求

1. 时间选择　PCT应选择在临近排卵期前进行。排卵时间可用基础体温、宫颈黏液评分、激素测定、B超检查来确定。

2. 检查要求　在试验前禁止性交2～3天，以备有足够的精液量。性交时不能使用任何润滑剂，性交后不能进行阴道冲洗。性交后应卧床0.5～1 h，以备射入阴道的精液有足够的时间液化和精子有足够的时间穿入宫颈黏液中。试验应在性交后2～12 h进行。

二、取材方法

将未用润滑剂的阴道窥器置入阴道，使用不带针头的1 mL皮试注射器在阴道后穹隆吸取混合液标本，再用另一不带针头的1 mL注射器插入宫颈管，吸取宫颈黏液后送检。

三、诊断方法

性交后试验检查包括肉眼检查和显微镜检查两部分，目的是观察宫颈黏液生物物理特性、精子数量和活力。包括宫颈黏液数量、pH、透明度、细胞构成、拉丝度和羊齿植物叶状结晶型的特征。如宫颈黏液中存在活动精子，证实性交有效性和精子成活性，而活动精子数量则用于评估精液质量和受孕率。如果在宫颈和阴道标本中未发现精子，需询问是否在阴道内射精，射精后有无精液自阴道流出。

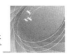

采集宫颈黏液标本，观察拉丝度，接近排卵期时宫颈黏液的拉丝度应超过8～10 cm。将宫颈黏液置于清洁干燥的载玻片上，盖以盖玻片，在400倍的显微镜下观察。在显微镜下，每高倍视野内有5～10条活动精子，即可视为阳性。可排除宫颈因素作为不孕原因的可能性；<5条活动精子/HP为阴性，属于宫颈性不孕。以活动精子数目进行分级：

（1）优秀：>20条活动精子/HP。

（2）良好：6～20条活动精子/HP。

（3）及格：1～5条活动精子/HP。

四、临床意义

阳性结果提示：不孕夫妇有正确的性交技巧，男方有正常的精液；女方阴道内环境适宜，宫颈黏液与男方精子有相容性，可以排除引起不孕的宫颈因素，以及男方或女方的精子自身免疫因素导致不育的可能，具有较高的受孕机会。

阴性结果提示：首先考虑有无性交方式的不当，可在指导性生活后重复进行。经排除性交技术不良及外用润滑剂等原因影响外，要考虑男性因素如功能性不射精、逆行射精或严重的精液不液化，双方尚需注意免疫因素，进一步做有关免疫方面的检测，复查局部有无炎症等。

五、注意事项

1. 性交后试验应选择在围排卵期进行，做该试验前应做宫颈黏液评分，有助于选择恰当的检查时机。

2. 性交后试验不能代替常规的精液检查，特别是有精子形态学缺陷者，更应做镜检才能了解。

3. 由于体内激素水平（特别是雌激素）及宫颈、阴道局部的炎症等影响，可能引起宫颈黏液的量及理化性质的改变，从而影响PCT试验结果。

4. 如果首次试验结果阴性或不佳，应重复PCT。

六、临床治疗

1. 在近排卵期宫颈黏液稠浊、量少者，可口服补佳乐每天1～2 mg，待宫颈黏液性状明显改善后酌情停药。

2. 抑制子宫颈黏液中的抗精子抗体，用避孕套避孕半年，可同时口服泼尼松治疗，具体用法见有关章节。

3. 必要时可选择精子洗涤后宫腔内人工授精助孕。

（黄琳）

第二节 生殖激素测定的临床意义

下丘脑-垂体-卵巢构成一个轴系（H-P-O-A），下丘脑调节垂体功能，垂体调节卵巢功能，卵巢激素再作用于多种靶器官如子宫等，同时卵巢激素对下丘脑-垂体有正、负反馈调节作用。H-P-O-A的功能正常，是维持女性生育功能的基本条件之一。月经的正常生理、卵子的发育成熟及受精、早期胚胎的着床发育，均是在内分泌系统和神经系统调控下进行的，有赖于体内正常的内分泌环境。

正常女性卵巢每月经历1次周期性变化。在卵泡早期，血清保卵泡激素（FSH）水平逐渐升高，卵巢内一组窦状卵泡群被募集，FSH使颗粒细胞继续增殖，激活颗粒细胞的细胞色素P450芳香化酶，促进雌二醇（E2）的合成与释放。到月经周期第7天，被募集的发育卵泡群中FSH阈值最低的卵泡优先发育成为优势卵泡，优势卵泡生成和分泌更多的E2，反馈抑制了垂体FSH的分泌，使其他卵泡逐渐退化。优势卵泡决定了该周期卵泡期的期限，血清及卵泡液E2水平与优势卵泡的体积呈正相关关系。月经周期第11~13天，优势卵泡迅速增大，分泌E2，达到1 100 pmol/L左右，由于E2高峰的正反馈作用，垂体大量释放促黄体生成激素（LH）及FSH，使卵母细胞最终成熟并发生排卵。排卵后的优势卵泡壁细胞结构重组，颗粒细胞与卵泡内膜细胞黄素化，约在排卵后5天内先后形成血体及黄体，黄体可生成与分泌孕酮（P）及E2，为接纳孕卵着床及维持早期胚胎发育做准备，排卵后5~10天黄体功能最旺盛。若卵子未受精，黄体的寿命为（14±2）天，黄体退化使血E2、P水平下降，FSH水平又升高，新的卵巢周期开始；若卵子受精着床，则黄体在人绒毛膜促性腺激素（HCG）作用下转变为妊娠黄体，至妊娠3个月末才退化。

检测女性H-P-O-A各激素的水平，对不孕症的病因诊断、疗效观察、预后判断及生殖生理作用机制的研究具有重要意义。

激素水平的测定一般抽取外周血检验，常用方法有放射免疫测定法和化学发光法。

一、性激素6项测定要求

1. 血清生殖激素检查前至少1个月内未用过性激素类药物，避免影响检查结果（雌、孕激素治疗或促排卵治疗后复查除外）。月经稀发及闭经者，如尿妊娠试验阴性，阴道B超检查双侧卵巢无直径>10 mm卵泡，子宫内膜（EM）厚度<5 mm，也可作为基础状态。

2. 按临床需要检查

（1）基础性激素：月经周期2~5天测定性激素称为基础性激素测定。基础LH、FSH、E2测定时间应选择月经周期2~5天进行，第3天最佳；周期短于28天者，检查时间不超过第3天；周期＞30天者，检查时间最晚不超过第5天。泌乳素（PRL）、睾酮（T）可在月经周期任一时间测定。

（2）卵泡晚期（第12~16天）：卵泡接近成熟时测定E2、LH、P，预测排卵及注射HCG的时机和用量；测定P估计子宫内膜容受力。

（3）PRL测定：可在月经周期任一时间测定，应在上午9~11时、空腹、安静状态下抽血。PRL显著升高者，一次检查即可确定；轻度升高者，应进行第2次检查，不可轻易诊断高泌乳素血症（HPRL）而滥用溴隐亭治疗。

（4）雄激素：常用的检测指标为血清睾酮、雄烯二酮、硫酸脱氢表雄酮。单独检测睾酮意义较小，评价高雄激素血症的生化指标主要依靠游离睾酮。

（5）P：选择黄体期测定（第21~26天），了解排卵与否及黄体功能。

二、性激素6项测定的临床意义

（一）雌激素

育龄期妇女体内雌激素（E）主要来源于卵巢，由卵泡分泌，分泌量多少取决于卵泡的发育和黄体功能。孕妇体内雌激素主要由卵巢、胎盘产生，少量由肾上腺产生。妊娠早期E主要由黄体产生，于妊娠10周后主要由胎儿-胎盘单位合成。至妊娠末期，E2为非妊娠妇女的100倍。

雌激素包括雌二醇（E2）、雌酮（E1）、雌三醇（E3）。E2是生物活性最强的雌激素，是卵巢产生的主要激素之一；E3是E2和E1的降解产物，活性最弱，其活性相对比为100∶10∶3。

雌二醇检验值系数换算：pg/mL×3.67=pmol/L

1. 雌激素基础值及月经周期变化

（1）基础E2：卵泡早期E2处于低水平，为91.75~165.15 pmol/L。

（2）E2排卵峰：随卵泡发育E2水平逐渐升高，理论上每个成熟卵泡分泌雌二醇918~1 101 pmol/L。卵泡开始发育时，E的分泌量很少，至月经第7天开始卵泡分泌的E2量逐渐增加，排卵前1~2天迅速上升达到第1次峰值，称为排卵峰；自然周期排卵前E2可达918~1 835 pmol/L。E2排卵前高峰大多发生在LH峰前1天，持续约48 h于排卵后迅速下降。排卵峰的出现预示在48 h左右可能排卵，可根据LH值、卵泡大小及宫颈黏液评分考虑HCG用量及注射时间。

（3）E2黄体峰：排卵后E2水平下降，黄体成熟后（LH峰后的6~8天）E2再次上升形成第2高峰，称为黄体峰，峰值459~918 pmol/L，约为排卵峰之半数。如未妊娠，E2峰维持一段时间后与P高峰同时下降，黄体萎缩时E水平急剧下降至早卵泡期水平。

2. 雌二醇测定的临床意义

（1）诊断女性性早熟：E2是确定青春期启动及诊断性早熟的激素指标之一。8岁以前出现第二性征发育，血E2升高＞275 pmol/L可诊断为性早熟。

（2）E1/E2＞1提示E1的外周转化增加，为睾酮（T）增加的间接证据，如绝经后和多囊卵巢综合征（PCOS）。

（3）E2水平过高可见于颗粒细胞瘤患者、卵巢浆液性囊腺瘤患者、肝硬化患者、系统性红斑狼疮患者、肥胖者、吸烟者、正常妊娠及糖尿病孕妇。

（4）卵巢早衰隐匿期：基础E2升高、FSH正常，是介于卵巢功能衰竭和正常者之间的中间阶段，即卵巢早衰隐匿期。随着年龄及卵巢功能衰竭，就会出现高FSH、LH，低E2状态。

（5）卵巢功能衰竭：基础E2降低而FSH，LH升高，尤其FSH≥40 IU/L时，提示卵巢功能衰竭。

（6）基础E2、FSH、LH均呈低水平，为低促性腺激素（Gn）缺乏症（如希恩综合征等），提示病变在下丘脑-垂体。

（7）多囊卵巢综合征（PCOS）：雌激素维持在较高水平，无周期性变化，是PCOS的一个内分泌特征，这包括了E2和E1水平的升高，T及LH分泌增多，FSH分泌减少，LH/FSH＞2。

（8）妊娠早期E主要由黄体产生，于妊娠10周后主要有胎儿-胎盘单位合成。至妊娠末期，E2为非孕妇女的100倍。E2可作为流产患者保胎治疗的观察指标。

（9）预测超促排卵（COH）效果及妊娠率：

1）基础E2＜165.2 pmol/L者，妊娠率明显高于E2≥165.2 pmol/L者。

2）基础E2＞293.6 pmol/L，无论年龄与FSH如何，均提示卵泡发育过快和卵巢储备功能下降；在IVF周期中若基础E2＞367 pmol/L，COH疗效不良，因卵巢低反应或无反应而造成的周期取消率明显增加，临床妊娠率下降。

（10）监测卵泡成熟和卵巢过度刺激综合征（OHSS）的指标：

1）促排卵治疗时，当卵泡≥18 mm，血E2≥1 100 pmol/L，停用HMG，肌内注射HCG10 000 IU。

2）促排卵治疗卵泡成熟时E2＜3 670 pmol/L，一般不会发生OHSS。

3）促排卵治疗时，有较多卵泡发育，E2在9 175～11 010 pmol/L时，为发生OHSS的高危因素。

4）超促排卵时E2在14 680～22 020 pmol/L时，OHSS发生率近100%，并可

迅速发展为重度OHSS。

（二）孕激素

孕激素（P）由卵巢、胎盘和肾上腺皮质分泌，在妊娠期主要来源于胎盘。月经周期中外周血的P主要来自排卵后所形成的黄体，其含量随着黄体的发育而逐渐增加。

卵泡期P一直在低水平，平均0.6～1.9 nmol/L，一般<3.18 nmol/L；排卵前出现LH峰时，成熟卵泡的颗粒细胞在LH排卵高峰的作用下黄素化，分泌少量P，血P浓度可达6.36 nmol/L，P的初始上升为即将排卵的重要提示。排卵后黄体形成，产生P浓度迅速上升；黄体成熟时（LH峰后的6～8天），血P浓度达高峰，可达47.7～102.4 nmol/L或更高。若未妊娠排卵后9～11天黄体开始萎缩，P分泌浓度骤减，于月经前4天降至卵泡期水平。整个黄体期血P含量变化呈抛物线状。

孕酮检验值系数换算：ng/mL × 3.18=nmol/L

P测定的临床意义：

1. 正常基础值　在整个卵泡期P应维持在<3.18 nmol/L，2.862 nmol/L是子宫内膜分泌期变化的最低限度。P随LH峰出现开始上升，排卵后大量增加。

2. 卵泡早期P>3.18 nmol/L预示促排卵疗效不良。

3. 判断排卵　黄体中期P>16 nmol/L提示本周期有排卵（LUFS除外）；P<16 nmol/L提示本周期无排卵。

4. 诊断黄体功能不全（LPD）　黄体中期P<32 nmol/L或排卵后第6天、8天、10天3次测P总和<95.4 nmol/L为LPD；反之，黄体功能正常。

5. 黄体萎缩不全　月经4～5天P仍高于生理水平，提示黄体萎缩不全。

6. 判断体外受精–胚胎移植（IVF–ET）预后

（1）肌内注射HCG日P≥3.18 nmol/L应视为升高，可导致内膜容受下降，胚胎种植率及临床妊娠率均下降。P>4.77 nmol/L有可能过早黄素化。

（2）在IVF–ET长方案促排卵中，肌内注射HCG日即使无LH浓度的升高，若P（ng/mL）×1 000/E2（pg/mL）>1，提示可能卵泡过早黄素化，或卵巢功能不良，临床妊娠率明显降低。

7. 妊娠监护

（1）P在妊娠期的变化：妊娠早期P由卵巢妊娠黄体产生，自妊娠8～10周后胎盘合体滋养细胞是产生P的主要来源。随妊娠进展，母血中P逐渐升高，妊娠7～8周血P为79.5～89.2 nmol/L，妊娠9～12周血P约120 nmol/L，妊娠13～16周血P约144.7 nmol/L，妊娠21～24周血P约346 nmol/L，至妊娠末期P可达312～624 nmol/L，分娩结束后24 h内P迅速减退至微量。P是用于流产患者保胎治疗的重要观察指标。

（2）P在监护胚胎发育中的应用：早期妊娠测定血清P浓度，评价黄体功能和监测外源性P治疗作用，可明显改善妊娠预后。

妊娠早期P水平在79.25～92.76 nmol/L范围内，提示宫内妊娠存活，其敏感性为97.5%，而且随着孕周的增长，孕激素水平缓慢增长。早期妊娠P浓度降低提示黄体功能不全或胚胎发育异常，或两者兼而有之，但有10%的正常妊娠妇女血清孕酮值低于79.25 nmol/L。

妊娠期P＜47.7 nmol/L，提示宫内妊娠发育不良或异位妊娠。

妊娠期P＜15.85 nmol/L，提示妊娠物已死亡，无论是宫内孕或宫外孕。

8. 鉴别异位妊娠　异位妊娠血P水平偏低，多数患者P＜47.7 nmol/L，仅有1.5%的患者≥79.5 nmol/L。正常宫内妊娠者90%的孕酮＞79.5 nmol/L，10%的孕酮＜47.6 nmol/L。血P水平在宫内与宫外孕的鉴别诊断中，可以作为参考依据。

（三）FSH和LH的测定

FSH和LH均是由腺垂体嗜碱性Gn细胞所合成和分泌的糖蛋白激素，受下丘脑促性腺激素释放激素（GnRH）和雌孕激素共同调节。FSH作用于卵泡颗粒细胞上受体，刺激卵泡生长发育和成熟，并促进雌激素分泌。LH的生理作用主要是促进排卵和黄体生成，并促进黄体分泌P和E。

在生育年龄，FSH和LH的分泌随月经周期而出现周期性变化，FSH在卵泡早期水平略升高，随卵泡发育至晚期，雌激素水平升高，FSH略下降，至排卵前24 h达最低，随即迅速升高，排卵后24 h又下降，黄体期维持低水平。LH在卵泡早期处于较低水平，以后逐渐上升，至排卵前24 h左右达高峰，24 h后迅速下降，黄体后期逐渐下降。

FSH和LH的基础值均为5～10 U/L，排卵前达到高峰，LH峰值可以达到40～200 U/L。随着晚卵泡期分泌的E2呈指数上升，在2～3天LH水平增高10倍，FSH水平增高2倍，排卵通常发生在LH峰值后的24～36 h。

测定卵泡早期的FSH、LH水平，可以初步判断性腺轴功能。FSH在判断卵巢潜能方面比LH更有价值。

FSH测定的临床意义。

1. 正常基础值　月经周期第1～3天检测FSH，了解卵巢的储备功能及基础状态。FSH在卵泡期保持平稳低值，达5～10 U/L。基础FSH与促排卵过程中卵子质量和数量有关，相同的促排卵方案，基础FSH越高，得到的卵子数目越少，IVF-ET的妊娠率越低。

2. 排卵期FSH约为基础值的2倍，不超过30 U/L，排卵后迅速下降至卵泡期

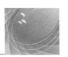

水平。

3. 基础FSH和LH均<5 U/L为低Gn闭经，提示下丘脑或垂体功能减退，而二者的区别需借助GnRH兴奋试验，也可见于高泌乳素血症、口服避孕药后、药物性垂体调节后等。

4. 基础FSH值连续两个周期>12 U/L，提示卵巢功能不良，促排卵疗效不佳。结合氯米芬（CC）兴奋试验、促生长激素释放激素激动剂（GnRH-a）兴奋试验可以更准确地判断卵巢储备功能，预测在IVF-ET中COH效果和妊娠率。

5. 基础FSH值连续两个周期>20 U/L，提示卵巢早衰隐匿期，预示1年后可能闭经。

6. 基础FSH值连续两个周期>40 U/L、LH升高，为高Gn闭经，即卵巢功能衰竭；如发生于40岁以前，为卵巢早衰（POF）或卵巢不敏感综合征（ROS）。

LH测定的临床意义。

1. 正常基础值 5~10 U/L，略低于FSH，卵泡期保持平稳低值。

2. 预测排卵 排卵前LH≥40 U/L时，提示LH峰出现。LH峰发生在E2峰之后突然迅速升高，可达基础值的3~10倍，持续16~24 h后迅速下降至早卵泡期水平。排卵多发生在血LH峰后24~36 h，由于LH峰上升及下降均极快，有时检测的所谓峰值并非LH的最高值，需4~6 h检测1次。尿LH峰一般较血LH峰晚3~6 h。LH结合B超、宫颈评分等预测排卵更准确。

3. E2峰后LH<10 U/L，卵泡>18 mm，是注射HCG的最佳时机。

4. 卵泡期如E2峰未达标而LH>10 U/L，预示LUF、LUFS。

5. 基础LH<3 U/L提示下丘脑或垂体功能减退。

6. 基础LH水平升高（>10 U/L即为升高）或维持正常水平，而基础FSH相对低水平，就形成了LH与FSH比值升高，LH/FSH>2，提示PCOS。

7. FSH/LH>2提示卵巢储备功能不足，患者可能对COH反应不佳。

8. LH升高在临床上往往造成不孕和流产。这主要是由于卵泡期高LH水平（>10 U/L）对卵子胚胎和着床前EM均有损害，特别是LH诱导卵母细胞过早成熟，造成受精能力下降和着床困难。

（四）泌乳素

PRL是由腺垂体嗜酸性的PRL细胞合成和分泌的一种多肽蛋白激素，受下丘脑催乳激素抑制激素和催乳激素释放激素的双重调节。PRL在血循环中具有3种形式：

1. 单节型 相对分子质量为22 000，称为小分子泌乳素，在血循环中占80%~90%。

2．双节型　由2个单节型构成，相对分子质量为50 000，占8%～20%，称为大分子PRL。

3．多节型　有多个单节合成，相对分子量可大于100 000，占1%～5%，称为大大分子PRL。

小分子PRL具有较高生物活性，大分子PRL与PRL受体结合能力较低，但免疫活性不受影响，临床测定的PRL是各种形态的PRL的总和，因此，在临床上有些患者的血清PRL升高，但生殖功能未受影响，主要因为血循环中多节型PRL所占比例高所致。

垂体分泌PRL是呈脉冲式的，分泌不稳定，情绪、运动、乳头刺激、性交、手术、胸部创伤、带状疱疹、饥饿及进食均可影响其分泌状态，其随月经周期有较小的波动；具有与睡眠有关的节律性，入睡后PRL分泌增加，晨醒后分泌逐渐下降，上午9～11时最低。因此，根据这种节律分泌特点，测定PRL应在上午9～11时空腹、安静状态下抽血。

对闭经、不孕及月经失调者无论有无泌乳均应测PRL，以除外高泌乳素血症（HPRL）。PRL显著升高者，一次检查即可确定；首次检查PRL轻度升高者，应进行第2次检查。对已确诊的HPRL，应测定甲状腺功能，以排除甲状腺功能低下。

泌乳素检验值系数换算：ng/mL×44.4=nmol/L

PRL测定的临床意义：

1．非妊娠期PRL正常值　222～1 110 nmol/L。

2．妊娠期PRL变化　妊娠后PRL开始升高，并随妊娠月份逐渐增加，孕早期PRL升高约为非孕期的4倍，中期可升高12倍，孕晚期最高可达20倍，约8 880 nmol/L以上。未哺乳者产后4～6周降到非孕期水平，哺乳者PRL的分泌将持续很长一段时间。

3．PRL升高与脑垂体瘤　PRL≥1 110 nmol/L为HPRL。PRL>2 220 nmol/L，约20%有泌乳素瘤。PRL>4 440 nmol/L，约50%有泌乳素瘤，可选择性做垂体CT或核磁共振。PRL>8 880 nmol//L，常存在微腺瘤，必须做垂体CT或核磁共振。多数患者PRL水平与有无泌乳素瘤及其大小成正比。血清PRL水平虽然在6 660～8 880 nmol/L，但月经规则时要除外。

4．PRL升高与PCOS　约30%PCOS患者伴有PRL升高。

5．PRL升高与甲状腺功能　部分原发性甲状腺功能低下者促甲状腺素（TSH）升高，导致PRL增加。

6．PRL升高与子宫内膜异位症　部分早期子宫内膜异位症患者PRL升高。

7．PRL升高与药物　某些药物如氯丙嗪、抗组胺药、甲基多巴、利血平等

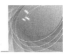

可引起PRL水平升高，但多<4 440 nmol/L。

8．PRL升高与闭经　PRL为4 484.4～13 320 nmol/L时86.7%闭经。PRL>13 320 nmol/L时95.6%闭经。垂体腺瘤患者94%闭经。

某些患者PRL水平升高在6 660～8 880 nmol/mL，而没有相关临床症状或者其症状不能解释升高程度，需要考虑是否存在大分子PRL和大大分子PRL。

9．PRL降低　希恩综合征，使用抗PRL药物如溴隐亭、左旋多巴、维生素B_6等，泌乳素有不同程度降低。

（五）睾酮

女性的雄激素主要来自肾上腺，少量来自卵巢。卵巢的主要雄激素产物是雄烯二酮和睾酮。雄烯二酮主要由卵泡膜细胞合成和分泌；睾酮主要由卵巢间质细胞和门细胞合成与分泌。排卵前循环中的雄激素升高，一方面促进非优势卵泡闭锁，另一方面提高性欲。女性血循环中主要有4种雄激素，即睾酮（T）、雄烯二酮（A）、脱氢表雄酮（DHEA）、硫酸脱氢表雄酮（DHEAS）。T主要由A转化而来，A有50%来自卵巢，50%来自肾上腺。女性的DHEA主要由肾上腺皮质产生。生物活性由强到弱依次为T、A和DHEA。T的雄激素活性为A的5～10倍，为DHEA的20倍。在绝经前，直接和间接来自卵巢的T占总循环总量的2/3，间接来自肾上腺的T占总量的1/3，因此血T是卵巢雄激素来源的标志。绝经后的肾上腺是产生雄激素的主要部位。

在生育期，T无明显节律性变化，总T的98%～99%以结合体的形式存在，仅1%～2%游离而具有活性。因此，测定游离T比总T能更准确地反映体内雄激素活性。

睾酮检验值系数换算：ng/mL×3.47=nmol/L

睾酮测定的临床意义：

1．正常基础值　女性总T为1.04～2.1 nmol/L，生理上限2.8 nmol/L；游离T<8.3 nmol/L。T在35岁以后随着年龄增加逐渐降低，但在绝经期变化不明显，甚至轻微上升；绝经后T<1.2 nmol/L。

2．性早熟　阴毛和腋毛过早出现，伴DHEAS>1.1 μmol/L，提示肾上腺功能初现。

3．PCOS　T可能正常，也可能呈轻度到中度升高，但一般<5.2 nmol/L。A可有升高，部分患者有DHEAS升高。若治疗前雄激素升高，治疗后下降，可作为评价疗效的指标之一。

4．迟发型21-羟化酶缺陷　T升高并DHEAS升高，同时观察血17-羟孕酮（17-OHP）及ACTH激惹试验的DHEAS反应。

5．间质-卵泡膜细胞增殖症　T升高，但DHEAS正常。

6．产生雄激素的肿瘤　短期内进行性加重的雄激素过多症状，T＞5.2 nmol/L、DHEAS＞18.9 μmol/L、A＞21 nmol/L时，提示卵巢或肾上腺可能有分泌雄激素的肿瘤。

7．多毛症　40%～50%总T升高，游离T几乎均升高。女性多毛症若T水平正常时，多考虑毛囊对雄激素敏感所致。

8．DHEAS是反映肾上腺雄激素分泌的最好指标，DHEAS＞18.2 μmol/L为过多。

9．T＜0.069 4 nmol/L，预示卵巢功能低下。

（陈建明　陈晓燕）

第三节　卵巢储备功能评估

卵巢储备功能，又称卵巢储备（ovarian reserve，OR），是指卵巢产生卵子数量和质量的潜能，间接反映卵巢的功能。

正常女性生殖系统的受孕能力称为生育潜能。卵巢储备降低是指卵巢中的存留卵子量降到阈值以致影响了生育潜能，导致生育力低下。

卵巢储备功能因和生育与不孕症诊治关系密切而日益受人关注。在体外受精与胚胎移植（IVF-ET）治疗过程中，控制性超排卵（COH）并获得多个成熟的卵子是治疗成功的关键，而COH的效果又取决于卵巢的反应性。卵巢的反应性主要由卵母细胞的数量和质量，即卵巢储备功能来决定。卵巢储备减、低（DOR）在人群中的发生率约为10%。卵巢储备功能减低受多种因素影响，如年龄、卵巢手术、盆腔放疗或化疗、吸烟、感染、卵巢血供下降以及基因、免疫系统异常等。正确评估卵巢的储备有利于确立个体化的COH方案。目前在临床上应用的评估卵巢储备的主要指标有年龄、基础卵泡刺激素（FSH）、FSH/LH（促黄体生成激素）、基础抑制素B（INHB）、基础抗苗勒管激素（AMH）、基础雌二醇（E2）、氯米芬激发试验（CCCT）、FSH卵巢储备试验（EFORT）、促性腺激素释放激素激动剂（GnRH-a）激发试验（GAST）、基础窦卵泡数、卵巢体积和卵巢间质动脉血流等。

一、年龄

生育期妇女的生物年龄是预测卵巢储备功能的一个独立指标，也是临床上应用最广泛、最方便、最简单的指标。人类的生育能力随着年龄的增长而逐渐下降，尤其是35岁以上的高龄妇女其生育能力下降更加明显，其原因在于卵巢储备功能的降低，卵巢储备降低可能发生卵巢低反应。研究发现，年龄与卵

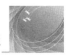

巢反应性密切相关，35岁以后，卵泡的数量急剧下降，易出现卵子细胞核异常（包括纺锤体异常和非整倍体异常），其颗粒细胞的增殖率也下降，凋亡率同时升高，黄素化颗粒细胞经培养后产生的激素水平也急剧下降。38岁以后卵泡的闭锁明显加速，40岁以上被公认为是卵巢低反应的高危因素。高龄妇女在进行IVF治疗时，卵巢反应性降低，使用Gn剂量增加，获卵数减少，卵子质量下降，胚胎着床率降低，临床妊娠率减少，流产率增加，分娩率下降。即使获取的卵母细胞数量没有降低，但是妊娠率仍然低下，这表明卵母细胞的数量并不能弥补卵母细胞的质量下降。由于个体差异及多囊卵巢的影响，相同的年龄可能表现为不同的卵巢储备，PCOS的患者卵巢储备功能减退的速度较同龄女性缓慢。

年龄与卵巢反应性密切相关，随年龄增加，与IVF的周期取消率呈正相关，与受精率和妊娠率呈负相关。因此，年龄是IVF妊娠率最强的单项预测指标。对于相同量的COH药物，卵巢的反应能力随着年龄的增加而逐渐减弱，且这种趋势在35岁以后尤为显著，说明存在隐匿性卵巢功能衰竭的可能。相反，年龄小的患者卵巢敏感，在高反应型者中，年龄＜30岁的占1/4。因此，不孕症患者以30～34岁间行COH效果最佳。

但是，单纯用年龄因素评价卵巢储备能力具有很大的局限性。因为有的妇女从近30岁时即已开始不能生育，而有的妇女到50余岁时仍能妊娠，所以需要结合其他指标进行更确切的评价。

二、基础FSH

月经周期第2～3天的FSH值称为基础FSH值（basal FSH，bFSH）。基础FSH升高提示卵巢储备功能下降。FSH＜10 U/L为正常，可能为卵巢正常反应；FSH在10～15 U/L，预示卵巢低反应；FSH＞20 U/L，为卵巢早衰隐匿期，预示着1年后可能闭经。基础FSH检查简单易行，但是单用基础FSH不能准确地预测卵巢低反应，除非用较高的阈值（20～25 U/L）。基础FSH升高对年轻健康和月经规律的妇女预测价值相当有限。＜35岁的年轻妇女基础FSH升高预示卵巢储备下降、卵巢反应性降低，而非卵子的质量问题，但是周期妊娠率和累计妊娠率降低，可能伴流产率增加。基础FSH随年龄的增长而升高。基础FSH水平和诱发排卵及体外受精的成功率有密切关系。当FSH＞8.78 U/L时获卵数最低，而受精率和优质胚胎率最高。当卵巢储备下降及对促性腺激素反应减退，同时INHB下降时，垂体激素代偿性的分泌量增加使FSH值上升。有数据表明，在一些妇女中即使是轻微的FSH值升高也预示着5年内绝经即将来临。

近年来，基础激素水平即月经周期的第2～4天的FSH、LH、E2水平，与卵巢反应性的妊娠结局的关系越来越引起人们的重视，其中较为肯定的是基础FSH水平与卵巢反应性及妊娠结局的关系。高FSH水平者卵巢反应性差（34.8%）的发生率明显高于正常FSH水平者（14.0%），优势卵泡数目少于正常FSH者，周期妊娠率（4.3%）明显低于正常FSH者（25.6%）。Scott等人对758个体外受精周期作了回顾性研究，当FSH升高时妊娠率明显下降。FSH<15 U/L时，其妊娠成功率约24%；FSH为15～24.9 U/L时，妊娠率约13%；FSH>25 U/L时，妊娠率仅为5%。值得提出的是，这几组中年龄并无差异（平均35岁左右）。

妇女的基础FSH水平在不同的月经周期可能有所波动。基础FSH值正常的患者中，其周期间差别较小，平均为（2.6±0.2）U/L；而基础FSH值较高的患者其变化幅度较大，为4～25 U/L，平均为（7.4±0.9）U/L。因此，FSH基础值变化较大的患者提示其卵巢储备能力低下。

三、基础FSH/LH

月经周期第2～3天的FSH/LH值可以作为评估卵巢储备的指标，并与IVF前月经周期的长度和卵巢对FSH刺激的敏感性有关。生育年龄妇女的FSH/LH值升高是因为基础FSH提前升高而LH相对正常所致；部分妇女基础FSH值仍在正常范围内时，其FSH/LH值的升高主要是由基础LH水平降低所致。

FSH/LH是反映卵巢年龄的标志，是卵巢年龄开始老化的预警指标，但也有部分患者是亚临床型功能性性腺功能减退。FSH/LH是卵巢对Gn反应性的标志，若FSH/LH值升高>2，即使基础FSH水平正常，但LH相对降低也预示卵巢储备降低，促排卵时卵巢低反应。

基础FSH/LH值较基础FSH、基础E2更能敏感地反映卵巢储备功能。若患者的基础FSH、LH和E2值正常，基础FSH/LH值升高，提示可能为卵巢功能减退。LH水平降低可能影响卵巢对Gn的反应性，在超排卵中需要增加Gn剂量，或可能需要添加LH。

四、基础雌二醇

月经周期第2～3天的E2值称为基础E2值。E2是由两种卵巢细胞（颗粒细胞和卵泡膜细胞）产生的，因此把E2作为反映卵巢储备功能的标志。基础E2水平升高提示卵巢储备功能下降。基础E2水平升高可能是基础FSH升高前卵巢储备功能降低的表现，其升高早于基础FSH水平的升高。若基础FSH正常、E2升高者，是介于卵巢功能正常和衰竭之间的中间阶段，即卵巢衰竭隐匿期。这是因为卵巢功能降低时，FSH逐渐升高，在一定程度上FSH刺激卵巢基质和颗粒细胞产生较多的E2，E2负反馈作用于垂体又使FSH分泌降低，出现了FSH正常而E2升高，随着年龄及卵巢功能衰竭，就会出现高FSH、LH、低E2状态。

在对卵巢储备力的评价中，将第3天的E2水平与年龄和基础FSH水平结合起来，能够更好地评价卵巢的储备能力。基础FSH水平正常，但E2水平升高，促排卵失败率增加，妊娠率下降。因此，第3天测血E2和FSH水平比单一测定FSH或E2预测准确率更高。E2水平对预计IVF周期的反应和结局具有更有价值的补充意义。

无论年龄与FSH水平如何，当第3天的E2＞293.6 pmol/mL，在促排卵的过程中，会因卵巢反应低或无反应而使周期取消率上升，临床妊娠率下降。

E2水平反映卵泡活性，在月经周期的早期处于较低水平（＜183.5 pmol/L），以后稳步上升至排卵前达到最高峰。在月经早期出现高水平的E2值提示了卵泡发育的不恰当或不同步，上一周期存留的卵泡可能会干扰下一个周期卵细胞的发育和产生对Gn的低反应力。这些低反应的不同步的卵泡会产生大量的E2而通过负反馈抑制垂体FSH，造成即使卵泡质量差而FSH值仍较低的假象。

五、基础抑制素B

月经周期第2～3天的抑制素B（inhibin，INHB）值称为基础INHB值。基础INHB＜14.4 pmol/L提示卵巢储备功能下降，尽管基础FSH、E2水平正常，也可发生卵巢低反应。INHB水平在FSH、E2上升之前，已开始下降，因此认为，INHB是预测卵巢储备功能的敏感性指标。由于INHB主要由卵泡期正在发育的卵泡簇分泌，因而INHB较FSH更能直接反映卵巢的储备。

INHB是转化生长因子β超家族的成员，是分子量为31 000～32 000的异二聚体糖蛋白激素，包括抑制素-A和INHB，均由生长的窦前和窦状卵泡的颗粒细胞产生。抑制素-A主要在黄体期分泌（由优势卵泡及黄体分泌），INHB则主要在卵泡期分泌（由中小窦状卵泡分泌），并可选择性地抑制FSH的分泌。INHB的主要生理作用是对垂体FSH的合成和分泌具有负反馈调节作用，并在卵巢局部调节卵泡膜细胞对Gn反应。在COH周期INHB受Gn的调控，故测定INHB可对卵巢反应性做出及时评价，优于血清其他项目检查。INHB在月经周期中上下波动，在早中卵泡期有一个分泌高峰，并且在35岁以上妇女中INHB值明显升高。

INHB可作为卵巢储备功能的直接指标，而垂体分泌的FSH仅为间接指标。DOR妇女基础INHB浓度下降先于FSH升高，说明INHB比FSH值更为敏感，更能直接反映卵巢储备。INHB由小的窦状卵泡产生，基础卵巢内小窦状卵泡数量与基础INHB值是正相关，基础FSH、体重指数与INHB呈负相关，因此，INHB水平代表窦卵泡的数目，其预测卵巢反应的敏感性优于基础FSH水平。INHB水平下降说明窦卵泡数目减少，提示卵巢储备功能降低，生育能力下降。

Seifer等研究了178个生育辅助技术（ART）周期的INHB值，将14.4 pmol/L作为界限。结果表明，虽然两组的年龄及基础FSH值和E2水平相当，但是基础INHB<14.4 pmol/L组对COH的反应差，妊娠率仅为7%，周期取消率和流产率均明显高于INHB>14.4 pmol/L组，且后者的妊娠率为26%。因此得出结论，INHB值比基础FSH值和E2水平更能灵敏地反映卵巢的储备力，若将其与FSH和E2综合判断则更有价值。

国内研究报道：注射FSH后1天、5天患者血清INHB、E2水平与卵巢反应性呈显著正相关关系。提示，重组人促卵泡激素（rFSH）刺激后早期血INHB、E2水平可较为准确地预测卵巢反应性。INHB、E2水平越低，所需的rFSH总用量越多，rFSH刺激天数越长。INHB比E2更能敏感反映卵巢对rFSH的反应。注射rFSH后早期血清INHB、E2低水平，可预测卵巢的低反应性；反之可预测发生OHSS。根据INHB、E2水平异常降低或增高，及时调整GnRH-a及rFSH的剂量，可能将改善卵巢的反应性，避免卵巢低反应或OHSS的发生。

六、基础抗苗勒管激素

月经周期第2~3天的抗苗勒管激素（anti-Mullerian hormone，AMH）值称为基础AMH值。

AMH是转化生长因子β（TGF-β）超家族成员。AMH是由睾丸未成熟的Sertoli细胞及卵巢窦前卵泡和小窦卵泡的颗粒细胞分泌。AMH是卵泡生长发育的调节因子，AMH参与生理性卵泡形成过程中的两次重要募集：始基卵泡募集和优势卵泡募集。AMH通过旁分泌抑制卵泡从始基卵泡池进入生长卵泡池，从而调控始基卵泡的募集。AMH在始基卵泡向生长卵泡的转换期和早窦卵泡期通过AMH受体直接或间接影响卵泡的发育过程，可抑制卵泡的生长，防止卵泡过快过早消耗，保存卵巢的储备功能。过高的AMH对卵泡的生长和发育有抑制作用，缺乏AMH的卵泡对FSH更敏感。AMH水平在PCOS患者呈2~3倍增加，而其2~5 mm卵泡的数目也增加2~3倍。随着卵泡逐渐增大，AMH生成逐渐减少至消失，直径>9 mm的卵泡几乎无AMH表达。AMH随年龄增加而下降，至绝经前和绝经期检测不出，是预测卵巢储备的标志物。

窦卵泡数目（AFC）代表卵巢中卵泡的数量，年龄代表其中卵子的质量，AMH对于数量和质量都有体现，反映了卵泡池中在外源性FSH刺激下可生长卵泡的规模。

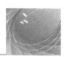

　　在卵巢储备下降的一系列事件中，AMH的改变相对而言是最早的。对于有正常排卵性月经的女性而言，AMH比FSH、AFC和INHB更能准确反映卵巢生殖功能的下降和预测即将到来的绝经过渡期。

　　基础AMH<9 pmol/L用于预测卵巢储备能力降低的敏感性可达97%，高度提示卵巢储备降低，但需用AFC进一步证实。接受IVF/ICSI治疗的患者血清及卵泡液中AMH水平越高则受精率越高。因此，AMH可能成为预测受精率的指标。AMH预测妊娠结局的作用明显优于FSH。预测卵巢低反应时AMH与AFC的作用无显著差别。预测OHSS优于年龄和BMI。发生OHSS患者的基础AMH较正常人高6倍，提示AMH可能提前预测OHSS。

　　AMH水平不受垂体Gn的影响，在整个月经周期中数值变化不大，保持较恒定的水平，故AMH是唯一既能在卵泡期又能在黄体期进行测定的卵巢储备标志物。

　　血清AMH与早卵泡期FSH、INHB和E2相比，AMH可更早、更准确地预测妇女卵巢储备的变化，在监测卵巢储备力、预测IVF成功率及预防OHSS并发症等方面具有其他指标不可比拟的优势，从而在指导临床诊断和治疗中起重要作用，因此AMH在辅助生殖领域的应用有较大的发展空间。

七、氯米芬激发试验

　　氯米芬激发试验（clomiphene citrate challenge test，CCCT）方法为月经第3天测基础FSH值，月经第5~9天每天口服氯米芬（CC）100 mg，第10天再测FSH值。结果判断：

　　1. 卵巢储备功能差的患者第3天FSH可能在正常范围，但第10天FSH>10 U/L或服药前后FSH之和>26 U/L，E2轻度上升，此为CCCT异常，预示卵巢储备下降和卵巢低反应。

　　2. 卵巢储备功能好的妇女，FSH水平会轻度上升或维持原水平，E2成倍上升。

　　该方法的机制可能是CC的抗雌激素作用可减弱雌激素对下丘脑的反馈抑制，促使垂体FSH分泌增加，FSH水平上升。但在卵巢储备和卵巢反应性良好的患者，其生长发育中的卵泡所产生的E2和INHB足以对抗CC激发的FSH水平过度上升。

　　Scott等人在普通不孕人群中运用CCCT研究了236例患者，有23例（10%）异常。年龄<30岁异常率为3%，30~34岁为7%，35~39岁为10%，>40岁为26%。CCCT异常的23例中仅7例基础FSH值升高，进一步提示CCCT较基础FSH更为敏感。

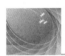

CCCT简单、经济，预测卵巢的低反应性准确率较高，预测卵巢的高反应的价值不如卵巢低反应，优于基础生殖内分泌激素指标和卵巢体积、MOD（系任一侧卵巢两个相互垂直平面最大径线的均值）等测量指标，尤其适用于相关的预测结果令人困惑、需进一步评估的情况。CCCT作为预测卵巢储备功能的方法之一，较基础FSH更敏感，但仍有一定的局限性，尤其对目前广泛开展的ART中，CCCT不能单独地预测IVF的结局，但CCCT能用于普通的不育人群。CCCT较之年龄有更好的预测价值，但有时两者结合考虑仍是必须的。除年龄是影响卵巢储备功能外，有卵巢、输卵管手术史、多次促排卵史也是影响卵巢储备功能的因素。年龄≥35岁、既往有卵巢或（和）输卵管手术史、多次促排卵史（尤其是超促排卵史）、基础FSH增高的不孕妇女，CCCT可作为常规了解卵巢储备功能的一项检测方法。年龄＞40岁的人群中，CCCT诊断价值不大，说明除卵巢本身以外，还有一些随着年龄增长而改变的其他生殖系统方面的问题。对CCCT异常的不孕症患者，应根据不孕的病因积极处理，适当进行ART治疗。

八、GAST（GnRH-a激发试验）

GnRH-a对垂体的刺激作用是天然GnRH的50～300倍，在用药初期由于GnRH-a与垂体的GnRH受体结合后，可迅速地短暂地刺激垂体促性腺细胞释放大量的Gn，即GnRH-a的初始"激发效应"（flare-up）。利用GnRH-a的flare-up作用检测卵巢储备功能，因此命名为GAST。

方法：在月经周期第2～3天皮下注射GnRH-a制剂0.75～1 mg，在注射GnRH-a前和注射后24 h分别测定血清FSH、E_2水平。注射GnRH-a 24 h后E_2较注射前增加1倍，考虑为卵巢储备功能正常。注射GnRH-a后24 h E_2升高≤1 801 pmol/L或增幅＜1倍，FSH＞10 U/L或给药前后FSH水平之和＞26 U/L为GAST异常，预示卵巢储备下降和卵巢低反应。

该方法的特点在于它是定量的，E_2峰值水平的高低和成熟卵泡数量、可利用的胚胎的数量成正比，而其余评价卵巢储备功能的方法均是定性的（正常或异常）。但GAST对卵巢储备的预测并不优于AFC、基础FSH及INHB。

研究发现，有较大幅度且迅速的E_2升高者预示着有良好的治疗结果。GAST的E_2变化一般有4种模式：

（1）A型：E_2迅速地上升，然后第4天下降。

（2）B型：E_2延迟上升，第6天下降。

（3）C型：E_2迅速而持续地上升。

（4）D型：E_2对GnRH-a无反应。

临床上以A型最多见。临床的妊娠率在这4组中截然不同，它们分别为46%、38%、16%和6%。A、C型反应提示卵巢高反应，要警惕OHSS的发生；B型反应正常；D型提示卵巢低反应。

E2的最大值反映了卵泡的数量和成熟度，GnRH-a激发试验较之基础FSH或年龄更能较好地反映出可利用的成熟卵子数量和可用来种植胚胎的数量。对拟行IVF的患者可以施行GAST，根据早卵泡期E2的反应性，选择控制性超排卵方案。GAST检查耗时、价格昂贵，仅局限于接受生育辅助治疗的患者做卵巢储备功能检测，尚不能用于预测普通不孕人群的生育潜能。

九、超声检查

（一）卵巢体积

基础状态（月经第2～3天）的卵巢体积是指在促排卵开始前的卵巢体积。卵巢体积的计算方法是经阴道三维超声测量卵巢3个平面的最大直径D_1、D_2、D_3，体积$V=D_1 \times D_2 \times D_3 \times \pi/6$。

生育力和卵巢体积大小有关。超声检查不仅可了解卵巢体积，亦可观察卵泡数量和大小，能在不孕治疗前或治疗期间较直观地了解性腺的状态和活性。基础状态下卵巢体积小与卵巢储备的原始卵泡减少、卵泡生长的数目少有关，但并不与卵子的质量相关。卵巢体积$<3\ cm^3$提示在IVF周期中卵泡发育数、获卵数较少，周期取消率增加。

B超研究已证实卵巢随着年龄的增长而发生退化，而这种退化程度可以被测量；另外，还发现未治疗前的卵巢体积大小和能达到有效排卵所需要的Gn的量之间有很大的关联。B超检测卵巢大小还可预测卵巢过度刺激综合征（OHSS）的可能性。临床上还可根据不同卵泡直径进行分级，而不同直径的卵泡产生的E2也不同，这在不孕症的治疗上有一定的参考作用。

应用卵巢最大平面的平均MOD替代卵巢体积的测量，在IVF治疗周期中计算更方便有效。MOD系任一侧卵巢两个相互垂直平面最大径线的均值。以20 mm作为MOD的界值，小于该值的患者IVF治疗结局较差。MOD与卵巢体积的相关性高达90%，普通超声即可测量，简单实用，有一定的指导和预测意义。

卵巢体积比基础FSH、E2水平对卵巢储备的预测价值更有意义。尽管基础FSH、E2水平正常，如果有卵巢体积的减少，则卵巢储备力已下降，卵巢体积$<3\ cm^3$与卵巢体积$>3\ cm^3$者相比，其获卵个数及促排卵失败率有明显差异。

（二）基础窦卵泡数目

人类生育力和卵巢中的卵泡数有关，在18～31岁期间卵泡数最佳，31～37岁卵泡数下降，37～45岁卵泡数急剧下降，至51岁时卵泡数几乎等于零。在

25～45岁有大量卵泡丧失，25岁时每年卵泡减少率为4%～8%，而37岁时就可上升至12%。这就是著名的Faddy曲线。

基础窦卵泡数目（basal antral follicle count，bAFC）是早卵泡期阴道超声下检测到的直径2～9 mm的窦卵泡数目。AFC预测卵巢储备降低的标准尚存争议。AFC≤5个，为卵巢储备功能不良，卵巢反应低下的发生率升高，周期取消率显著上升，妊娠率下降。AFC为6～10个时预示卵巢反应正常；AFC＞15个时，预示卵巢高反应，OHSS的发生率较高。

基础AFC可作为一个独立性预测因子，与其他预测卵巢储备功能的指标相比，AFC是预测卵巢低反应性的最好指标。早卵泡期AFC与获卵率、HCG日E2水平呈正相关，而与患者年龄、基础FSH水平、FSH/LH值、Gn用量呈负相关。AFC对卵巢低反应的预测优于FSH。对于基础FSH正常的患者，AFC是一项良好的预测卵巢反应性及IVF结局的指标，在进行COH前早卵泡期通过超声检测窦卵泡数能帮助预测卵巢储备功能。

仅用AFC对预测是否妊娠的效力很差，因为AFC决定卵子的数量，而是否妊娠则取决于卵子的数量和质量。获卵数少的患者周期妊娠率较获卵数多者低，因后者大多有更多的优质胚胎可选用。

基础AFC指标成本低、重复性好、无创伤、易接受，作为单个预测卵巢储备和卵巢反应性的指标，是目前最为敏感、特异性最高的预测手段。AFC预测卵巢反应准确性较高，周期间差异较小，与年龄并列，因此是卵巢储备和卵巢反应性预测的首选指标。相应预测价值优于卵巢体积、血流、基础FSH、E2和INHB，可与基础AMH相当；优于或至少等同于复杂、昂贵而耗时的卵巢刺激试验。

（三）卵巢动脉血流

卵巢动脉血流可作为反映卵巢储备功能的指标。在IVF-ET周期，监测卵巢血流，可在用药前预测卵巢反应性及卵泡成熟度，选择高质量胚胎进行移植，从而提高ART的妊娠率，也可预测卵巢对促排卵的反应情况。采用彩色多普勒监测基础状态下卵巢间质动脉血流指标，血流速度峰值（PSV）、阻力指数（RI）、搏动指数（PI）以及收缩期/舒张期流速比值（S/D）等。

如RI、PI、PSV、S/D低，说明血管阻力低，卵巢和子宫血流灌注好，卵巢储备较好。S/D、RI、PI高，反映卵巢和子宫血流阻力高，灌注差，存在供血障碍，卵泡缺血缺氧，可使卵泡的发育、激素分泌受到影响，导致IVF周期不仅获卵数减少，进而使卵母细胞、胚胎质量和着床率、妊娠率下降。

目前，卵巢动脉血流与卵巢反应性的研究不多，尚不能用于临床上卵巢储备测定。

十、结论

评价卵巢储备的主要目的是判断卵巢储备是否明显降低而影响生育潜能。由于对卵巢反应性尤其是卵巢反应低下的定义差异较大，给卵巢储备的评价带来很大的复杂性和变异性。近年来有许多研究致力于评价正常排卵妇女的卵巢储备能力，以期找到能预测其生育能力的途径，但迄今为止，没有任何一项单项指标能准确判断卵巢储备功能，预测卵巢对促排卵的反应性。采用各项卵巢储备标志物或检查预测卵巢不良反应的敏感性为39%～97%，特异性为50%～96%。多项指标结合应用检测卵巢储备能获得更好的效果，尚无公认的最佳的卵巢储备检测方法。

目前，最具特异性、最敏感的评价卵巢储备功能的单一检测方法是氯米芬激发试验，它是唯一一种既可用于普通不孕人群又可用于需ART的不孕人群的方法，是目前较好的一种方法。基础FSH、E2测定已被广泛深入地研究，简便、经济、易掌握，也不失为一种较好的评价卵巢储备功能的方法。基础FSH、E2水平预测效果明显优于年龄，但它在不同月经周期中的多变性和敏感性较差限制了它的应用。INHB被认为是能够最早、最直接反映颗粒细胞衰老程度的指标，作为评价卵巢储备功能的辅助指标很有发展潜力，但对妊娠的预测价值尚不能肯定，需与其他指标联合运用，其测定方法还存在技术和费用问题。GAST的特点在于它是定量的，对卵巢储备有较为直接的评估，而其余评价卵巢储备功能的方法均是定性的，但因其检测耗时、费用昂贵，对卵巢储备的预测并不优于AFC、基础FSH及INHB，故仅限于辅助生殖技术中应用。联合运用B超下窦卵泡计数、基础FSH值和INHB值能较有效地预测IVF患者的卵巢对Gn刺激的反应程度，以便于在以后的治疗中及时调整药物剂量。若预计发生卵巢低反应者，COH启动剂量应超过150 IU/d；若可能发生卵巢高反应者，COH启动剂量应低于150 IU/d，从而避免卵巢反应低下或卵巢刺激过度，获得最佳的卵泡数和卵子数，预防OHSS的发生，以期取得最佳的治疗结果。

表7-1　各种不同的卵巢储备功能评估方法比较

评估项目	临　床　特　点
年龄	简单、直观，是预测卵巢储备和卵巢反应性的首选和粗标准，单纯用年龄因素评价卵巢储备能力具有很大的局限性，应结合其他预测指标综合评估
基础E2	单用意义不大，和FSH值结合有一定意义

续表

评估项目	临　床　特　点
基础FSH	简便、经济、易掌握，但在不同月经周期间的多变性限制了它的应用。单用FSH不能准确地预测卵巢低反应，与E2结合提供更多的临床参考
基础INHB	预测卵巢储备功能的敏感性指标，比基础FSH值和E2水平更能灵敏地反映卵巢的储备力，但对妊娠的预测价值尚不能肯定
基础AMH	AMH在月经周期中保持较恒定的水平，是唯一既能在卵泡期又能在黄体期测定的卵巢储备标志物。AMH与基础FSH、INHB和E2相比，AMH可更早、更准确地预测妇女卵巢储备的变化，在预测IVF成功率及预防OHSS并发症等方面具有其他指标不可比拟的优势
CCCT	目前评价卵巢储备功能较好的方法，比FSH敏感性高，既可应用于需行生育辅助治疗的人群中，又可应用于普通人群中
GAST	既可以评价垂体Gn的产量，又可了解卵巢的反应能力，与其他方法相比，它是定量的。缺点是价格较昂贵，仅限于接受生育辅助治疗的人群测试
基础AFC	成本低、重复性好、无创伤、易接受，作为单个预测卵巢储备和卵巢反应性的指标，是目前最为敏感、特异性最高的预测手段。与年龄并列是卵巢储备和卵巢反应性预测的首选指标

（陈建明）

第四节　宫腔镜在不孕症中的应用

　　在女性不孕症中，宫腔疾病和输卵管疾病是最常见的病因，其中输卵管因素占32.8%，子宫因素占30%~50%。针对这些病因，有多种诊治手段。近年来，由于纤维光学、冷光技术和有效膨宫介质的发展与采用，宫腔镜检查已广泛应用于临床，它能直接检视宫腔内病变，大大提高了不孕症的治愈率，被认为是现代诊断宫腔内病变的金标准。而且宫腔镜手术具有不开腹、无切口、创伤小、恢复快等优点，免去了传统手术的诸多弊端，使其在不孕症的治疗中具有无限的生命力和广阔的应用前景。

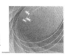

一、宫腔镜检查和治疗

（一）适应证

1. 异常子宫出血　包括生育期、围绝经期及绝经后出现的异常出血，月经过多、月经过频、经期延长、不规则子宫出血等。对严重的功能失调性子宫出血，经规则治疗后无效，排除子宫内膜恶性病变患者，可考虑做子宫内膜切除术。

2. 异常宫腔内声像学所见　B超、HSG、CT、MRI及彩色多普勒超声等检查方法显示的各种异常声像学所见。如胎儿骨片残留、断裂节育环或节育环嵌顿等宫内异物的确认和取出。

3. 不孕症和反复自然流产　可观察宫腔、输卵管开口的解剖学形态及子宫内膜的情况，实施选择性输卵管插管通液、子宫纵隔切除术等。

4. 疑有子宫内膜癌及其癌前病变者。

5. 宫腔粘连　对部分性或完全性宫腔粘连可进行宫腔粘连分离术。

6. 宫腔内占位性病变　宫腔镜检查确诊病变性质，如为黏膜下肌瘤或宫腔息肉，予以剔除。

（二）禁忌证

1. 体温达到或超过37.5℃时，暂缓手术。

2. 急性或亚急性生殖道炎症。

3. 严重的心、肺、肝、肾等脏器疾患，难以适应宫腔镜检查等手术操作者。

4. 生殖系统结核未经抗痨治疗。

5. 近期子宫穿孔史和宫腔操作史。

6. 子宫大量出血。

7. 宫颈过硬，难以扩张；宫腔过度狭小难以膨宫影响观察。

8. 浸润性宫颈癌、子宫内膜癌。

9. 早孕要求继续妊娠者，近期足月产者。

（三）术前评估

宫腔镜检查前需要对受术者进行全面的评估和准备，主要包括病史、查体、化验检查和心理咨询。

1. 病史　详细询问患者一般健康状况及既往史。

2. 查体　常规测量T、P、BP，检查心、肺功能，注意有无盆腔炎症及急性阴道炎，对于合并炎症者应首先给予治疗。

3. 化验检查　血、尿常规，血糖，阴道分泌物，心电图，阴道B超等。

（四）手术操作方法

手术操作步骤：按常规经宫颈放入宫腔镜镜体，注入5%葡萄糖膨宫，膨宫压力13～18 kPa。全面检查宫腔有无病变，先检查宫底和宫腔前、后、左、右壁，再检查子宫角及输卵管开口，注意宫腔形态，有无子宫内膜异常或占位性病变，检查完毕，在退出镜体时再度详细观察宫颈管，必要时做活检或手术。术后禁同房及盆浴2周。

二、宫腔镜对输卵管因素引起的不孕症的诊治

无论对于原发性不孕症或继发性不孕症，输卵管因素都是最常见的。传统的检查诊断方法有输卵管通液术、子宫输卵管碘油造影等，但由于这些检查方法均非直观性检查，具有一定的局限性，有时会出现较大的误差，难以做到完全定位诊断。传统的输卵管通液术使输卵管管腔获得的压力很小，很难起到扩张、疏通的作用，且注液时无法确定一侧或双侧输卵管不通。子宫输卵管造影有时会引起输卵管痉挛造成暂时性阻塞被误判为输卵管不通，而宫腔镜检查则可避免上述弊端。宫腔镜下能直视输卵管开口情况，并可直接插管通液，通过对两侧输卵管的通液情况的观察，可以区别输卵管梗阻的侧别、评估梗阻程度，成为诊断该疾病的最佳方法之一。

杨燕等对2 145例不孕症患者行宫腔镜探查，其中输卵管阻塞1 220例，包括输卵管双侧阻塞、单侧阻塞、双侧通而不畅、单侧通而不畅，检出率为56.88%。宫腔镜直视下输卵管插管通液的同时对输卵管也有疏通治疗作用，使用COOK导丝进行选择性输卵管插管通液，经插管进入输卵管时摩擦很小，能有效地机械分离输卵管粘连而不引起穿孔。此方法对近端输卵管阻塞效果良好，倘若注意操作技巧，亦能疏通部分输卵管远端阻塞。李丽娟等对837例临床诊断为不孕症的患者治疗进行分析，发现常规输卵管通液诊断为不通的患者行宫腔镜插管通液时复通率达86.28%，亦证明宫腔镜下输卵管插管加压注液（药）术是治疗输卵管性不孕症的有效方法。输卵管轻度粘连者予加压注液即可疏通，粘连严重者用导丝机械性疏通，大多可成功。

对于经宫腔镜下多次疏通无效的病例，则采用宫腹腔镜联合诊治。腹腔镜有助于监护输卵管通液情况，减少输卵管穿孔等并发症的发生，并能直观地评估输卵管的通畅情况。同时腹腔镜有助于发现输卵管的外在病变以及盆腔粘连、盆腔异位症等异常，在宫腔镜下输卵管插管通液的同时，进行粘连松解、异位病灶电灼、输卵管成形术等治疗，从而提高治愈率。有文献报道宫腔镜和腹腔镜联合手术诊治输卵管性不孕症的手术成功率达65.52%。

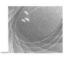

三、宫腔镜对宫腔因素引起的不孕症的诊治

Brusco等对223位不孕妇女进行了宫腔镜检查，发现7.62%的患者有宫腔病变。宫腔镜可直观、准确无误地检视子宫内膜病变、宫腔形状，同时可定点取材进行活组织病理检查。宫腔镜作为宫腔病变诊断的金标准，已得到广大学者的认同。宫腔镜诊断女性不孕的宫腔病变有宫腔粘连、子宫纵隔、子宫内膜息肉、黏膜下肌瘤、子宫内膜异位症、子宫内膜炎、宫颈管异常、子宫输卵管结合部病灶等。

宫腔粘连综合征是最常见的引起不孕的宫腔病变，其发生与既往宫腔操作或宫内感染有关。宫腔粘连的诊断可采用子宫碘油造影、子宫探查术、经阴道超声或宫腔镜检查等方法，宫腔镜检查是诊治宫腔粘连的首选方法。宫腔镜能对粘连的部位、范围以及组织类型作出准确的诊断。在不孕症患者中，宫腔粘连的检出率约为20%。同样，其他宫腔疾病如内膜息肉、黏膜下肌瘤、子宫纵隔、宫颈管异常等，宫腔镜检查也有其突出的直观优势，其诊断准确率明显高于其他辅助诊断技术。而子宫输卵管碘油造影、阴道超声、彩超、超声显像等辅助诊断技术在宫腔镜检查前采用，可提高宫腔镜诊断的阳性率。

宫腔粘连的治疗，应包括完善、准确地分离粘连，防止分离后再粘连和促进被损内膜修复。粘连完全分解的标准是：整个子宫腔恢复正常大小和形态，双侧输卵管口展示清晰，术后宫腔内放置IUD或宫形气囊，给予抗生素和雌、孕激素序贯治疗以促进内膜再生和预防再粘连。有关文献报道，经宫腔镜分离粘连后，月经恢复正常率为75%，治疗后妊娠率可为50%～61%。

宫腔镜电切手术使经宫颈切除黏膜下肌瘤或宫颈息肉成为现实，术后月经过多的缓解率＞90%，约1/3以上不孕妇女可获妊娠甚至足月分娩。子宫纵隔一般无特殊症状，多因婚后不孕或反复流产、死胎、早产或胎位异常而就诊时意外发现。经腹子宫纵隔切除术虽能在直视下完整地切除纵隔组织，但术后不可避免地形成子宫疤痕、粘连、继发不孕等并发症。宫腔镜下行子宫纵隔切除术，避免了手术的并发症，且子宫壁没有瘢痕，是一种很好的治疗方法。

宫腔镜诊治对于体外受精-胚胎移植（IVF-ET）的作用：在做IVF之前，行宫腔镜检查，可以排除宫腔、宫颈管病变，提高IVF-ET成功率。

（黄琳）

第五节 腹 腔 镜

腹腔镜检查可直视下观察盆腹腔内病变的形态、部位，必要时取有关组织做病理学检查，对明确不孕原因有的放矢地实施手术治疗，对提高受孕机会具有重要意义。随着腹腔镜检查的开展和普及，许多以往通过常规检查未能明确病因的不孕症得以明确病因和治疗，比如轻度子宫内膜异位症、卵巢周围膜状粘连、卵泡过早黄素化等，目前腹腔镜已经成为不明原因不孕症的常规和首选检查。

一、腹腔镜检查的适应证和禁忌证

1. 适应证

（1）原发性和继发性不孕症、不明原因的不孕症：被列为使用腹腔镜检查不孕的首要指征。

（2）子宫内膜异位症的早期诊断、正确分期及病灶清除等。

（3）输卵管通畅度评价、输卵管吻合、输卵管伞部梗阻成形术和输卵管、卵巢粘连分离术等。

（4）怀疑子宫畸形者：如单角子宫、双角子宫、鞍形子宫等。

（5）怀疑盆腔粘连者：凡有产后感染史、盆腔炎史、盆腔手术史、阑尾手术史的不孕患者，应做腹腔镜检查，以便及早发现盆腔粘连，并行手术分离粘连。

（6）盆腔包块合并不孕者：腹腔镜检查有助于明确是否子宫、卵巢肿瘤或输卵管积水。如子宫肌瘤或子宫腺肌瘤剔除术，卵巢囊肿或巧克力囊肿的抽吸或摘除术，输卵管积水的结扎及切除术等。

（7）排卵障碍者：如多囊卵巢综合征、未破裂卵泡黄素化综合征、卵巢早衰和Turner综合征等。

（8）宫、腹腔镜联合手术：用于输卵管通畅性检查和治疗，宫腔粘连分离，子宫纵隔切除，黏膜下肌瘤切除等。

2. 禁忌证

（1）各种生殖道急性炎症。

（2）月经期。

（3）不能耐受包括气管插管在内的麻醉。

（4）合并其他严重内科疾病不宜手术者：如心肺功能不全、肝功能异常、肾功能异常、凝血功能障碍等。

二、手术注意事项

1．术前检查及手术时间

（1）术前检查：除手术前常规检查外，入院前还应完善不孕不育相关检查，如性激素6项、排卵监测、输卵管碘油造影、宫颈分泌物性病3项培养加药敏试验、优生优育检查等，对排卵障碍、内分泌失调、生殖道感染等情况在术前进行处理，便于保证术后可以尽快受孕。

（2）手术时间：选择月经干净后3～7天内，术前禁止性生活。

2．术前准备

（1）阴道准备：术前3天阴道用碘伏抹洗或臭氧冲洗，必要时阴道上药，防止术中术后逆行感染。

（2）肠道准备：术前当晚灌肠2次，术前10～12 h禁食禁饮。

（3）宫腔镜及输卵管通液准备：对于子宫输卵管碘油造影提示输卵管间质部阻塞及宫腔粘连、病变或畸形的患者要做好宫腔镜的术前准备，比如宫颈管的扩张、术中宫腔镜输卵管插管及疏通导丝准备及输卵管通液的药物器械准备等。

（4）中转开腹准备：具备应对术中复杂及突发情况下紧急开腹的条件及技术。

三、手术步骤

1．麻醉　选择气管插管全麻或持续硬膜外麻醉。

2．体位　膀胱截石位，头低脚高15°～30°。

3．消毒　上至剑突下，下至大腿上1/2，旁至腋中线，包括会阴阴道。

4．穿刺点　选择脐部上缘或下缘切口长1.5 cm，腹腔充气1.73～1.87 kPa，置入镜头，两侧下腹部切口0.5 cm，直视下进操作套管。

5．手术内容　按顺序依次观察盆腔大体情况、腹腔积液性状、子宫直肠窝有无粘连及异位病灶、卵巢、输卵管情况，根据术中所见分离粘连，处理病灶，恢复盆腔正常解剖，经宫颈向输卵管通入亚甲蓝液体，如输卵管伞端未见亚甲蓝流出，根据阻塞部位行宫腔镜输卵管插管，利用导丝疏通后再行通液。

四、并发症防治

不孕症腹腔镜检查和手术除了普通手术常见的出血、感染、脏器损伤、麻醉意外等并发症外，由于腹腔镜的特殊操作，还存在腹腔镜特有的一些并发症。

（一）腹腔镜特殊并发症的类型及防治

1. 穿刺并发症 是指由气腹针或者Trocar穿刺引起血管、脏器的机械性损伤。

（1）发生的相关因素：

1）气针及第一Trocar穿刺为"盲穿"，可能损伤腹壁血管、网膜、肠管甚至腹膜后大血管，尤其是有盆腹腔手术史、盆腹腔粘连或腹膜后血管位置发生变异者更易发生。

2）过度肥胖或消瘦。

3）穿刺技术不当。

（2）防治措施：

1）掌握手术适应证，提高手术技巧。在气腹针或第一Trocar穿刺时，患者应取平卧位，不要过早头低脚高位，充分提起腹壁，尽量增大腹壁与肠管之间的空间，旋转式进入，防止暴力突然进入腹腔，对肥胖或过度消瘦的患者要特别警惕，一旦穿刺异常，应立即想到并发症可能。辅助Trocar穿刺一定要在直视下进行。

2）术中腹壁小血管损伤时，可采用压迫、电凝、缝合止血，腹膜后大血管损伤应在压迫腹主动脉同时尽快开腹止血。术后才发现的皮下小血肿可以保守观察，多可自行吸收。

3）肠管的损伤根据术者手术能力在镜下或者开腹缝合。

2. 气腹相关并发症 是指建立气腹过程中造成的损伤如皮下气肿、气体栓塞、死亡等。

（1）发生的原因及表现：

1）气腹针未进入腹腔，充气时CO_2气体进入腹膜外间隙，充气过程中仪器显示腹腔压力迅速增高，皮下出现"捻发音"。

2）气腹针误穿刺入血管，充气时CO_2气体进入血管，气体栓塞导致患者突然呼吸循环衰竭死亡。

3）气腹针误穿刺入肠管，充气时CO_2气体进入肠管，患者出现嗳气或不停放屁现象，肝浊音界不消失。

4）CO_2气体吸收形成高碳酸血症，可以造成局部酸性环境，引起术后膈神经牵涉性疼痛如肩膀及肋骨的疼痛，如果患者有心肺功能不全，可以造成呼吸性酸中毒。

（2）防治措施：

1）明确气腹针进入腹腔内再充气，养成常规检查的良好习惯，穿刺成功后在气腹针针尾接含生理盐水的针筒，打开阀门，回抽无血，如生理盐水自动流入腹腔，证明腹腔内负压存在，气腹针在腹腔内，可以充气。形成气腹时充气速度不宜太快，开始时气流量设为0.5～1 L/min，压力升到0.4 kPa时，改用3～5 L/min的流速，直至维持腹内压1.6～1.73 kPa。

2）皮下气肿可自行吸收，一般不需要特殊处理，必要时穿刺排气。

3）术中注意监测生命征变化，气体栓塞应马上停止手术，头低脚高位，立即组织抢救。

3. 能量器械相关并发症

（1）能量器械相关并发症的相关因素：电手术器械（电凝或者电切）、激光、超声刀可以造成电损伤或者热损伤，如肠道、膀胱输尿管损伤以及皮肤电灼伤等。

（2）能量器械相关并发症的预防：正确使用各种能量器械，保证术野清晰。

（二）其他手术并发症

包括麻醉并发症、术后疼痛、感染、腹壁切口疝、神经的损伤等。

1. 麻醉并发症 总的来说，腹腔镜手术麻醉并发症的机会较少，但腹腔镜术中，气腹的压力以及体位的影响，心肺的负担加重，麻醉的风险相对增加。

（1）并发症类型：

1）心肺功能异常：血压升高，心率加快，心律不齐；血PO_2分压下降，PCO_2分压升高；严重时心肺功能的衰竭。

2）误吸：胃内容物反流气道内造成误吸。

（2）预防措施：

1）术前心肺功能的估价。

2）术前空腹6 h以上或者胃内容的排空。

3）全麻为首选，有利于手术的放松以及术中的监测。

4）气腹的压力不宜过高，以≤2.13 kPa为宜。

2. 术后疼痛 腹腔镜为微创手术，与开腹手术比较，腹腔镜手术术后疼痛较少，程度轻，主要疼痛为肋间或者肩膀的疼痛，切口疼痛较少。原因：①肋间或者肩膀的疼痛与CO_2气腹和残留气体的吸收有关。②切口的疼痛，与手术的直接创伤有关。

预防与处理：①CO_2气腹压力不宜过高，充气速度不宜过快；②尽量缩短手术时间；③术后排空腹腔内气体；④必要时手术结束前盆腹腔内腹膜表面喷利多卡因或者其他麻醉药物。

3. 感染 感染发生率低（包括切口及盆腔的感染），为腹腔镜的优点之一，但在全身或者局部抵抗力降低时，感染的机会增加。原因：①阴道炎症逆行感染；②术前有盆腔感染，术中术后扩散；③术后继发感染。

预防治疗：①术前认真检查，生殖道急性感染禁止手术。②术中止血完全，无菌操作。③术前、术后预防性应用抗生素。④术前、术后改善患者的一般状况，对于手术困难、手术较大，术后加强支持疗法。

4. 腹壁切口疝　腹腔镜发生腹壁切口疝的机会少。原因：①切口过大；②腹壁筋膜薄弱；③切口感染。

预防：①对于10 mm以上的腹壁切口，应缝合筋膜；②预防腹壁切口的感染。

5. 神经的损伤　包括上肢臂丛神经以及坐骨神经的损伤，主要由于手术中上肢或者臀部受压或患者体型过瘦。

预防治疗：术中注意肢体摆放舒适，手术时间较长的应定时对肢体按摩，防止压迫缺血。保守治疗可采取针灸或者理疗，一般可自愈。

（杨晓慧　谭章云）

参 考 文 献

［1］周庆娥，刘冬娥，张琼，等. 性交后试验在预测生育力的临床意义［J］. 医学临床研究，2006，23（6）：932-933.

［2］罗丽兰. 不孕与不育［M］. 2版. 北京：人民卫生出版社，2009：232-235.

［3］世界卫生组织. 人类精液检查与处理实验室手册. 5版，北京：人民卫生出版社，2011：103-105.

［4］陈子江，唐蓉. 女性不孕内分泌检测及临床意义［J］. 中国实用妇科与产科杂志，2002，18（7）：388-390.

［5］孔令红，邢福祺. 妇科内分泌功能检测在辅助生殖技术中的应用［J］. 中国实用妇科与产科杂志，2002，18（7）：396-398.

［6］赵晓利，张令浩，龚素一，等. 基础激素水平在判断卵巢储备功能中的作用［J］. 中华妇产科杂志，1998，33（6）：334-336.

［7］于传鑫，李儒芝. 妇科内分泌疾病治疗学［M］. 上海：复旦大学出版社，2009：501-503.

［8］《高催乳素血症诊疗共识》编写组. 高催乳素血症诊疗共识［J］. 中华妇产科杂志，2009，44（9）：712-718.

［9］杨冬梓. 妇科内分泌疾病检查项目选择及应用［M］. 北京：人民卫生出版社，2011：146-153.

［10］李力，乔杰. 实用生殖医学［M］. 北京：人民卫生出版社，2012：50-62，295-298，319-321.

［11］罗世芳．排卵障碍性不孕症诊断与治疗［M］．北京：中国医药科技出版社，2012：18-22.

［12］邵敬於．性激素的临床应用［M］．上海：复旦大学出版社，2003：463-478.

［13］缪敏芳，黄荷凤．卵泡刺激素刺激后血清抑制素B和雌二醇预测体外受精周期中卵巢的反应性及其相关性［J］．中华妇产科杂志，2006，2：114-117.

［14］陈士岭．卵巢储备功能的评价［J］．国际生殖健康/计划生育杂志，2009，28（5）：281-286.

［15］单湘婷．抗苗勒管激素在辅助生殖技术中的预测作用［J］．国际生殖健康/计划生育杂志，2009，28（5）：290-293.

［16］刘阳．卵巢储备功能与辅助生殖技术治疗结局［J］．国际生殖健康/计划生育杂志，2009，28（5）：305-308.

［17］何钻玉，周冉，黄美凤，等．基础FSH与LH比值对年轻不孕患者控制性促排卵时卵巢反应性的影响［J］．中华妇产科杂志，2011，46（9）：690-692.

［18］杨冬梓，何钻玉．卵泡刺激素/促黄体生成激素比值与卵巢反应性的关系［J］．生殖医学杂志，2012，21（2）：133-136.

［19］夏恩兰．宫腔镜与腹腔镜检查［J］．实用妇科与产科杂志，1999，75（6）：337.

［20］关铮．现代宫腔镜诊断治疗学［M］．北京：人民军医出版社，2001：56.

［21］夏恩兰．妇科内镜学［M］．北京：人民卫生出版社，2001：77.

［22］张建平．流产基础与临床［M］．北京：人民卫生出版社，2012：435-450.

第八章　促排卵技术及并发症的防治

卵巢刺激是调节卵巢功能主要手段，目前已经成为不孕症治疗的重要组成部分。根据不孕症的类型及治疗的目的，卵巢刺激分为两种类型：诱发排卵和控制性超排卵，两者在用药和治疗方案上有相似之处，可将两者统称为促排卵技术。

控制性超排卵（COH），又称超排卵或控制性卵巢刺激，是指用促排卵药物在可控的范围内刺激多个卵泡发育并成熟，增加妊娠机会，其对象常具有正常的排卵功能。主要应用于体外受精（IVF/ICSI-ET）、子宫腔内人工授精（IUI），也可以应用于有适应证的排卵障碍患者。

第一节　诱　发　排　卵

诱发排卵（IO）指采用药物和手术的方法诱导卵巢的排卵功能，一般以诱导单个卵泡生长发育、成熟和排卵为目的，主要应用于有排卵功能障碍的患者。临床常用以下药物诱发排卵。

一、枸橼酸氯米芬

枸橼酸氯米芬（clomiphene citrate，CC，氯米芬，氯底酚胺，舒经芬）于1956年首次人工合成，1960年开始在临床应用，由于其价格低廉、口服方便、促排卵效果明显、副作用少、使用安全，目前仍然为应用最广泛的促排卵药。

（一）作用机制

CC是一种三苯乙烯衍生物，具有抗E与微弱E的双重活性，但一般情况下其仅仅发挥雌激素拮抗剂或抗雌激素作用，以抗雌激素作用为主，其弱雌激素作用仅仅在内源性雌激素水平非常低的时候才表现出来。一方面，CC作为抗E可直接作用于下丘脑促性腺激素释放激素（GnRH）神经元，通过抑制内源性E对下丘脑的负反馈作用，间接促进GnRH的释放，GnRH分泌进入垂体门脉系统，刺激垂体卵泡刺激素（FSH）和促黄体生成激素（LH）的分泌，兴奋卵巢的活性，促进卵泡的生长、发育、成熟和排卵。另一方面，CC的弱E活性，可直接作用于垂体和卵巢，提高其敏感性和反应性，增加性激素的合成和分泌，促进E_2的正反馈效应，诱发垂体LH峰而促发排卵。

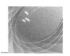

CC无孕激素、糖皮质激素、雄激素及抗雄激素作用，对肾上腺及甲状腺功能无影响，至今为止仍为临床上首选的诱发排卵药物。

（二）适应证

CC发挥作用有赖于下丘脑–垂体–卵巢轴（H–P–O–A）正负反馈机制的完整性，因而，必须在体内有一定内源性E水平的作用下才能发挥促排卵作用，如对有月经周期、血$E_2 \geq 146.8$ pmol/L、黄体酮撤退性试验阳性的患者诱发排卵有效。

1. 排卵障碍（下丘脑、垂体性等）。

2. 黄体功能不全。

3. 因下丘脑功能失调、口服避孕药等原因引起的继发性闭经。

4. 无排卵性功能失调性子宫出血，特别是生育期女性。

5. 多囊卵巢综合征。

6. 高泌乳素血症用溴隐亭治疗后仍无排卵。

7. 助孕技术中为获得更多的卵细胞，与其他药物联合应用诱发超排卵。

8. 治疗男性少精子症。

（三）用药时机、方法

1. 方法 月经周期或撤退性出血第2～5天开始，每天50 mg，共5天。如果卵巢内没有优势卵泡，且排除了子宫内膜病变，在卵泡期的任何时间可作为用药的开始时间。闭经的患者在排除了妊娠后即可开始用药。

服CC后，当B超下优势卵泡直径≥ 18 mm或$E_2 \geq 1\,101$ pmol/L，注射HCG 5 000～10 000 IU，注射后32～36 h排卵。

CC治疗周期中，排卵前LH峰出现于末次口服CC后的5～10天。如无B超测排卵条件，应指导患者于停药5天后的1周内隔天性交。

第2天开始口服CC是打开FSH窗口期的最佳时机，并对募集和挑选卵泡诱导适当的激素变化，其所引起的FSH增加更接近卵泡募集和挑选的正常需要量而效果更佳。

选择月经周期第几天服药，主要取决于患者自然周期的长短，目标是保证最后1片药物与排卵至少间隔6天，这是为了避免CC的抗雌激素效应带来的负面影响。因此，月经周期≤ 28天的患者月经第2～3天开始服药，而月经周期≥ 30天的患者月经第5天开始服药。

CC促排卵妊娠后不像促性腺激素（Gn）促排卵妊娠后需要额外的补充黄体酮。因为在CC促排卵后妊娠的头3个月，血清孕酮浓度约为自然妊娠的2～3倍，E_2水平上升约66%，这种水平可维持到排卵后11周，随后激素水平逐渐下降，但依然维持高于自然妊娠的状态直至妊娠16周。

2. CC剂量递增 若连用2～3个周期CC卵泡发育不良，按每次50 mg方式逐次增加CC用量；一旦达到排卵剂量无须再进一步加量，加量反而会凸显其抗雌激素的副作用，并且妊娠率并无明显升高。有效排卵剂量可连用4~6个周期，每天最大剂量不宜超过150~250 mg。

3. 避孕药预治疗 对CC治疗效果差或月经异常的患者，在促排卵前口服避孕药预治疗2个周期，可有效抑制血LH和雄激素水平，月经恢复正常。既往有CC抵抗的无排卵患者预治疗后排卵率超过70%，累计妊娠率达50%以上。

4. CC无效 若应用CC有优势卵泡发育成熟并排卵，但应用3~4个周期仍未妊娠则视为CC无效，应进一步检查，排除其他引起不育的原因。

5. CC抵抗 若每天口服CC 150~250 mg，连续3个周期无卵泡生长发育，或达不到主卵泡，可诊断为CC抵抗或CC耐药，建议选择二线促排卵方法。

6. CC黄体期用药 据Ahmed研究报道，CC黄体期用药同月经第3天开始用药相比，黄体期（治疗前1周期口服安宫黄体酮，在停用安宫黄体酮次日口服CC 100 mg/d，共5天）用药组排卵率较高（59.1%比51.9%），总卵泡数、直径≥14 mm的卵泡数明显增多，HCG日子宫内膜厚度显著增加［（9.1±0.23）mm比（8.2±0.60）mm］，妊娠率高（20.9%比15.7%），流产率相似。这项研究提示，早用CC可使更多卵泡发育，对子宫内膜影响小。因此，CC的最佳启动时机尚需要进一步研究。

（四）治疗效果

排卵率为60%~90%，平均70%，妊娠率为11%~65%，平均40%。每个诱发排卵周期妊娠率为35%~65%，与正常妇女自然周期妊娠率相似。

CC治疗的排卵率高而妊娠率低，与氯米芬拮抗雌激素对子宫内膜和宫颈的作用有关，并与患者存在其他不孕原因及缺乏持续性治疗有关。在使用CC过程中，出现卵泡期LH作用过强和LH峰的提前出现，以及卵泡局部雄激素水平过高，影响了卵泡发育和卵细胞成熟及质量，从而降低受精能力和干扰着床，并可引起黄体功能不全（LPD）和未破裂卵泡黄素化综合征（LUFS）等。

（五）并发症及副作用

1. 多胎妊娠率 CC治疗后多胎妊娠率为5%~10%，其中双胎占95%，3胎妊娠和4胎妊娠分别为3.5%和1.5%。尽管发生高序多胎妊娠的概率较低，但是在临床应用中也应加以警惕。

2. 流产率 为10%~15%。

3. 副作用 约10%出现头痛、头晕、燥热及潮红；卵巢增大14%，腹部不适7.4%，其他有恶心、乳房不适、脱发及视物模糊等。不适反应一般于停药后数天及数周可消失，并不产生永久性损害。上述副作用与剂量大小有关，故宜从低剂量开始。

4. 卵巢过度刺激综合征（OHSS） 单独应用很少发生。

5. 对宫颈黏液及子宫内膜的影响 由于CC的抗雌激素作用，可以影响宫颈黏液性能，有15%～25%患者排卵前宫颈黏液的羊齿植物叶状结晶消失，黏液量少而黏稠，干扰精子穿行宫颈，还可影响输卵管蠕动及子宫内膜发育，不利于胚胎着床。

6. 其他 先天性畸形发病率及围产儿存活率与自然妊娠者相近。

（六）联合用药

1. CC+E 对E水平低下、宫颈黏液性能不良者，可在应用CC的同时，加用补佳乐1～2 mg/d，连用7～9天。对卵泡发育与子宫内膜厚度不一致，如卵泡直径>14 mm时子宫内膜厚度<6 mm，可加用补佳乐6～10 mg/d，以刺激子宫内膜生长（卵泡成熟时正常子宫内膜厚度9～14 mm妊娠率高）。在COH周期，黄体后期不仅孕酮水平下降，E2水平也下降，排卵后继续口服补佳乐4～6 mg/d，有助于提高妊娠率。

2. CC+DXM 多毛症及高雄激素血症患者对单纯CC治疗一般无效，可于月经第1天开始直到排卵后第6天，每天睡前服DXM 0.5 mg，或月经第5～14天间，每天用DXM 0.5 mg，以抑制促肾上腺皮质激素（ACTH）的夜间脉冲式分泌，降低肾上腺的雄激素水平，使卵泡微环境的雄激素水平下降，促进卵泡对Gn的反应性。一旦妊娠立即停药。

3. CC+HCG 适用于单用CC后卵泡发育良好，但不能自发排卵者。一般于停用CC后第4天起，阴道B超监测卵泡发育并观察宫颈黏液，待卵泡直径>18 mm，肌内注射HCG 5 000～10 000 IU，注射后约36 h排卵。排卵后第3天开始每2～3天肌内注射HCG 2 000 IU，共3～5次，可以预防黄体功能不全，减少妊娠早期流产。但由于HCG的半衰期长而影响妊娠试验结果，故须于末次注射8～12天以后才能做尿妊娠试验。

4. CC+溴隐亭 主要用于高PRL血症或垂体微腺瘤引起的无排卵。这类患者血PRL均高于正常，通常在溴隐亭治疗后可以有排卵。若无排卵，同时加用CC诱发排卵。

使用方法：服溴隐亭同时在月经第2～5天开始加用CC 50 mg/d，必要时可增加CC用量，若无效时才改用HMG。卵泡成熟时注射HCG。虽然无证据表明溴隐亭对胎儿有害，但确诊妊娠后仍应立即停药。

5. CC+HMG/FSH+HCG 单用HMG用量大、费用高、易发生OHSS及多胎妊娠，联合应用CC，可明显降低HMG/FSH用量及并发症的发生。一般于月经第2～5天开始每天口服CC 100 mg，共5天，停药第2天开始每天肌内注射HMG/FSH 75～150 IU，并严密监测治疗效果以调整HMG/FSH剂量。当宫颈黏液评分>8

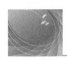

分，单个卵泡直径≥18 mm，停用HMG，肌内注射HCG 5 000～10 000 IU。排卵多发生于注射HCG后36～48 h，嘱患者注射HCG后第2、3天同房。此方案可减少50%的HMG/FSH用量，而妊娠率无明显差异，但不能完全避免OHSS及多胎妊娠。

6. CC+二甲双胍 胰岛素抵抗和高胰岛素血症是PCOS的常见特征，是导致高雄激素血症和慢性无排卵的主要原因。PCOS无排卵不孕合并高胰岛素血症更易发生CC抵抗。使用胰岛素增敏剂可以降低PCOS患者高胰岛素血症对于排卵的影响，增加了对CC的敏感型。胰岛素增敏剂主要是双胍类降糖药二甲双胍和噻唑烷二酮类降糖药罗格列酮和匹格列酮，前者是FDA批准的B类药，孕期应用也是安全的，而后两者属C类药，动物实验有致畸性。

二甲双胍有助于减轻体重并降低空腹血清胰岛素水平，它通过增加外周组织对胰岛素的敏感性，并抑制肝糖原合成，增加肌肉对葡萄糖的摄取和利用的双重作用，降低血清胰岛素水平，改善胰岛素抵抗，进而治疗PCOS患者的高雄激素血症。CC+二甲双胍与单用CC相比，排卵率增高4.41倍，妊娠率增高4.4倍；联合应用二甲双胍或匹格列酮有助于PCOS患者恢复正常月经周期并改善其体内激素和代谢水平，二甲双胍还会减少早期流产率及孕期糖尿病的发生。孕期使用二甲双胍是安全的，而罗格列酮、匹格列酮在确定妊娠后就应停用。

常用剂量：二甲双胍500 mg/d，逐渐增加至1 500 mg/d，连续治疗3～6个月。

7. CC+阿司匹林 CC诱导排卵后不仅可直接影响子宫内膜（EM）的发育，而且还可通过减少子宫的血液供应，继而影响EM发育，导致囊胚种植时不良的EM容受状态而使妊娠率低下。

CC促排卵同时用小剂量阿司匹林，可明显增加增生期子宫血液供应，能改善EM发育，EM明显增厚。其腺体面积、腺腔周长、间质面积和腺/间值均增大，分泌晚期雌激素受体（ER）和孕激素受体（PR）合成也有所增加。可改善CC促排卵治疗时引起的EM发育不良，但不能改善促排卵治疗时CC内源激素紊乱状态。但近年来的Meta分析对其有效性产生质疑。一项对114例应用阿司匹林治疗子宫内膜薄的IUI妇女的研究（对照组122例），发现低剂量阿司匹林并不增加这些患者的子宫内膜厚度及子宫、卵巢的血流阻力，但阿司匹林治疗后妊娠率提高。

用法：月经第1～20天口服阿司匹林50～75 mg/d，月经2～5天开始口服CC。

二、他莫昔芬（tamoxifen，TMX）

（一）作用机制

TMX与CC一样是选择性雌激素受体抑制剂，其结构、药理上与CC类似。其诱发排卵的排卵率和妊娠率与CC无明显差别，用药时间及用药时限与CC相同，治疗黄体功能不足（LPD）的作用及效果也与CC相近。TMX诱导排卵时，子宫内膜的变化和宫颈黏液的不良变化较少。使用CC诱发排卵出现不良反应时，尤其是子宫内膜影响显著的患者，可尝试使用他莫昔芬。

（二）用法及效果

　　月经第2～5天开始，每天口服TMX 20～40 mg，每天1次或每天2次，共5天。用药过程中需用B超监测卵泡的发育，当优势卵泡直径≥18 mm，注射HCG 5 000～10 000 IU，注射后32～36 h排卵。排卵率60%～80%，妊娠率10%～56%，不增加流产率。

（三）副作用

　　经量减少、粉刺、体重增加、潮热、头晕、头痛等，OHSS少见。

三、来曲唑（letrozole，LET）

　　促排卵在不孕症治疗中占有重要地位。在过去的40多年中，CC一直是WHOⅡ型无排卵患者最常用的一线促排卵药物。CC促排卵虽然有较高的排卵率，但妊娠率并不理想，有排卵患者中仅有不足50%的患者妊娠。1997年有学者将LET用于动物促排卵研究，2000年Mitwally等首次将其应用于人的促排卵治疗，并取得良好的效果。

（一）作用机制

　　LET是一种非类固醇类高效选择性的第3代芳香化酶抑制剂，一种新型的诱发排卵药物。其诱发排卵的机制目前尚未十分明确，可能是在中枢和外周部位发挥作用。

　　1. 中枢性作用　芳香化酶抑制剂可通过抑制芳香化酶的作用，阻断雄激素如雄烯二酮（A）和睾酮（T）向雌酮（E1）和雌二酮（E2）转换，使体内雌激素降低，阻断其对下丘脑和垂体的负反馈作用，使垂体Gn分泌增加，从而促进卵泡的发育和排卵。

　　2. 外周性作用　通过抑制芳香化酶活性，在卵巢水平阻断雄激素向雌激素的转化，导致卵巢内雄激素短暂蓄积，蓄积的雄激素又可刺激胰岛素样生长因子-Ⅰ（IGF-Ⅰ）及其他自分泌和旁分泌因子的表达，提高卵巢对激素的反应性。在哺乳动物体内睾酮还可加强卵泡内卵泡刺激素（FSH）受体的表达，扩大FSH效应，促进卵泡早期发育，从而起到促排卵的作用。

　　LET半衰期短（48 h），不占据雌激素受体，因此，多诱导单个卵泡发育，且没有外周抗雌激素作用，不具有CC的抗雌激素效应，2.5～5 mg/d对子宫内膜

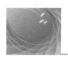

无影响,剂量增加可能会引起芳香化酶的持续抑制,引起雌激素水平过低而不能在排卵时维持足够的内膜厚度。对于CC抵抗或CC促排卵周期中EM薄的PCOS患者可选择LET促排卵。

(二)用药方法

月经周期2~5天开始口服,2.5 mg~5 mg/d,连续5天;也有报道每天应用7.5 mg,连续应用5天或单次应用20 mg,取得较好的促排卵效果。有研究显示,对CC抵抗的PCOS患者,每天2.5 mg,连续10天,成熟卵泡数和周期妊娠率均显著高于5天服药组,延长使用LET的时间可以提高妊娠率。

LET与Gn联合应用时,二者应序贯使用。停用LET次日开始注射Gn。

用药过程中需用B超监测卵泡的发育,当优势卵泡直径≥18 mm后,注射HCG 5 000~10 000 IU,注射后32~36 h排卵。

(三)不良反应和并发症

LET的诱发排卵剂量小,不良反应少见,耐受性好。长期大剂量服用后可能出现中度的潮红、恶心、疲劳、体重减轻、失眠等,这主要与服药后体内雌激素水平降低有关。其致畸作用有待观察。2006年对911例新生儿的一项研究表明,与CC比较,LET并不增加先天性畸形的发生率。由于芳香化酶抑制剂的半衰期较短(45 h),且通常在卵泡早期给药(月经周期的第3~7天),使得药物在受精和着床前就已经从体内清除干净,因此从生物学角度出发,这些药物在早卵泡期应用没有致畸作用。但是,CC和芳香化酶抑制剂都不应该用于已妊娠的妇女,因此,在应用LET促排卵前,应首先除外妊娠。

(四)治疗效果

1. LET组排卵率(84.3%)和周期妊娠率(20%)与CC组(86%、14.7%)相似。

2. LET组单个优势卵泡发生率为80.9%,CC组为61%。

3. LET组注射HCG日EM的厚度为0.99 cm,显著高于CC组的0.82 cm。LET组EM的厚度与自然周期没有差异,表明LET不抑制EM的发育。

LET用于促排卵治疗的主要优点是促使单个卵泡发育,其机制是芳香化酶抑制剂并不拮抗下丘脑的雌激素受体,因此中枢的反馈机制并未受到影响。卵泡开始生长后,随着雌激素水平的升高,正常的负反馈链可以限制FSH的反应,导致小卵泡闭锁,最终导致单个卵泡生长。

LET是有效的促排卵药物,但由于适应证是绝经后妇女的乳腺癌治疗,在促排卵方面尚缺乏规范的用药方案,因此需要大量临床研究和数据来确定芳香化酶抑制剂用于促排卵的方法、结果和有无不良的后果。能否作为一线促排卵药物,仍有待于进一步的大样本证实。

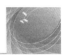

四、促性腺激素（Gn）

（一）种类及其理化特性

1. 绝经期促性腺激素（HMG）　由绝经后妇女尿中提取。1959年以色列人率先应用于临床诱发排卵并获妊娠足月分娩。20世纪80年代国内开始生产和应用。每支HMG含FSH及LH各75 IU。

2. 促卵泡激素（FSH）　HMG中所含LH对诱发超排卵不利，进行纯化后每支含FSH75 IU，LH<1 IU，临床上应用的有以下几种。

（1）尿卵泡刺激素（u-FSH）：国内由丽珠公司和马鞍山松原公司生产，LH<1 IU，肌内注射。

（2）基因重组人类卵泡刺激素-α（rFSH-α）：近年来，通过基因重组工程已获得超纯化FSH，商品名为果纳芬（Gonal-F），由瑞士雪兰诺公司生产，是第一个通过欧洲药品管理局批准上市的药品。果纳芬更进一步降低了LH的含量，每支含FSH 75 IU，LH<0.001 IU，且不含其他蛋白质，可皮下注射。

（3）基因重组人类卵泡刺激素-β（rFSH-β）：商品名为普丽生（Puregon），由荷兰欧家农公司生产，是第二个通过欧洲药品管理局批准上市的药品，生产过程基本与果纳芬®类似，但尚未采用质量标称方法标称药物的生物活性。

3. 绒毛膜促性腺激素（HCG）　其化学结构及生物学活性与LH类似，因此，直到今天，当外源性Gn刺激周期中卵泡一旦发育成熟即用HCG激发LH峰。尽管HCG也是由妊娠期尿液和胎盘中提取，但仍被广泛应用。HCG在体内第一半衰期为5~6 h，第二半衰期为23.9 h，故一次注射HCG 10 000 IU可产生相当于自然周期排卵前LH峰值的20倍效能，且作用持久，有助于支持黄体功能。

2001年基因重组的HCG（rHCG）首先在美国面世，其生产技术与重组FSH类似，以后迅速被广泛应用。250 μg的rHCG相当于5 000~10 000 IU尿源HCG。

欧洲在2000年批准使用基因重组的LH（rLH）。rLH理化性质、免疫性和生物活性均与人垂体LH相似。

这些基因重组的Gn使医生能根据不同患者的需要选择不同的卵巢刺激药物，以获得高质量的卵子及较高的妊娠率。

（二）作用机制

Gn能启动卵泡的募集、选择、优势化及成熟，并可促进性激素合成。在卵泡的生长发育、成熟过程中，FSH和LH各自发挥自己的功能，但又呈协同作用。FSH主要在卵泡的募集、选择和优势化过程中发挥重要作用；诱发排卵的实质是使血清FSH达到卵泡发育的FSH阈值，促使卵泡生长发育、成熟和排卵。而LH主要在卵泡的优势化、成熟和排卵过程中发挥重要作用。HCG具有LH的生物活性，一次大剂量用药可促发卵泡成熟及排卵，并可支持黄体功能。在使用HMG/FSH诱发卵泡发育成熟后，HCG可促进排卵。

1. FSH阈值理论　当FSH达到一定水平时，才能启动卵泡的生长发育，若达不到该水平，则卵泡不会生长发育，该FSH水平称为FSH阈值。随着卵泡的生长发育，FSH阈值水平不断变化，这就是卵泡发育的FSH阈值理论。

2. FSH窗口理论　在卵泡的生长发育过程中，当超出阈值水平的FSH持续一定时间后，才能形成单个优势卵泡的生长发育。如果超出时间过长，将会形成多个优势卵泡生长发育，该段时间称为FSH窗口，这就是FSH窗口理论。

3. LH阈值理论　在卵泡生长发育过程中，卵泡所需的雌激素合成及优势卵泡的保持要求必须有一定量的LH，该LH水平称为LH阈值。若低于该阈值，则雌激素合成不足，卵子质量受损，此即LH阈值理论。

4. LH顶篷理论　在卵泡生长发育过程中，LH超过一定水平即顶篷水平，将会抑制卵泡的颗粒细胞增生，导致卵泡闭锁或卵泡过早黄素化。不同发育阶段及不同个体的卵泡具有不同的LH顶篷水平。与未成熟卵泡比较，成熟卵泡更能耐受LH的作用。

（三）适应证

Gn适用于下丘脑–垂体–卵巢轴（H–P–O–A）功能低下或CC治疗无效者，分为4类。

1. 第1类　下丘脑–垂体功能衰竭，低Gn和E。下丘脑–垂体功能衰竭临床表现为原发性或继发性闭经，伴低内源性Gn（FSH、LH）和E，其PRL浓度正常，下丘脑和垂体无占位性病变。包括希恩综合征、垂体切除或放射治疗后功能低下和Kallman征等。

2. 第2类　下丘脑–垂体功能不良，Gn和E正常，PRL亦正常。这类妇女因性腺轴功能紊乱而无排卵。临床上表现为多种类型的月经失调，包括月经稀发、闭经、无排卵或黄体功能障碍。常见的PCOS、闭经溢乳综合征（A–G征）等都属于此类。

3. 第3类　高Gn、低E，多见于卵巢早衰（POF）、卵巢不敏感综合征（ROS）等。

4. 第4类　为体外受精–胚胎移植（IVF/ICSI–ET）做准备。血Gn正常，性腺轴调节和反馈功能正常，使用Gn目的是在卵泡的募集阶段提高外周血中的Gn水平，使之超过更多的募集前阶段的卵泡进入募集的所需阈值，从而达到多个卵泡募集的目的。同时在卵泡发育过程中使更多的卵泡能克服卵泡的选择机

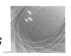

制而继续发育成为成熟卵泡，从而达到促超排卵的目的，以利于回收更多的卵子，提高辅助生殖技术的成功率。

第1类病是HMG治疗最佳的适应证；第2类患者先试用CC等治疗，无反应时再试用HMG；第3类病不是HMG治疗适应证，但在年轻妇女中这种情况可能是暂时的，特别是ROS，国内外均有试用HMG治疗成功的个别病例。

（四）禁忌证

1. 高泌乳素血症（HPRL） 应首先用溴隐亭治疗，PRL降为正常仍无排卵，且用CC治疗无效时才用Gn。

2. 高促性腺激素（HGn）性无排卵 如FSH、LH≥40 IU/L时则示卵巢功能衰退。通常有两种情况：

（1）卵巢对Gn不敏感综合征（ROS）：卵巢中有残存卵细胞，对此类患者主张先用GnRH激动剂抑制高Gn后再用Gn-HCG治疗，有获得妊娠者。

（2）卵巢早衰（POF）：卵巢中缺乏卵细胞，不宜应用Gn-HCG治疗。但临床上对两者的区分较困难，故可用试验性治疗。

3. 伴有其他不孕因素 如输卵管阻塞，男方无精子或少精子症，只有治愈才能用HMG促排卵。

4. 伴有肿瘤 如子宫肌瘤，尤其是子宫黏膜下肌瘤；卵巢肿瘤较大疑有恶变者。

5. 妊娠或哺乳期妇女。

6. 不明原因的子宫出血者。

7. 性器官畸形不宜妊娠者。

8. 未能控制的甲状腺或肾上腺功能障碍。

（五）治疗前准备

诱发排卵前必须了解子宫、卵巢情况。月经第3～5天常规进行基础阴道B超检查，了解卵巢基础状况。排除罹患卵巢肿瘤、子宫内膜异位囊肿、出血性囊肿和黄体囊肿，以免误认为这些疾病是由促排卵药物诱发。卵巢囊肿直径>4 cm，可考虑进行手术探查并予以切除。体积较小的囊肿，若未发现恶变特点，可以追踪随访至其消退，或口服避孕药抑制其生长。若子宫发育不良，应先用雌-孕激素周期疗法，促使子宫发育正常后再用药。做输卵管造影准确了解输卵管通畅度、形态、功能。丈夫检查精液正常方能使用Gn诱发排卵。

（六）治疗方法

1. 一般促排卵 月经第3～5天开始使用FSH/HMG，每天75 IU肌内注射，当宫颈黏液评分>8分，单个卵泡直径≥18 mm，停用HMG，肌内注射HCG 5 000～10 000 IU。排卵多发生于注射HCG后36～48 h，嘱患者注射HCG后第2、

3天同房。

如果注射FSH/HMG 7天后B超显示卵泡大小无反应，则改为150 IU/d。1周后仍无变化，则增加到225 IU/d，直到卵泡成熟。

注射FSH/HMG前阴道B超探测储备卵泡，如果储备卵泡较多，第5天开始用药；如果储备卵泡较少，第3天开始用药。

促排卵过程中，卵泡直径≤10 mm时，生长速度每天1 mm；直径＞10 mm时，每天生长速度为1.5～2 mm，在注射HCG日，最合适的子宫内膜厚度为9～14 mm，子宫内膜形态为A型，即"三线征"阳性。

2. Gn递增方案（Step-Up）　此种用药方案设计目的是逐渐达到卵泡生长发育的FSH阈值水平，减少过度刺激，避免多个成熟卵泡生长发育和排卵。适用于FSH阈值不高者，以小剂量开始，根据卵泡发育和雌激素水平，逐渐增加剂量直到主卵泡发育形成，然后再维持有效剂量直到卵泡发育成熟。

通常起始剂量为FSH/HMG 37.5～75 IU/d，月经第2～7天开始，但只要卵巢处于静止状态，排除子宫内膜病变，经期的任何时间都可以开始使用。卵泡有反应者以原量维持，无反应者每隔5～7天加用FSH/HMG37.5～75 IU，直到卵泡有反应后维持原量至卵泡成熟。一般最大剂量为225 IU/d。当主导卵泡直径≥18 mm时停用FSH/HMG，肌内注射HCG 5 000～10 000 IU。排卵多发生于注射HCG后32～36 h，嘱患者注射HCG后第2、3天性交。

低剂量递增法使更为敏感的主导卵泡进一步发育，而敏感性较低的一组小卵泡萎缩，可避免卵巢过度刺激、多胎妊娠和取消周期，大部分的刺激时间为7～12天，PCOS胰岛素抵抗的患者可能对Gn刺激的敏感性较差，可能需要更长时间。

下一个促排卵治疗周期，可根据前一周期卵巢反应的阈值和刺激情况调整Gn的起始剂量。

3. Gn递减方案（Step-Down）　此种用药方案的设计目的是快速达到卵泡发育的FSH阈值水平，以尽快启动卵泡生长发育，缩短用药时间。当优势卵泡形成后再逐渐降低FSH的水平，减灭部分有活性的卵泡，达到单个优势卵泡发育成熟的目的。其理论根据是卵泡发育的FSH窗口理论，即短暂的FSH水平超过其阈值并不增加优势卵泡的数量。此方案适用于FSH阈值较高者，起始剂量为预计的反应剂量，可以从较高剂量开始，一般为FSH/HMG 150～225 IU/d，连续5天，然后进行B超监测卵泡发育和E2水平。当卵泡直径≥10 mm时开始减量，FSH/HMG每3天减量37.5 IU/d，减至75 IU/d维持，直到优势卵泡直径≥18 mm时注射HCG 5 000～10 000 IU。

如果经过5天的起始剂量治疗后，卵泡直径＜10 mm，每隔2～3天增加FSH/

HMG的剂量37.5 IU，大约持续10天，直至直径≥10 mm的卵泡出现；此时开始减低剂量，每3天减低37.5 IU，直到成熟卵泡形成，然后如同上述方法处理。如果经过10天的大剂量FSH/HMG治疗后，卵泡直径＜10 mm，则取消本周期治疗。建议下一个治疗周期采用小剂量递增方案。

4. Gn递增、递减序贯法 结合递增、递减法两种方案的特点，首先应用递增方案，当主导卵泡直径达14 mm时，FSH/HMG减半直至HCG日。开始的递增方案是为了找到卵巢反应的FSH阈值，而在卵泡晚期减少FSH/HMG，可使多余的卵泡闭锁，主导卵泡则继续生长，有利于单卵泡发育。

小剂量递增方案具有安全、不易发生过度卵巢反应的特点，缺点是费时、费用高。递减方案具有省时、费用低的特点，但是容易发生卵巢过度反应。

对FSH/HMG反应敏感的患者选用递增方案；对FSH/HMG反应不敏感的如肥胖、高雄激素血症的患者选用递减方案。

5. CC+HMG/FSH 在月经周期第2~5天开始口服CC 50~150 mg/d，连用5天，CC应用的最后1天或次日开始应用小剂量的HMG/FSH，75 IU/d，待主导卵泡直径≥18 mm时停用HMG/FSH，肌内注射HCG 10 000 IU。排卵多发生于注射HCG后32~36 h。该治疗方案周期妊娠率接近或达到单用Gn的水平，可以减少HMG/FSH用量及促排卵时间，降低促排卵费用。

6. HMG+DXM（地塞米松） PCOS患者雄激素水平较高，影响正常卵泡发育。当其对CC+HMG治疗无反应时，可以在CC+HMG治疗时加用DXM 0.25~0.5 mg，或口服泼尼松5 mg/d，于月经第1天开始，连续12~14天。

（七）Gn的阈值剂量及注意事项

1. Gn阈值与剂量 Gn用量大小并无严格标准。刺激卵泡发育的Gn最低有效剂量称为阈值，每个患者的阈值均不相同。若低于阈值剂量则卵泡不能启动生长，此阈值与疗程无关。如果给予其阈值的110%~130%，即可使卵泡正常发育；而超过此剂量，则有增加OHSS的发生和多胎妊娠的可能。成功诱发排卵的Gn剂量和用药时间因人而异，即使同一患者不同时期中卵泡对Gn的反应也不尽相同。一些患者对Gn极其敏感，而另一些患者则需要较高剂量的Gn刺激。尽管体重和用药剂量有直接相关，但即使是肥胖患者，个体的反应阈值也很难预测，临床使用时应从第一疗程失败中了解到Gn引起卵泡反应的阈值剂量是多少。

2. 促排卵与卵泡囊肿 在连续使用外源性Gn促排卵时，在下一周期的第3~5天应该常规进行基础阴道B超检查，了解卵巢基础状况。如果没有明显的卵巢残存卵泡囊肿或卵巢增大，可以继续进行下一个治疗周期，不需要间隔。连续治疗周期较间隔卵巢刺激周期和自然周期有更高的周期妊娠率和累计妊娠率。当基础超声发现1个或几个直径≥10 mm卵巢囊肿，最好推迟本周期促排卵治疗。卵巢囊肿会影响卵泡对Gn的敏感性，卵巢刺激周期成功率较低，也可能因为新出现的卵泡很难与退化的卵泡囊肿相区分。对这类病例，可口服避孕药1～2个周期，囊肿大多在1～2个月内消失。

3. PCOS促排卵注意事项　PCOS是典型的性腺轴功能紊乱病例，到目前为止仍是促排卵治疗中非常棘手的问题。由于此类患者有内源性Gn及E，故一般多先试用CC或LET治疗，若治疗无反应，可以试用HMG/FSH治疗。CC抵抗的PCOS无排卵患者常对相对低剂量的Gn刺激产生反应，患者特别敏感，其反应阈值与过度反应阈值非常接近，治疗范围特别窄，略高于无效剂量极可能引起卵巢过度刺激。因此，FSH/HMG的起始剂量应根据体重指数（BMI）和以往促排卵情况灵活调整，除常用的Gn递增方案外，更适用低剂量递增方案和递减方案。

用药之前通过评估患者的高雄激素水平、LH水平、窦卵泡数、年龄、雄烯二酮及IGF-Ⅰ水平等初步估计患者的反应剂量。准确的剂量主要依赖于医生的临床经验和治疗效果来判断。应根据患者对Gn的反应性，在治疗中摸索并调整其剂量。若剂量过大，不仅费用昂贵，也对卵子质量、受精和着床不利，降低妊娠率，并可增加OHSS的发生。

（八）GnRH-a替代HCG促进成熟卵母细胞排卵

1. 用药方法和剂量　以上促排卵过程中，如果直径＞18 mm卵泡超过2个、中小卵泡较多、血E2≥7 340 pmol/L时，为避免发生OHSS，禁用HCG诱发排卵，改用GnRH-a类药物诱发排卵，如达菲林0.1～0.2 mg皮下注射，或丙氨瑞林0.15～0.45 mg肌内注射，排卵后补充黄体12～14天。

2. 作用机制　GnRH-a替代HCG来促进卵母细胞的成熟，其基本原理就是利用短效GnRH-a注射后的"骤然作用"（flare-up）刺激内源性LH峰的产生。这种短效GnRH-a注射所产生的LH峰有两个特点：

（1）注射GnRH-a所产生的LH峰是内源性的，因此，部分因对外源性LH不敏感而导致卵母细胞成熟障碍的患者，可以利用其内源性的LH峰来诱导卵母细胞的成熟。

（2）注射GnRH-a所产生的LH活性持续的时间较短，高度激发的LH峰在体内持续24～36 h，短于自然排卵周期的48 h，峰值水平与自然周期相同。而HCG在体内的半衰期可达7天，它对卵巢的持续性刺激，极易发生OHSS；此外，HCG可促进卵巢分泌血管活性物质，因而可引起OHSS的发生。故采用短效GnRH-a替代HCG促进卵母细胞的成熟可以避免或减少卵巢囊肿的形成，降低OHSS的发生。

（九）黄体支持

1．HCG　适用于OHSS低危患者，排卵后每隔2～3天肌内注射HCG 2 000 IU，共3～5次，持续整个黄体期。对于高危型OHSS患者，宜选用黄体酮补充黄体，禁用HCG，以防发生OHSS。

2．黄体酮　根据黄体酮的剂型，给药途径有肌内注射、口服、经阴道给药。排卵后24 h开始用药，持续时间至少2周。适时使用孕酮将有利于抑制胚胎移植或胚胎着床时的子宫收缩，并使子宫内膜的发育与胚胎同步化，改善子宫内膜的容受性，提高种植率和妊娠率。

（1）肌内注射：黄体酮每支20 mg，常用剂量为20～60 mg，每天1次或隔天1次。

（2）阴道栓剂：雪诺酮每剂含微粒化黄体酮90 mg，每天1～2次。其疗效与黄体酮肌内注射相似。

（3）口服给药：

1）地屈孕酮（商品名达芙通）：每片10 mg，每天20～40 mg，分2次口服。

2）黄体酮胶囊（商品名益玛欣）：每粒50 mg，每天200～400 mg，分2次口服。

3）黄体酮胶丸（商品名琪宁）：每粒100 mg，每天200～300 mg，分2次口服。

4）黄体酮软胶囊（商品名安琪坦）：每粒100 mg，每天200～300 mg，分2～3次空腹口服或阴道给药；妊娠后选择阴道给药。

可选择使用上述1种黄体酮，连续用12～14天。

3．雌激素　在COH周期，黄体后期不仅孕酮水平下降，E2水平也下降。补充E2有助于维持黄体功能和提高妊娠率。排卵后每天口服戊酸雌二醇4～6 mg，持续整个黄体期。

（十）促排卵的并发症及其相关问题

1．卵巢过度刺激综合征　详见OHSS章节。

2．多胎妊娠　CC治疗后多胎妊娠率为5%～10%，其中双胎占95%，3胎妊娠和4胎妊娠分别为3.5%和1.5%。Gn治疗后多胎妊娠发生率明显升高，为16%～40%，其中95%为双胎妊娠。GnRH用于替代治疗时，多胎妊娠率较促性腺激素低，为7%～10%。

多胎妊娠增加围产儿的发病率、死亡率和孕妇的发病率。

3．异位妊娠和宫内外同时妊娠　IVF-ET的异位妊娠发生率为2.1%～9.4%，明显高于自然妊娠异位妊娠的发生率1%～2%。自然妊娠宫内外同时妊

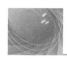

娠发生率为1/15 000～1/5 000，而辅助生殖技术中宫内外同时妊娠发生率上升为1.2%。CC诱发排卵后，宫内外同时妊娠发生率为1/3 000～1/2 500；用Gn诱发排卵的宫内外同时妊娠发生率比用CC高10倍。

4. 其他 COH时可发生黄体功能不全、过早黄素化、卵巢反应不良等。

5. 过早绝经 超排卵时，由于大量的卵泡同时募集发育，故每个周期的排卵量大大增加。有人担心反复促排卵是否会造成因过度消耗卵泡资源而影响卵巢功能，从而影响正常月经周期甚至导致过早绝经。正常情况下，妇女卵巢中卵泡的储备在新生儿出生时就已经确定，除在生育期有300～400个卵母细胞发育成熟并经排卵过程排出外，99%的卵泡均在各个发育阶段中退化闭锁，超排卵是将本应退化闭锁的窦卵泡继续生长发育。研究证明，对卵巢功能正常的妇女，超排卵不会明显影响卵巢功能。无论超排卵还是卵泡穿刺治疗，都只能起到短期减少卵巢窦卵泡数目与改善月经周期的作用，对于长期的卵巢储备并无大的影响。对于卵巢储备功能低下的患者，超排卵后早绝经的发生主要是患者本身卵巢储备功能的不足所导致。究竟超排卵是否加速了绝经期的开始，由于缺乏随机对照研究，目前尚无法定论。

五、溴隐亭

高泌乳素血症是一种下丘脑-垂体-性腺轴功能失调的疾病，主要表现为不排卵、月经紊乱、溢乳、黄体功能不全和不育。这类患者在溴隐亭治疗后可以有排卵。若无排卵，同时加用HMG或CC诱发排卵。

1. 使用方法 从小剂量开始，1.25 mg/d，晚餐时服用。根据其治疗效果及耐受性，每周增加1次剂量，如1.25 mg、每天2次，2.5 mg、每天2次，依此类推。一般每天用量为5～7.5 mg。治疗有效指征为溢乳停止，PRL恢复正常，月经规律，排卵及妊娠。对副作用严重不能耐受者，阴道给药效果同口服。

2. 溴隐亭+CC 服溴隐亭同时在月经第5天开始加用CC 50 mg，每天1次，必要时可增加CC用量，若无效时才改用HMG。卵泡成熟时注射HCG。

3. 溴隐亭副作用 主要出现于治疗初期及剂量较大时。总的副作用发生率为40.8%，因副作用而中止治疗者占5%～10%。常见副作用为消化道反应，恶心、呕吐、食欲不振及便秘，头晕、头痛、视力改变，剂量过大时偶可出现幻觉及晕厥等。这些副作用具有剂量依赖性，减量或停药后可自行消失。

4. 注意事项 服药期间每1～2个月复查PRL，根据PRL高低调整用药剂量，直至停药观察。为防止停药后PRL的反跳现象，药量应逐步递减。虽然无证据表明溴隐亭对胎儿有害，但确诊妊娠后仍应立即停药。

（陈建明）

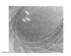

第二节　控制性超排卵

控制性超排卵（COH），又称超排卵或控制性卵巢刺激，是指在可控制的范围内通过使用外源性的促性腺激素，干扰机体单个优势卵泡生长发育和排卵的生理机制，刺激多个卵泡同时生长发育和成熟，增加妊娠机会。控制性超排卵主要应用于体外受精-胚胎移植（IVF-ET）的过程，应用的对象本身多有正常的排卵功能，应进行适度的卵巢刺激，产生适当数量的成熟卵泡，防止卵巢反应过度或者反应不良。

一、常用的控制性超排卵方案

（一）联合GnRH-a的COH方案

促性腺激素释放激素激动剂（GnRH-a）常用制剂有：长效（曲普瑞林，商品名达菲林、达必佳等），每瓶3.75 mg，注射1次药物可在28天内持续释放；短效（达菲林、达必佳，每支0.1 mg；丙氨瑞林每支0.15 mg），需每天使用。

1. 使用GnRH-a的作用　GnRH-a在天然GnRH 10肽基础上的第6、第10位以不同的氨基酸、酰胺取代原来氨基酸的结构，其稳定性增强，半衰期延长，生物效能较下丘脑分泌的GnRH增加50～200倍。GnRH-a有急性的刺激作用和慢性的抑制作用。使用最初几天，其促使垂体分泌FSH、LH增加，称骤然作用（flare-up）。继续使用垂体对GnRH-a失敏，功能暂被抑制，FSH、LH分泌减少，继而卵巢分泌E2减少，称降调节（down regulation）。长期应用则出现垂体功能低下性闭经，故临床上可用治疗子宫内膜异位症、子宫肌瘤、性早熟等。

2. ART使用GnRH-a的目的　主要通过降调节防止过早出现内源性LH峰，减少取消周期率，改善卵泡发育的同步化，增加取卵数和提高妊娠率。同时可控制周期，有利于安排工作。

3. 使用GnRH-a降调节的缺点　延长了治疗周期，增加Gn用量，增加费用；必须黄体支持。

根据GnRH-a开始应用的时间以及Gn开始应用时间，一般分为长方案、短方案、超短方案和超长方案。

1. 长方案

（1）适用对象：主要适用于卵巢功能正常的患者。

（2）降调节：超促排卵的前一周期月经第8～10天开始B超监测卵泡发育，直至确定排卵日；或于月经第5天开始服避孕药（妈富隆或达英-35），每天1片。排卵后5～7天或服避孕药15天用长效GnRH-a（通常使用达菲林），目前使用剂量多为1次注射1.0～1.3 mg；或用短效制剂达菲林或达必佳0.05～0.1 mg/d，也可用丙氨瑞林0.15 mg/d。用GnRH-a超过10天无月经来潮，则测尿或血HCG排除妊娠。

（3）使用GnRH-a 14～18天测血清FSH、LH、E2和P水平，并做阴道B超检测卵泡及子宫内膜。达到垂体降调的标准：卵泡直径≤5 mm、子宫内膜≤5 mm，血E2<183.5 pmol/mL、FSH<5 IU/L、LH<3 IU/L。

（4）Gn启动：达到垂体降调节的标准时，开始应用Gn，Gn的启动剂量：年龄<30岁者150 IU/d；30～35岁者150～225 IU/d；>35岁者225～300 IU/d。但对窦卵泡数>15个有PCO倾向及PCOS患者的首个治疗周期，或以往对超促排卵反应过度者，应≤150 IU/d。

（5）用Gn 4天，阴道B超监测卵泡发育并测血E2、FSH、LH水平，根据检测结果个体化调整Gn用量。

1）若此阶段卵泡直径每天增加1 mm，E2水平每天增加前1天的50%左右为反应正常，维持原剂量。

2）如果E2水平每天成倍增加，或E2>2 936 pmol/L，则减少Gn用量37.5～75 IU/d。

3）若卵泡每天生长<1 mm，且每天E2上升不足前1天的1/3或E2<367 pmol/L，应增加Gn用量75 IU/d。此后，隔1～2天B超监测卵泡发育；当主导卵泡直径≥14 mm后每天B超监测1次，并开始测尿LH 3～4次/d，至注射HCG日，必要时测血E2、LH、P水平。

（6）优势卵泡达16 mm时，如卵泡数>20个，E2>18 350 pmol/L，为防止OHSS，则停止使用Gn（Coasting方案），每天观察E2、P、LH水平及卵泡发育情况，1～2天后使用HCG，一般停用Gn时间不超过3天，否则有卵泡闭锁的可能。如E2水平在11 010～18 350 pmol/L，应减少Gn剂量，卵泡成熟后使用HCG。

（7）HCG的使用时机：至少1个卵泡直径达18 mm时，注射HCG 5 000～10 000 IU，当天停用Gn。注射后34～36 h取卵。

（8）HCG日B超监测子宫内膜厚度、类型。子宫内膜分为3型：A型为典型三线征，即子宫前、后壁肌层与内膜交界面及宫腔线为强回声线，三条强回声线之间为低回声区或暗区；B型三线征不典型；C型为均质强回声。子宫内膜厚度≥7 mm，提示子宫内膜发育正常。

2. 短方案

（1）适用对象：35岁以上或（和）卵巢储备功能较差［窦卵泡数目<6个、基础FSH>10 IU/L或（和）有盆腔手术史］，或已知患者对超促排卵反应不良。

（2）方法：月经周期第2天开始注射短效GnRH-a，如达菲林0.05~0.1 mg/d，至HCG日。第2~3天开始使用Gn 225~300 IU/d，最高可达450 IU/d。

（3）卵泡发育监测、Gn剂量调整及HCG的使用时机同长方案。

（4）优点：可以充分利用GnRH-a的"骤然作用"（flare-up），促进产生内源性Gn，FSH水平的骤然上升与卵泡募集同步，可以协同外源性Gn刺激卵泡的募集；经过3~5天后，利用GnRH-a的降调节作用，内源性Gn分泌受抑制，避免出现内源性LH峰。短方案用药时间短，易于控制疗程。

（5）缺点：短方案增加卵泡数的效果不理想，而且卵泡同步性较差，可引起血清孕酮和雄激素升高，影响卵子质量。

3. GnRH-a超短方案

（1）适用对象：一般用于卵巢反应不良、卵泡数目少的患者。

（2）方法：月经第2天开始皮下注射短效GnRH-a达菲林，连续3~5天，周期第3天开始用Gn，结合患者的年龄、基础FSH值及基础窦卵泡计数选择恰当的Gn剂量。

（3）卵泡发育监测、Gn剂量调整及HCG的使用时机同长方案。

（4）优点：利用GnRH-a的"骤然作用"（flare-up），使体内FSH、LH水平升高，从而减少了外源性Gn的用量。由于GnRH-a应用时间较短，仅为3天，在注射HCG前后垂体功能已逐渐恢复，该方案对黄体期内源性LH分泌影响较小，有利于黄体功能。

（5）缺点：超短方案预防过早出现LH峰的效果较标准的长方案和短方案差，因此取消率较高。

4. 超长方案

（1）适用对象：子宫内膜异位症、子宫肌瘤、PCOS、反复IVF/ICSI失败、子宫内膜异常、常规长方案降调不完全。

（2）方法：月经第8~10天开始监测卵泡发育，直至确定排卵日；或于月经第5天起开始服用CC。排卵后5~7天或CC第15天注射长效GnRH-a 1.5~3.75 mg，28~30天后第2次注射长效GnRH-a。末次注射GnRH-a后14~20天查血清FSH、LH、E2和P水平，并做阴道B超检测卵泡及子宫内膜，达降调标准开始用Gn 75~225 IU/d启动。

（3）用Gn 4天，阴道B超监测卵泡发育，并测血FSH、LH、E2、P水平，根据检测结果个体化调整Gn用量。当优势卵＞14 mm开始测尿LH，每天3~4次，至注射HCG日。

（4）卵泡发育监测、Gn剂量调整及HCG的使用时机同长方案。

（5）优点：主要是可改善子宫内膜的容受性，提高妊娠率。

（6）缺点：治疗时间长，获卵数可能减少。

（二）联合GnRH-A的COH方案

促性腺激素释放激素拮抗剂（GnRH-A）的特点是竞争性结合垂体促性腺细胞表面的GnRH受体，但并不耗尽受体，应用后直接快速有效地抑制垂体合成和分泌Gn，因此无GnRH-a治疗初期的"骤然作用"（flare-up）。治疗时间短，Gn用量减少，治疗更灵活，患者容易接受。GnRH-A对LH的抑制作用呈剂量依赖性，抑制作用可以被大剂量GnRH或GnRH-a所逆转，触发垂体产生内源性LH峰，代替HCG诱发卵泡的最后成熟，可降低OHSS的风险，目前GnRH-A已经被广泛应用于COH方案。

1. GnRH-ant方案　口服避孕药预处理1～2个月，从末次月经第3天开始注射Gn，起始剂量为150～300 IU/d不等（结合患者的年龄、基础FSH值及基础窦卵泡计数），用药4～5天后阴道B超监测卵泡发育、子宫内膜及血E2、LH值，根据监测结果调整剂量。

（1）连续小剂量方案：注射Gn直至最大卵泡直径＞14 mm或E2≥2 202 pmol/L时，开始加用GnRH-ant制剂西曲瑞克（商品名思则凯，Cetrotide，瑞士Serono公司），每天皮下注射0.25 mg。至少1个卵泡直径达18 mm时，停用Gn及思则凯，肌内注射HCG 10 000 IU或皮下注射达菲林0.2 mg，34～36 h取卵。

（2）单次大剂量方案：注射Gn后，主导卵泡直径达到14 mm时，1次皮下注射思则凯3 mg。若在应用72～96 h内达到注射HCG标准，则注射HCG；若在应用72～96 h后未达到注射HCG标准，则再使用同样剂量的思则凯1次，或加用小剂量思则凯0.25 mg/d，直至注射HCG日。

2. 应用GnRH-A的优点

（1）抑制作用快，与Gn联合使用有效防止LH峰的提前出现。

（2）无GnRH-a起始的上调作用，可降低高反应者发生OHSS的风险。

（3）无GnRH-a长方案对卵泡早期内源性Gn的抑制，因此，Gn的应用时间与总剂量减少，并可增加反应者的获卵率。

（4）GnRH-A停药后垂体功能恢复迅速，因此，对OHSS高危患者可以应用GnRH-a替代HCG促发排卵。

（5）GnRH-A没有GnRH-a"骤然作用"（flare-up），因此，不会诱发卵泡囊肿。

3. 应用GnRH-A的缺点　临床妊娠率低于使用GnRH-a长方案。可能与拮抗剂对卵泡、卵母细胞、胚胎和子宫内膜呈现某些不利影响有关。也有研究认为拮抗剂对卵母细胞和胚胎种植潜能无不良影响，妊娠率下降可能与其对子宫内膜影响有关。有研究分析使用拮抗剂方案前口服避孕药预处理，可能是拮抗剂方案新鲜周期妊娠率降低的因素。

（三）微刺激方案

微刺激方案适用于卵巢低反应、PCOS、反复IVF/ICSI失败、既往胚胎质量差。具有刺激方案简单、并发症少、患者不适感减少、经济等优点，但存在获卵数量、冷冻胚胎数量减少，周期取消率增加等缺点。

1. 氯米芬或来曲唑　月经周期第3～5天开始用氯米芬50～100 mg/d或来曲唑2.5 mg/d，共5天，用药后B超监测卵泡，最大卵泡直径18 mm时，皮下注射达菲林0.2 mg或HCG 10 000 IU诱发排卵，34～36 h取卵。

2. 微量Gn刺激方案　月经周期第3～5天开始，每天或隔天注射Gn 75～150 IU，用药4～5天开始阴道B超监测卵泡发育，当最大卵泡直径达14 mm或LH上升时，可以使用GnRH-ant 0.25 mg/d。当最大卵泡直径≥18 mm时停用Gn，肌内注射HCG 10 000 IU或皮下注射达菲林0.2 mg，34～36 h取卵。

3. 氯米芬或来曲唑+Gn刺激方案　月经第3～5天开始用氯米芬50～100 mg/d或来曲唑2.5 mg/d，共5天，用药后B超监测卵泡，查血E_2、FSH、LH、P，若卵泡无生长或生长缓慢，加用Gn 75～150 IU/d。当最大卵泡直径达14 mm或LH上升时，可以使用GnRH-ant 0.25 mg/d。最大卵泡直径16 mm时，皮下注射达菲林0.2 mg，或HCG 10 000 IU诱发排卵，34～36 h取卵。

二、黄体支持

1. HCG　适用于OHSS低危患者，取卵后每2～3天肌内注射HCG 2 000 IU，共3～4次。因其半衰期长，影响妊娠试验结果，停止注射8天后才能测尿或血HCG，或于胚胎移植后第14、16天观察血清HCG水平来判断是否妊娠。取卵数>15个，高危型OHSS患者，不宜用HCG。

2. 黄体酮　根据黄体酮的剂型，给药途径有肌内注射、口服、经阴道给药。取卵或排卵后开始用药，持续时间2周。适时使用P将有利于抑制胚胎移植时的子宫收缩，并使子宫内膜的发育与胚胎同步化，改善子宫内膜的容受性，提高种植率和妊娠率。

（1）肌内注射：黄体酮油剂肌内注射是最常用而有效的给药途径，常用剂量为40～60 mg/d。肌内注射避免了肝脏的首过效应，血液浓度稳定，但也有一定的不良反应及不便，如需要每天注射，注射局部易出现过敏，以及油剂难以吸收而形成硬结，严重者可发生感染。

（2）阴道栓剂：由于给药方便、无局部不良反应，易为患者接受。剂型有微粒化片剂、凝胶栓剂、硅胶环等。雪诺酮每剂含微粒化黄体酮90 mg，由于其剂型的特殊性，放入阴道后能与阴道黏膜紧贴，留置在阴道内易吸收，半衰期长，一般每天1次，每次1剂。其疗效与黄体酮肌内注射相似。但价格较贵。

（3）口服给药：目前国内常用的口服黄体酮有以下几种，可选择使用其中1种。但一般不单独用于体外受精-胚胎移植的黄体支持。

1）地屈孕酮（商品名达芙通）：每片10 mg，常用每天20～30 mg，分2～3次口服。

2）黄体酮胶囊（商品名益玛欣）：每粒50 mg，每天200～400 mg，分2次口服。

3）黄体酮胶丸（商品名琪宁）：每粒100 mg，每天200～300 mg，分2次口服。

4）黄体酮软胶囊（商品名安琪坦）：每粒100 mg，每天200～300 mg，分2～3次空腹口服或阴道给药。

3. 雌激素　在COH周期，黄体期不仅孕酮水平下降，E2水平也下降。补充E2有助于维持黄体功能和提高妊娠率。排卵后每天口服戊酸雌二醇4～6 mg，持续整个黄体期。

4. HCG与黄体酮联合应用　一般用于超促排卵反应不良，取卵数≤3个者。

三、妊娠的确立及监护

自取卵术后起，应注意各种并发症的可能，包括OHSS、感染、出血等。

1. 胚胎移植后14天查尿HCG/血β-HCG，确定是否妊娠。如阴性则等待月经来潮，如阳性则继续用HCG或黄体酮至妊娠10～12周。

2. 移植术后28～35天B超检查，看见妊娠囊为临床妊娠，否则为生化妊娠。还应当注意胎囊的数目及有无宫外孕，特别要注意宫内外同时受孕的情况。胚胎暴露在B超下的时间应尽量短，以避免超声波对胚胎有不利影响。

3. 如为多胎妊娠，应行减胎术。

所有IVF-ET后妊娠者均视为高危妊娠，要加强后续的临床追踪及产前保健，预防流产及妊娠合并症。

四、控制性超排卵的并发症

1. 卵巢过度刺激综合征　详见OHSS部分。

2. 多胎妊娠　COH显著增加多胎妊娠的发生率。CC治疗后多胎妊娠率为5%～10%，其中双胎占95%，3胎妊娠和4胎妊娠分别为3.5%和1.5%。Gn治疗后

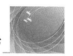

多胎妊娠发生率明显升高，为16%～40%，其中95%为双胎妊娠。

总的来说超过40%的多胎妊娠因不孕症的治疗引起，接近40%的IVF出生儿是多胎妊娠。多胎妊娠增加围产儿的发病率、死亡率和孕妇的发病率。这些并发症的增加给孕妇带来经济、身心和社会负担，因此，积极预防和治疗多胎妊娠是十分必要的。

（陈晓燕　陈建明）

第三节　卵巢过度刺激综合征

卵巢过度刺激综合征（OHSS）是由于促性腺激素（Gn）刺激致卵泡发育较多、卵巢增大，并产生过多的卵巢激素或激素前体所致的一种综合征，严重时可危及患者生命。

近年来，随着辅助生殖技术的广泛应用，OHSS已逐渐成为继发于促排卵的主要医源性并发症。OHSS为自限性疾病，常发生于促排卵后黄体阶段或妊娠早期。根据OHSS发生的时间可分为早发型和迟发型。早发型通常指在注射HCG后3～7天发生，主要由外源性HCG所致，其病情严重程度与卵泡数、E2水平有关；如无妊娠，10天后缓解，如妊娠则病情加重。迟发型指应用HCG后12～17天发生的OHSS，主要由胚胎植入后产生的内源性HCG所致，与妊娠尤其是多胎妊娠有关。迟发型往往由于持续的内源性的HCG作用而发生更严重的并发症。

一、OHSS发生率

OHSS发生率各家报道不一。应用氯米芬OHSS轻度发生率约为13.5%，中度、重度仅为散发。应用Gn进行卵巢刺激的OHSS的发生率轻度为8.4%～23%，中度0.5%～7%，重度0.8%～7.1%。体外受精-胚胎移植（IVF-ET）时OHSS轻度发生率为20%～33%，中度3%～6%，重度0.1%～2%。在妊娠周期中，OHSS发生率约为非妊娠周期的4倍。

二、OHSS发病机制

发病机制目前尚不十分清楚，但大多学者认为由于诱发排卵治疗时，卵巢对Gn刺激过度反应，产生多个卵泡发育并分泌过量雌激素，引起体内雌激素增高，特别是与卵巢内肾素-血管紧张素系统活跃，体内肾素-血管紧张素活性明显增强有关。这些血管活性物质不仅作用于卵巢，而且在全身也发挥作用，因而导致毛细血管通透性增加。此外，前列腺素、组胺、5-羟色胺、泌乳素及其他炎性细胞因子如白细胞介素、肿瘤坏死因子（TNF），以及一氧化氮

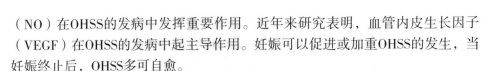

（NO）在OHSS的发病中发挥重要作用。近年来研究表明，血管内皮生长因子（VEGF）在OHSS的发病中起主导作用。妊娠可以促进或加重OHSS的发生，当妊娠终止后，OHSS多可自愈。

三、OHSS病理生理

OHSS病理生理变化有两个方面，即卵巢增大和血管通透性增加。卵巢增大主要表现为双侧卵巢多发性卵泡及黄体囊肿伴间质水肿；血管通透性增加主要表现为毛细血管壁的损害，全身毛细血管增生、血管壁通透性异常增加而导致血管内液体的漏出，引起的胸水、腹水和弥漫性水肿等。大量体液外渗使血容量减少、血液浓缩、高凝，尤其是肾血流量灌注不足、少尿，同时伴有电解质紊乱、氮质血症、血栓形成等。病情严重者可因肾功能衰竭、成人呼吸窘迫综合征而致死亡。

四、OHSS临床表现及分度

根据临床表现及实验室检查分为轻、中、重三度。

1. 轻度　可有腹胀、下腹不适、轻微腹痛，纳差，略有疲乏等。卵巢直径≤5 cm，卵泡＞10个，血E2水平≥5 505 pmol/L。

2. 中度　有明显下腹胀痛，恶心、呕吐、口渴，偶有腹泻，体重增加≤3 kg，腹围增大，卵巢直径5～12 cm，血E2水平≥11 010 pmol/L，腹水＜1 500 mL。

3. 重度　腹水明显加重，腹胀痛加剧，口渴，尿少，恶心、呕吐、腹胀满无法进食，疲乏、虚弱、冷汗甚至虚脱，大量腹水或胸腔积液致呼吸困难，不能平卧，卵巢直径＞12 cm，体重增加≥4.5 kg。由于胸水和大量腹水可致心肺功能障碍，可出现血容量不足、血液浓缩呈高凝状态，肾动脉灌注不足及肾功能损害、少尿或无尿，电解质紊乱，血栓形成等，个别患者可出现成人呼吸窘迫综合征。红细胞压积＞45%，白细胞计数＞1.5×10^9/L，肝肾功能指标异常。若卵巢增大直径虽未达10 cm，但腹水量＞1 500 mL，或胸水＞50 mL，也属于重度。

五、OHSS高危因素

1. 年龄与体重指数（BMI）　年龄＜35岁的年轻妇女基础FSH值较低，卵巢储备功能好，可募集的卵泡数目多，加之卵巢Gn受体数目较多而对Gn更敏感，或卵巢内有较多卵泡能对Gn的作用有反应，因而年轻患者易于发生OHSS。BMI减小与OHSS的发生呈正相关，但BMI对预测OHSS风险作用不大。

2. 多囊卵巢与高胰岛素血症 PCOS患者小卵泡多，卵巢内存在高雄激素环境，能放大胰岛素样生长因子信号，使卵巢对内、外源性Gn敏感性增加，直接协同FSH刺激卵泡产生，增加卵泡募集，更易导致OHSS。在PCO患者使用Gn刺激中，OHSS的发生率为10%～12%，而卵巢形态正常者，发生率仅为2.7%。高胰岛素血症PCOS者OHSS的危险性极大。胰岛素对FSH可能具有协同作用，使卵巢对FSH的敏感性提高。

3. 基础卵巢体积、基础卵泡数目与获卵数 基础卵巢体积大，基础卵泡数目多，获卵数多均与OHSS的发生呈正相关。HCG注射前卵泡数>20个或获得15个以上卵子则OHSS发生率增加，尤其是以直径<15 mm的中小卵泡为主者容易发生OHSS，因为这些中小卵泡在注射HCG后能继续快速生长，使E2分泌剧增而诱发OHSS。

4. E2水平 E2水平的升高是卵巢受FSH作用的结果，是OHSS发生的危险因素。治疗周期血E2水平过高，如注射HCG前血E2≥14 680 pmol/L，近100%发生OHSS，并可迅速发展为重度；E2≥9 175 pmol/L，为发生OHSS的高危因素；E2<3 670 pmol/L时，一般不会发生OHSS。

5. LH/FSH值 LH/FSH值>2被认为是一个OHSS发生的高危因素。PCOS患者其内源性LH/FSH值偏高的内分泌特点及卵巢多发性原始卵泡的结构特性，使其对外源性Gn刺激更为敏感。63%的重度OHSS患者为PCOS，即使采用相同的促排卵方案，PCOS较非PCOS者可产生3倍以上的卵泡和卵子，且卵巢中血管内皮生长因子（VEGF）mRNA表达增多。

6. 抗苗勒管激素（AMH）水平 血清AMH水平与OHSS风险呈正相关。血清AMH浓度较稳定，检测不受月经周期的影响，因而是预测OHSS较好的指标。AMH以3.36 μg/L作为截断值，其敏感度和特异度可分别达到90.5%和81.3%。AMH预测OHSS优于年龄和BMI。发生OHSS患者的基础AMH较正常人高6倍，提示AMH可能提前预测OHSS。

7. 促排卵药物的种类和剂量 应用CC促排卵周期很少发生重度OHSS；注射HMG或FSH时OHSS发生率较高，与使用Gn用量呈正相关。从促发OHSS可能性大小的角度而言，HMG>FSH>CC。

8. GnRH-a与GnRH-A的应用对发生OHSS的影响 1986年开始应用GnRH-a后，获卵数、E2水平和黄体数目均增加，这些恰恰引发了OHSS，重度OHSS发生率上升了6倍。GnRH-A没有显著减少重度OHSS的发生，只是应用抑制剂的部分周期应用激动剂代替HCG促排卵成熟，从而减少了OHSS的发生。

9. 应用HCG诱发排卵 用HCG诱发排卵和支持黄体功能及妊娠后，外源性HCG及内源性HCG的双重素源，使HCG总水平增高，可参与激活卵巢局部肾素-

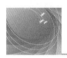

血管紧张素系统，从而诱发重度OHSS发生率增加。

10．OHSS的发生与妊娠有关　早期OHSS与E2水平及卵子数目有关，而迟发OHSS与孕囊数目有关。妊娠后HCG水平增高，如多胎妊娠则更易发生OHSS。IVF或促排卵治疗妊娠后，OHSS发生率较未妊娠者增加2～5倍。

11．抑制素B水平（INHB）　FSH刺激后早期血INHB水平可较为准确地预测卵巢反应性。注射FSH后早期血清INHB高水平，可预测卵巢的高反应性，可预测发生OHSS。INHB在取卵前3天和取卵当日平均浓度比对照组高2倍，提示INHB浓度在使用HCG前也能作为OHSS的预测指标。

12．其他指标　血管内皮生长因子（VEGF）和一些白介素也被用于预测OHSS，但对其价值和准确性还存在争议。

六、OHSS预防

OHSS预防较难，HMG的最小有效剂量与发生OHSS剂量之间差别很难确定，且对药物反应有明显个体差异和周期差异。早期文献曾报道促排卵时不注射HCG不会发生OHSS，但临床发现不注射HCG仍然会发生OHSS。预防和早期识别OHSS非常重要，及时识别危险因素，应用个体化促排卵方案，严密监护卵巢的反应性，及时调整Gn用量。超声监测卵巢联合E2测定最能代表卵巢的反应性。采取严密监测手段及积极预防措施可以减少轻至中度OHSS的发生，并降低重度OHSS的发生率。

1．选择适应证，做好促排卵前期准备　促排卵前必须对不孕夫妇进行全面检查及综合评估，警惕OHSS的高危因素。如PCOS患者及对CC敏感者极易发生OHSS，用药应谨慎，并在用药过程中严密监测。对PCOS患者做好促排卵前期准备，使用口服避孕药和双胍类药物改善激素环境，如口服达英-35和二甲双胍。顽固性高LH水平可考虑应用GnRH-a超长方案。另有报道，对此类患者采用超声下未成熟卵泡穿刺术，连续2～3个周期，对于降低血T水平和减少卵巢窦卵泡数目有明显作用。在随后的促卵泡过程中，未有重度OHSS的发生。

2．加强E2及超声监测　主要依靠E2水平测定及B超来监测，并根据监测结果综合判断，调整HMG用量，尤其是控制黄体期HCG用量，严重者应放弃该周期，不用HCG。

3．PCOS是OHSS的高危因素　重度OHSS者在使用HCG前的卵巢体积显著大于无OHSS者，卵泡超声评分法可预测OHSS的发生。评分方法为：①卵泡平均直径5～8 mm为1分。②卵泡平均直径9～12 mm为1.5分。③卵泡平均直径13～16 mm为2分。④卵泡平均直径≥17 mm为3分。

累计双侧卵巢卵泡总分，总分<25分者不发生OHSS，总分>30分均发生

OHSS。

4. 使用短效GnRH-a预防OHSS　在没有降调节或用GnRH-A抑制内源性LH的周期，可利用GnRH-a的"骤然作用（flare-up）效应"产生内源性LH达到促排卵目的。由于LH活性持续的时间较HCG短，在体内持续24~36 h，降低OHSS的发生。排卵后禁用HCG黄体支持，使用黄体酮支持黄体功能。

GnRH-a可以替代HCG来促进卵母细胞的成熟，注射短效GnRH-a后的"flare-up"刺激内源性LH峰产生的LH峰有两个特点：一是LH峰是内源性的，因此部分因对外源性LH不敏感而导致卵母细胞成熟障碍的患者可以利用其内源性的LH峰来诱导卵母细胞的成熟；二是LH活性持续的时间较短，高度激发的LH峰在体内持续24~36 h，短于自然排卵周期的48 h，峰值水平与自然周期相同。而HCG在体内的半衰期可达7天，它对卵巢的持续性刺激，极易发生OHSS；此外，HCG可促进卵巢分泌血管活性物质，因而可引起OHSS的发生。因此采用短效GnRH-a替代HCG促进卵母细胞的成熟可以减少和避免卵巢囊肿的形成，降低OHSS的发生。

方法：当主导卵泡直径≥18 mm，未出现LH峰时，一次皮下注射短效曲普瑞林0.1~0.2 mg或肌内注射丙氨瑞林0.15~0.45 mg；排卵后肌内注射黄体酮40 mg，每天1次或每天2次，共14天，补充黄体功能。或口服以下1种黄体酮补充黄体功能：

（1）达芙通：每天20~40 mg，分2次口服。

（2）益玛欣：每天200~400 mg，分2次口服。

（3）琪宁：每天200~300 mg，分2次口服。

（4）安琪坦：每天200~300 mg，分2~3次空腹口服或阴道给药。

5. 个体化促排卵方案　对诱发排卵的患者，尤其是PCOS患者，采用低剂量递增方案或低剂量递减方案，也可采用低剂量递增递减方案，能够大大降低OHSS的发生。对于有OHSS病史者，参考以往Gn剂量，有助于预防OHSS的发生。使用重组FSH是PCOS患者的较好选择。重组FSH无LH活性，其促排卵效果与HMG相当，但安全性较HMG高，更适合曾有重度OHSS病史的PCOS患者。

存在以下情况时要慎用HCG：直径≥16 mm卵泡数≥2个，或直径≥16 mm卵泡数≥1个且直径≥14 mm卵泡数≥2个。出现以上情况时改用GnRH-a类药物诱发排卵，如达菲林0.1~0.2 mg皮下注射或丙氨瑞林0.15~0.45 mg肌内注射。

6. 穿刺卵泡、取消周期　若可能出现OHSS时，应放弃注射HCG，并穿刺抽吸所有卵泡，取消该周期的治疗，可以把发生OHSS的危险性降低到最低程度。但取消周期将给患者带来沉重的经济和精神负担，往往难以被患者接受。由于未成熟卵母细胞体外成熟培养（IVM）技术的使用，此类患者做IVM将是一个好的选择。

7. 滑行方法（coasting） 基于高水平E2是OHSS发生的危险因素，当E2超过11 010 pmol/L，卵泡直径达16 mm时停用Gn，继续使用GnRH-a，待E2下降到11 010 pmol/L以下时才注射HCG，该方法称为"滑行方法"。E2水平越高所需时间越长，大部分4天内会下降。其优点在于不取消周期，相对于全胚胎冷冻来说可移植新鲜胚胎；相对于卵巢提前抽吸或白蛋白静脉滴注而言，更为方便。滑行方法≤3天时，不影响卵子和胚胎质量。滑行方法＞4天或E2下降＞33%时，卵子的数量和质量都有所下降，子宫内膜的容受性降低，影响妊娠率和植入率，取消周期率增加。

8. 多巴胺受体激动剂 卡麦角林为一种多巴胺受体激动剂，能部分阻断血管内皮生长因子（VEGF）-受体-2磷酸化水平来降低VEGF表达。0.5 mg/d就能阻断VEGF诱导的血管通透性增加，从而达到降低血管通透性的作用，预防OHSS。国外报道在重度OHSS患者取卵后2天开始给予卡麦角林1 mg/d，可以迅速缓解症状，随后的双囊胚移植获得妊娠并活产。卡麦角林能减少早发OHSS，并对妊娠率、种植率、流产率没有显著影响。但卡麦角林预防OHSS的理想剂量和治疗时间仍在探索中。

9. 使用孕酮补充黄体 诱发排卵过程中出现OHSS高危征象时，不用HCG支持黄体功能，肌内注射大剂量黄体酮补充黄体，每天40～200 mg，可起到预防OHSS的作用，尤其是当E2＞9 175 pmol/L，卵泡数＞15个时更应如此。其机制可能为：抗雌激素效应，直接抑制卵巢激素的释放，拮抗醛固酮的作用等。

10. 全胚胎冷冻 在IVF-ET周期出现OHSS时，可将胚胎冷冻保存暂不移植，待以后自然周期再移植。但需注意由于HCG作用时间达6天及体内高水平E2的情况，早期OHSS仍有可能发生。

11. 应用糖皮质激素 糖皮质激素对OHSS高危人群保护作用机制尚不明确，可能与其消炎、改善微循环和降低血管通透性有关。对高危妇女于促排卵用药第6天开始口服甲基泼尼松龙16 mg/d，至胚胎移植后13天逐渐减量。结果用药组10%发生OHSS，未用药组OHSS的发生率为43.9%。但也有学者认为糖皮质激素不能减少OHSS的发生率，不主张使用。

12. 白蛋白的应用 对OHSS高危患者，于采卵日或取卵后静脉注射人白蛋白10～20g。白蛋白可增加血浆胶体渗透压，改善低蛋白血症，阻止血管内液体外漏，保证血容量，白蛋白还可降低某些血管活性因子的作用，可以预防或减少OHSS的发生，而且降低了OHSS的严重程度。

13. 未成熟卵母细胞体外成熟培养（IVM） 为预防IVF治疗中OHSS的发生，在卵泡直径＜14 mm时注射HCG，36 h后穿刺卵泡，检出未成熟的卵母细胞，体外培养成熟，行IVF或单精子卵胞浆注射（ICSI）。由于卵泡未最终成熟，E2水平在安全范围内，可以避免OHSS的发生，但不理想的成功率和要求较高的实验技术限制了其应用，暂不能替代IVF，其子代的长期安全性受到关注。

七、OHSS的治疗

OHSS是一种自限性疾病，若没有妊娠，其病程约14天；未妊娠患者随着月经来潮病情好转，妊娠患者早孕期病情加重。

（一）轻度OHSS治疗

轻度OHSS被认为在超促排卵中不可避免，患者无过多不适，一般不需特殊处理，多数患者可在1周内恢复，但需避免剧烈活动，避免卵巢扭转。应行门诊监护，有加剧危险者，应继续观察4~6天。

（二）中度OHSS治疗

中度OHSS也可在门诊观察休息，治疗以休息和补液为主，每天饮用运动型饮料1 000 mL以上。同时每天检测体重与24 h尿量，尿量不应少于1 000 mL/d，如维持在2 000 mL/d以上最佳。病情完全缓解要到下次月经后，当红细胞压积达到0.45时应住院治疗。妊娠后OHSS病程较长、病情较严重，可持续达2~3个月。

（三）重度OHSS治疗

重度OHSS应住院治疗，治疗目的主要是补充血容量、防止血液浓缩、纠正水、电解质平衡紊乱以及其他并发症的发生。方法如下：

1. 监护内容 严密监测，每天记录体重、腹围及24 h出入水量，每天或隔天检测血常规、血球压积（HCT）、凝血状态、尿渗透压；每周检测电解质、肝功能、肾功能；检查有无胸腔积液，必要时行血气分析。排卵后7天做尿HCG和血β–HCG检验，尽早了解妊娠与否。B超监测卵巢大小、形态及胸腹水变化，以了解治疗效果。避免妇科检查及增加腹压，防止增大之卵巢扭转或破裂。需要注意的是当选择用药或进行X线检查时，要考虑到妊娠的可能性，尽可能地屏障腹部和盆腔。

2. 支持治疗 给予高蛋白饮食，鼓励饮水，卧床休息。纠正血容量和血液浓缩是治疗OHSS的关键，晶体补液不能维持体液平衡时，应选用白蛋白或其他血浆成分维持血浆胶体渗透压，阻止血管内液体外漏。每天保持补液量1 000~1 500 mL，进食少的患者适当补充5%葡萄糖溶液（GS）。

（1）白蛋白：白蛋白静脉滴注，每天10~50g，滴速<50 mL/h，根据红细胞压积恢复情况，每间隔4 h重复静脉滴注，24 h可以用到50g，直至红细胞压积恢复至36%~38%。静脉滴注白蛋白时注意缓慢，以防滴入过快致血液浓缩迅

速逆转为血液稀释，在肾滤过功能恢复以前游离的水又返回组织间隙。50g的白蛋白可以使大约800 mL液体15 min内回流至血循环中。

（2）羟乙基淀粉（HES、贺斯）：近年来临床试验发现6%贺斯500 mL/d静脉滴注的扩容效果优于白蛋白，明显增加尿量，减少穿刺放液治疗次数，缩短住院时间。HES是非生物源性液体，可防止一些病毒的传播，过敏反应低和对肾功能影响小，对凝血机制无特殊抑制，且用量无特殊限制，日剂量一般不超过33 mL/kg，是目前安全性和可靠性最优良的血浆代用品。HES分子质量远大于白蛋白的69 ku，为200～1 000 ku。HES作为白蛋白的替代品进行扩容治疗，其预防OHSS的作用与白蛋白相同甚至更有效；但也有一些矛盾的结果，过量输入HES也有一定的风险。HES因其价格低于白蛋白，避免了白蛋白所带来的潜在的病毒传播的可能，现已作为中重度OHSS时首选常用扩容药物。

（3）低分子右旋糖酐：500～1 000 mL的低分子右旋糖酐不仅能扩容，还能有效疏通微循环，但需注意低分子右旋糖酐能减少血小板的黏附性，有出血倾向的患者应慎用。

3. 穿刺放腹水和卵巢囊肿穿刺 腹胀明显（超声下腹水>5 cm）可在超声指导下行腹穿放水，以缓解腹胀，改善呼吸，增加尿量，降低血尿素氮水平，其作用明显优于输液治疗。缓慢放腹水至不能流出为止，文献报道一次最多缓慢引流约6 000 mL，穿刺放液后症状明显缓解。可根据病情每3～5天穿刺引流。有胸腔积液的患者因腹水的减少而减轻症状，因而胸穿不是必须的操作。卵巢囊肿穿刺后吸出囊液可迅速减轻OHSS，但因为卵巢质脆、血管丰富而可能导致出血，严重者需要手术切除卵巢，所以应慎用。

4. 辅以抗组胺类药物扑尔敏、消炎痛及糖皮质激素，以减少毛细血管渗出，具有阻止血浆外漏的作用。

5. 血栓的防治 OHSS血栓形成并不多见，有异常表现时，应鼓励患者活动下肢，必要时使用低分子肝素皮下注射，5 000 IU，每天2次。一般不主张使用利尿剂。利尿剂不能使胸水和腹水减少，反而进一步减少血容量，加重循环障碍，促进血栓并发症。

6. 少尿的处理 少尿时可加用小剂量多巴胺40 mg/d［3～5 μg/（kg·min）］静脉滴注，用以扩张肾静脉和增加肾血流而不影响血压和心率。及时扩容一般能维持正常尿量。病情严重时有肾损害发生少尿者（400 mL/24 h），可采用甘露醇利尿。在患者出现血液浓缩、高血压、低钠血症时禁用利尿剂。已达到血液稀释仍少尿的患者，可静脉注射速尿20 mg。

7. 卵巢扭转 一般增大的卵巢在体内HCG减少后可自行消退，但应警惕卵巢蒂扭转、卵巢黄体血肿破裂、出血等并发症，如有这方面的征兆，应及时行剖腹探查术。

8. 其他治疗　肝功能升高者需用保肝药物治疗。有感染迹象者使用抗生素预防感染。

9. 妊娠处理　由于妊娠后内源性HCG的分泌可加重OHSS症状，因此在治疗过程中，如出现病情加重、难以控制或病情好转后又反复的情况，应注意患者有妊娠的可能，用药时要注意药物的安全性，防止药物对胎儿的影响，同时也要警惕妊娠可以加重OHSS，即使其病情已经得到改善，也不能掉以轻心。对病情严重、治疗效果不好的患者，必要时应果断终止妊娠。

（陈建明）

第四节　卵巢反应不良

卵巢反应不良或卵巢低反应（POR）是指在超促排卵时卵巢对Gn刺激反应不良，不能获得理想的超排卵效果，与卵巢过度反应相反。主要表现为发育成熟的卵泡少，血E2峰值低，Gn用量多，周期取消率高，获卵数少，临床妊娠率很低。在体外受精与胚胎移植（IVF-ET）超排卵周期中，卵巢反应不良的发生率为9%～24%。

在IVF-ET治疗过程中，通过控制性超排卵（COH）获得多个成熟卵子是治疗成功的重要条件，而COH的效果又取决于卵巢的反应性。判断卵巢反应性包括年龄、激素水平如FSH、FSH/LH值、E2、INHB、AMH、个体FSH募集阈值、窦卵泡数量、平均卵巢体积、卵巢手术史等综合评估指标。正确运用以上指标能较有效地预测IVF患者的卵巢对Gn刺激的反应程度，以便于在治疗中及时调整药物剂量。

一、卵巢反应不良的原因

1. 卵巢功能早衰（POF）或卵巢抵抗　内源性FSH水平增高、临界性增高提示卵巢功能可能开始衰退，尽管有正常月经周期，但对Gn反应是不足的。部分患者存在抗卵巢抗体、抗Gn受体抗体而发生卵巢低反应。

2. 促性腺激素抗体　少数卵巢低反应者体内可检测到GnAb存在，垂体促性腺细胞的Gn受体缺乏或Gn受体多态性，因而对Gn的刺激不敏感。

3. 高龄　卵巢储备功能随着年龄的增加而降低，表现为自然受孕和IVF-ET妊娠率的下降。随着年龄的增长、卵子数目降低的同时，卵子质量也在不断下降，其卵细胞发生程序化死亡，卵泡逐渐闭锁、衰竭，可以募集的卵泡很少，致使生育力下降。

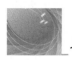

4. 卵巢功能病变或卵巢手术史　卵巢发育不良，其卵巢本身功能缺陷；因卵巢手术如卵巢囊肿剥除术、一侧卵巢切除，或子宫内膜异位症、卵巢结核史等外界因素破坏了卵巢组织或影响了卵巢血供，使卵巢功能受损。

5. 原因不明的不良反应　其内源性Gn水平正常，未发现可导致卵巢反应不良的原因，但对外源性Gn刺激反应仍然很差。

二、诊断标准

卵巢反应不良的诊断标准（2011，ESHRE共识）为满足以下3条中的2条：

1. 高龄（≥40岁）或具有卵巢低反应的其他危险因素。

2. 以往有卵巢低反应病史（常规超促排卵方案获卵数≤3个）。

3. 卵巢储备功能检测结果异常如：窦卵泡数（AFC）≤5个，或者抗苗勒管激素（AMH）0.5～1.1μg/L。

如果患者不属于高龄或者卵巢储备功能检测结果正常，最大刺激后发生2次卵巢低反应，可定义为低反应患者。

三、治疗

卵巢低反应分为两类：一类为绝经前期、卵巢储备减少，即使改变方案或药物也不能增加成熟卵泡数，此类患者在处理上十分困难，预后不佳。另一类为卵巢储备功能正常，但对药物的反应存在差异，通过调整控制性超排卵方案，有可能改善卵巢反应的状况，这类患者预后较好。

1. 增加Gn起始剂量　达到适宜的阈值而增加卵泡募集，Gn 300～450 IU/d，可增加获卵数、提高E2峰值，降低周期取消率。

2. 提前使用Gn　可于月经第2～3天卵泡募集阶段使用Gn，甚至提前到前一周期的晚卵泡期开始使用。

3. 减少GnRH-a降调解的剂量　长效GnRH-a最低可用0.375 mg，短效曲普瑞林0.03～0.05 mg/d。

4. 口服避孕药预处理　在Gn刺激前一周期使用避孕药，可通过负反馈机制抑制卵巢反应不良患者升高的FSH水平，增加卵泡的FSH受体，提高卵巢的敏感性，有助于卵泡的募集。另外，口服避孕药可抑制排卵，使卵巢得以休息，也有助于改善卵巢反应性。

5. 雌激素预处理　在Gn刺激前一周期黄体中期使用E2，抑制垂体过早分泌FSH，防止部分卵泡的提前募集，有利于刺激周期产生大小均一、数目更多的成熟卵泡，提高卵母细胞质量，增加可移植胚胎数，提高妊娠率。常用补佳乐2 mg，每天2次，连用10天，月经来潮停药。于月经第3天行基础B超，根据窦

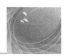

卵泡数、大小和（或）前次用药情况决定Gn起始剂量。

6. 使用GnRH-a超短方案 月经第2天开始皮下注射短效GnRH-a，连续3~5天，周期第3天开始用Gn，利用GnRH-a使用早期的"骤然作用"（flare-up），使体内FSH、LH水平升高，从而增加卵泡的募集。

7. 促性腺激素释放激素拮抗剂（GnRH-A）方案 应用GnRH-A后6 h内直接有效抑制LH水平，防止LH峰的提前出现。可在晚卵泡期使用，无GnRH-a长方案对卵泡早期内源性Gn的抑制，故可增加低反应者的卵泡募集及获卵数。

8. 添加生长激素（GH） 在COH中添加GH有可能增加卵巢对FSH的反应性，促进卵泡生长及类固醇激素的合成，改善卵子质量和黄体功能，改善子宫内膜的容受性，从而提高临床妊娠率。

（1）方法：文献报道GH使用时间不同，包括Gn启动前一周期黄体晚期、Gn启动同时和卵泡中、晚期；使用剂量从2~16 IU/d明显不等。一般使用至注射HCG日停药。

（2）机制：使用GH后1周左右，体内的IGF-Ⅰ水平明显增加，间接增强卵巢的反应性，改善卵巢功能。而强化的关键在于改善发生在黄体中晚期或卵泡早期的卵泡募集，以增加卵泡的数目，据此认为在超排卵中使用GH可能在月经前后的数天使用更为合理。

9. 添加LH 有文献报道，在卵巢低反应患者中，垂体降调节后采用HCG 200 IU/d进行预处理，连续7天，再使用Gn，可以增加小窦卵泡数、获得较好的优质胚胎率和临床妊娠率。

10. 使用雄激素 口服脱氢表雄酮（DHEA）25 mg，3次/d，持续3个月以上，可明显增加卵泡的IGF-Ⅰ水平，增强卵巢对Gn的敏感性，增加窦卵泡数。可持续使用10~12个月，无明显副作用。

11. 来曲唑 芳香化酶抑制剂，间接增加雄激素水平，增强卵巢对Gn的敏感性，协同Gn可以改善卵巢的反应性。月经第3~7天每天口服来曲唑2.5~5 mg，联合Gn 75 IU/d，月经第3~8天开始注射。联合用药有效地改善卵巢低反应，还可减少Gn用量。

12. 自然周期或微刺激周期方案 对卵巢储备减少、通过改变方案或药物也不能增加成熟卵泡数的卵巢反应不良患者，采用自然周期或微刺激周期方案是一种较好的选择，此方案费用低、风险小易为患者接受。对于卵巢低反应患者，通过自然周期卵泡选择可能会得到更好的卵母细胞。

（陈晓燕　陈建明）

参 考 文 献

［1］邵敬於. 人类诱发排卵［M］. 上海：复旦大学出版社，2006：97-191，324-342.

［2］胡琳莉，朱桂金. 超促排卵的并发症及相关问题［J］. 中国实用妇科与产科杂志，2006，22（5）：391-394.

［3］朱亮，邢福祺. 对卵巢高反应者促排卵方案的选择［J］. 中国实用妇科与产科杂志，2006，22（12）：888-890.

［4］孙梅，陈子江. 超排卵对卵巢功能的影响［J］. 中国实用妇科与产科杂志，2006，22（12）：947-949.

［5］庄广伦，李铁，梁小燕. 卵泡发育的基本理论及促超排卵［J］. 实用妇产科杂志，2007，23（3）：129-131.

［6］朱桂金，徐蓓. PCOS患者诱发排卵的方案［J］. 实用妇产科杂志，2007，23（3）：131-134.

［7］于传鑫，李儒芝. 妇科内分泌疾病治疗学［M］. 上海：复旦大学出版社，2009：454-500.

［8］乔杰. 多囊卵巢综合征［M］. 北京：北京大学医学出版社，2010：130-155.

［9］林文琴，陈雅，陈霞，等. 来曲唑联合人绝经期促性腺激素对多囊卵巢综合征患者促排卵的临床研究［J］. 生殖医学杂志，2011，20（3）：193-196.

［10］何方方. 控制性超排卵的个体化治疗［J］. 生殖医学杂志，2011，20（5）：420-424.

［11］李力，乔杰. 实用生殖医学［M］. 北京：人民卫生出版社，2012：337-344，377.

［12］李洁，梁晓燕. GnRH-a/GnRH-A在诱导排卵中的临床应用［J］. 实用妇产科杂志，2007，23（3）：138-139.

［13］王飞凤，王荣，费小阳，等. 促性腺激素释放激素拮抗剂在超促排卵中的应用［J］. 生殖医学杂志，2011，20（6）：479-481.

［14］武明莉，金海霞，孙莹璞，等. 两种促性腺激素释放激素激动剂降调节方案对体外受精结局的影响［J］. 生殖医学杂志，2011，20（5）：391-394.

［15］黄洁，丁卫，王婵，等. 拮抗剂与激动剂长方案促排冻胚移植临床结局分析［J］. 生殖医学杂志，2012，21（1）：21-24.

［16］庄广伦. 现代辅助生育技术［M］. 北京：人民卫生出版社，2005：157-160.

［17］曹云霞，周平. 卵巢过度刺激综合征的诱发因素及其防治［J］. 中国实用妇科与产科杂志，2006，22（5）：325-327.

［18］冯云，牛志宏. 卵巢过度刺激综合征的临床处理［J］. 中国实用妇科与产科杂志，2006，22（12）：892-894.

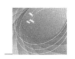

第九章　子宫内膜异位症

具有生长功能的子宫内膜组织（腺体和间质）出现在宫腔被黏膜覆盖以外的部位时称为子宫内膜异位症（EMT），简称内异症。

EMT以痛经、慢性盆腔痛、不孕为主要表现，是育龄妇女的常见病，该病的发病率近年有明显增高趋势，发病率占育龄妇女的10%～15%，占痛经妇女的40%～60%。在不孕患者中，30%～40%合并EMT，在EMT患者中不孕症的发病率为40%～60%。

该病一般仅见于生育年龄妇女，以25～45岁妇女多见。绝经后或切除双侧卵巢后异位内膜组织可逐渐萎缩吸收，妊娠或使用性激素抑制卵巢功能可暂时阻止此病的发展，故EMT是激素依赖性疾病。

EMT虽为良性病变，但具有类似恶性肿瘤远处转移、浸润和种植的生长能力。异位内膜可侵犯全身任何部位，最常见的种植部位是盆腔脏器和腹膜，以侵犯卵巢和宫底韧带最常见，其次为子宫、子宫直肠陷凹、腹膜脏层、阴道直肠膈等部位，故有盆腔EMT之称。

一、发病机制

本病的发病机制尚未完全阐明，关于异位子宫内膜的来源，目前有多种学说。

1. 种植学说　妇女在经期时子宫内膜碎片可随经血倒流，经输卵管进入盆腔，种植于卵巢和盆腔其他部位，并在该处继续生长和蔓延，形成盆腔EMT。但已证实90%以上的妇女可发生经血逆流，却只有10%～15%的妇女罹患EMT。剖宫产手术后所形成的腹壁瘢痕EMT，占腹壁瘢痕EMT的90%左右，是种植学说的典型例证。

2. 淋巴及静脉播散　子宫内膜可通过淋巴或静脉播散，远离盆腔部位的器官如肺、手或大腿的皮肤和肌肉发生的EMT可能就是通过淋巴或静脉播散的结果。

3. 体腔上皮化生学说　卵巢表面上皮、盆腔腹膜都是由胚胎期具有高度化生潜能的体腔上皮分化而来，在反复经血逆流、炎症、机械性刺激、异位妊娠或长期持续的卵巢甾体激素刺激下，易发生化生而成为异位症的子宫内膜。

4. 免疫学说　免疫异常对异位内膜细胞的种植、黏附、增生具有直接和间接的作用，表现为免疫监视、免疫杀伤功能减弱，黏附分子作用增强，协同促进异位内膜的移植。以巨噬细胞为主的多种免疫细胞可释放多种细胞因子，促进异位内膜的种植、存活和增殖。EMT患者的细胞免疫和体液免疫功能均有明显变化，患者外周血和腹水中的自然杀伤细胞（NK）的细胞毒活性明显降低。病变越严重者，NK细胞活性降低亦越明显。雌激素水平越高，NK细胞活性则越低。血清及腹水中，免疫球蛋白IgG、IgA及补体C3、C4水平均增高，还出现抗子宫内膜抗体和抗卵巢抗体等多种自身抗体。因此，个体的自身免疫能力对异位内膜细胞的抑制作用，在本病的发生中起关键作用。

5. 在位内膜决定论　中国学者提出的"在位内膜决定论"揭示了在位子宫内膜在EMT发病中的重要作用，在位内膜的组织病理学、生物化学、分子生物学及遗传学等特质，与EMT的发生发展密切相关。其"黏附-侵袭-血管形成"过程，所谓的"三A程序"可以解释EMT的病理过程，又可以表达临床所见的不同病变。

二、病理

EMT最常见的发生部位为靠近卵巢的盆腔腹膜及盆腔器官的表面。根据其发生部位不同，可分为腹膜EMT、卵巢EMT、子宫腺肌病等。

1. 腹膜EMT　腹膜和脏器浆膜面的病灶呈多种形态。无色素沉着型为早期细微的病变，具有多种表现形式，呈斑点状或小泡状突起，单个或数个呈簇，有红色火焰样病灶，白色透明病变，黄褐色斑及圆形腹膜缺损。色素沉着型为典型的病灶，呈黑色或紫蓝色结节，肉眼容易辨认。病灶反复出血及纤维化后，与周围组织或器官发生粘连，子宫直肠陷凹常因粘连而变浅，甚至完全消失，使子宫后屈固定。

2. 卵巢子宫内膜异位症　卵巢EMT最多见，约80%的内异症位于卵巢。多数为一侧卵巢，部分波及双侧卵巢。初始病灶表浅，于卵巢表面可见红色或棕褐色斑点或小囊泡，随着病变发展，囊泡内因反复出血积血增多，而形成单个或多个囊肿，称为卵巢子宫内膜异位囊肿。因囊肿内含暗褐色黏糊状陈旧血，状似巧克力液体，故又称为卵巢巧克力囊肿，直径大多在10 cm以内。卵巢与周围器官或组织紧密粘连是卵巢子宫内膜异位囊肿的临床特征之一，并可借此与其他出血性卵巢囊肿相鉴别。

3. 子宫骶韧带、直肠子宫陷凹和子宫后壁下段的子宫内膜异位症　这些部位处于盆腔后部较低或最低处，与经血中的内膜碎屑接触机会最多，故为EMT的好发部位。在病变早期，子宫骶韧带、直肠子宫陷凹或子宫后壁下段有散在紫褐色出血点或颗粒状散在结节。由于病变伴有平滑肌和纤维组织增生，形成

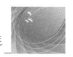

坚硬的结节。病变向阴道黏膜发展时，在阴道后穹隆形成多个息肉样赘生物或结节样疤痕。随着病变发展，子宫后壁与直肠前壁粘连，直肠子宫陷凹变浅，甚至完全消失。

4. 输卵管子宫内膜异位症　内异症直接累及黏膜较少，偶在其管壁浆膜层见到紫褐色斑点或小结节。输卵管常与周围病变组织粘连。

5. 子宫腺肌病　分为弥漫型与局限型两种类型。弥漫型的子宫呈均匀增大，质较硬，一般不超过妊娠3个月大小。剖面见肌层肥厚，增厚的肌壁间可见小的腔隙，直径多在5 mm以内。腔隙内常有暗红色陈旧积血。局限型的子宫内膜在肌层内呈灶性浸润生长，形成结节，但无包膜，故不能将结节从肌壁中剥出。结节内也可见陈旧出血的小腔隙，结节向宫腔突出颇似子宫肌瘤。偶见子宫内膜在肌瘤内生长，称之为子宫腺肌瘤。

6. 恶变　EMT是一种良性疾病，但少数可发生恶变，恶变率为0.7%～1%，其恶变后的病理类型包括透明细胞癌、子宫内膜样癌、腺棘癌、浆液性乳头状癌、腺癌等。EMT恶变78%发生在卵巢，22%发生在卵巢外。卵巢外最常见的恶变部位是直肠阴道隔、阴道、结肠、盆腹膜、大网膜、脐部等。

三、临床表现

（一）症状

1. 痛经　是常见而突出的症状，多为继发性，占EMT的60%～70%。多于月经前1～2天开始，经期第1～2天症状加重，月经净后疼痛逐渐缓解。疼痛多位于下腹深部及直肠区域，以盆腔中部为多，多随局部病变加重而逐渐加剧，但疼痛的程度与病灶的大小不成正比。

2. 性交痛　多见于直肠子宫陷凹有异位病灶或因病变导致子宫后倾固定的患者。当性交时由于受阴茎的撞动，可引起性交疼痛，以月经来潮前性交痛最明显。

3. 不孕　EMT不孕率为40%～60%。主要原因是腹水中的巨噬细胞影响卵巢的分泌功能和排卵功能，导致黄体功能不全（LPD）、未破裂卵泡黄素化综合征（LUFS）、早孕自然流产等。EMT可使盆腔内组织和器官广泛粘连，输卵管变硬僵直，影响输卵管的蠕动，从而影响卵母细胞的拣拾和受精卵的输送；严重的卵巢周围粘连，可妨碍卵子的排出。

4. 月经异常　部分患者可因黄体功能不全或无排卵而出现月经期前后阴道少量出血、经期延长或月经紊乱。内在性EMT患者往往有经量增多、经期延长或经前点滴出血。

5. 慢性盆腔痛　71%～87%的EMT患者有慢性盆腔痛，慢性盆腔痛患者中有83%活检确诊为EMT；常表现为性交痛、大便痛、腰骶部酸胀及盆腔器官功能异常等。

6. 其他部位EMT症状 肠道EMT可出现腹痛、腹泻或便秘。泌尿道EMT可出现尿路刺激症状等。肺部EMT可出现经前咯血、呼吸困难和（或）胸痛。

（二）体征

典型的盆腔EMT在盆腔检查时，可发现子宫后倾固定，直肠子宫陷凹、子宫骶韧带或子宫颈后壁等部位扪及1～2个或更多触痛性结节，如绿豆或黄豆大小，肛诊更明显。有卵巢EMT时，在子宫的一侧或双侧附件处扪到与子宫相连的囊性偏实不活动包块（巧克力囊肿），往往有轻压痛。若病变累及直肠阴道膈，病灶向后穹隆穿破时，可在阴道后穹隆处扪及甚至可看到隆起的紫蓝色出血点或结节，可随月经期出血。内在性EMT患者往往子宫胀大，但很少超过3个月妊娠，多为一致性胀大，也可能感到某部位比较突出犹如子宫肌瘤。如直肠有较多病变时，可触及一硬块，甚至误诊为直肠癌。

四、诊断

（一）病史

凡育龄妇女有继发性痛经进行性加重和不孕史、性交痛、月经紊乱等病史者，应仔细询问痛经出现的时间、程度、发展及持续时间等。

（二）体格检查

1. 妇科检查（三合诊）扪及子宫后位固定、盆腔内有触痛性结节或子宫旁有不活动的囊性包块，阴道后穹隆有紫蓝色结节等。

2. 其他部位的病灶如脐、腹壁瘢痕、会阴侧切瘢痕等处，可触及肿大的结节，经期明显。

临床上单纯根据典型症状和准确的妇检可以初步诊断50%左右的EMT，但大约有25%的病例无任何临床症状，尚需借助下列辅助检查，特别是腹腔镜检查和活组织检查才能最后确诊。

（三）影像学检查

1. 超声检查 可应用于各型内异症，通常用于Ⅲ～Ⅳ期的患者，是鉴别卵巢子宫内膜异位囊肿、直肠阴道膈EMT和子宫腺肌症的重要手段。巧克力囊肿一般直径为5～6 cm，直径＞10 cm较少，其典型的声像图特征如下：

（1）均匀点状型：囊壁较厚，囊壁为结节状或粗糙回声，囊内布满均匀细小颗粒状的反光点。

（2）混合型：囊内大部分为无回声区，可见片状强回声或小光团，但均不伴声影。

（3）囊肿型：囊内呈无回声的液性暗区，多孤立分布，但与卵巢单纯性囊肿难以区分。

（4）多囊型：包块多不规则，其间可见隔反射，分成多个大小不等的囊腔，各囊腔内回声不一致。

（5）实体型：内呈均质性低回声或弱回声。

2. 磁共振（MRI） 对卵巢型、深部浸润型、特殊部位内异症的诊断和评估有意义，但在诊断中的价值有限。

（四）CA125值测定

血清CA125浓度变化与病灶的大小和病变的严重程度呈正相关，CA125≥35 U/mL为诊断EMT的标准，临床上可以辅助诊断并可监测疾病的转归和评估疗效，由于CA125在不同的疾病间可发生交叉反应，使其特异性降低而不能单独作为诊断和鉴别诊断的指标。CA125在监测内异症方面较诊断内异症更有价值。

在Ⅰ～Ⅱ期患者中，血清CA125水平正常或略升高，与正常妇女有交叉，提示CA125阴性者亦不能排除内异症。而在Ⅲ～Ⅳ期有卵巢子宫内膜异位囊肿、病灶侵犯较深、盆腔广泛粘连者，CA125值多升高，但一般不超过200 U/mL。腹腔液CA125的浓度可直接反映EMT病情，其浓度较血清高出100多倍，临床意义比血清CA125大。CA125结合EMAb、B超、CT或MRI可提高诊断准确率。

（五）抗子宫内膜抗体（EMAb）

EMT是一种自身免疫性疾病，因为在许多患者体内可以测出抗子宫内膜的自身抗体。EMAb是EMT的标志抗体，其产生与异位子宫内膜的刺激及机体免疫内环境失衡有关。EMT患者血液中EMAb水平升高，经GnRH-a治疗后，EMAb水平明显降低。测定抗子宫内膜抗体对内异症的诊断与疗效观察有一定的帮助。

（六）腹腔镜检查

腹腔镜检查是诊断EMT的金标准，特别是对盆腔检查和B超检查均无阳性发现的不育或腹痛患者更是重要手段。在腹腔镜下对可疑病变进行活检，可以确诊和正确分期，对不孕的患者还可同时检查其他不孕的病因和进行必要的处理，如盆腔粘连分解术、输卵管通液及输卵管造口术等。

五、子宫内膜异位症的分期

（一）美国生殖学会子宫内膜异位症手术分期

目前，世界上公认并应用的子宫内膜异位症分期法是RAFS分期，即按病变部位、大小、深浅、单侧或双侧、粘连程度及范围，计算分值，定出相应期别。

表9-1　美国生殖学会子宫内膜异位症评分分类修订表（RAFS分期）

内膜异位灶		<1 cm	1～3 cm	>3 cm
腹膜	表浅	1	2	4
	深层	2	4	6
卵巢	右：表浅	1	2	4
	深层	4	16	20
	左：表浅	1	2	4
	深层	4	16	20
子宫直肠凹		无	部分	完全
闭锁		0	4	40
	粘连	<1/3包裹	1/3～2/3包裹	>1/2包裹
卵巢	右：疏松	1	2	4
	致密	4	8	16
	左：疏松	1	2	4
	致密	4	8	16
输卵管	右：疏松	1	2	4
	致密	4*	8*	16
	左：疏松	1	2	4
	致密	4*	8*	16

注：*如输卵管伞端全包围改为16分；当卵巢、腹膜、输卵管和后穹隆同时存在两种病变时，如浅表和深部、疏松和致密，评分仅以较严重的病变为依据。

此评分法将子宫内膜异位症分为4期。Ⅰ期（微小）：1～5分；Ⅱ期（轻度）：6～15分；Ⅲ期（中度）：16～40分；Ⅳ期（重度）：40分以上。

以上分期方法均需经开腹或腹腔镜手术进行，不适用无手术条件患者。

（二）子宫内膜异位症的临床分期

Ⅰ期：不孕症未能找到不孕原因而有痛经者，或为继发痛经严重者。妇科检查后穹隆粗糙不平滑感，或骶韧带有触痛。B超检查无卵巢肿大。

Ⅱ期：后穹隆可触及<1 cm的结节，骶韧带增厚，有明显触痛。两侧或一侧可触及<5 cm肿块或经B超确诊卵巢增大者，附件与子宫后壁粘连，子宫后倾尚活动。

Ⅲ期：后穹隆可触及>1 cm结节，骶韧带增厚或阴道直肠可触及结节，触痛明显，两侧或一侧附件可触及>5 cm肿块或经B超确诊附件肿物者。肿块与子

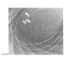

宫后壁粘连较严重，子宫后倾活动受限。

Ⅳ期：后穹隆被块状硬结封闭，两侧或一侧附件可触及直径＞5 cm肿块与子宫后壁粘连，子宫后倾活动受限，直肠或输尿管受累。

对Ⅰ期、Ⅱ期患者选用药物治疗，如无效时再考虑手术治疗。对Ⅲ期、Ⅳ期患者首选手术治疗，对Ⅳ期患者行保守手术治疗预后较差。对此类不孕患者建议在术前药物治疗2～3个月后再行手术，以期手术容易施行，并可较彻底清除病灶。

六、EMT与不孕

在不孕患者中，30%～58%合并EMT，在EMT患者中不孕症的发病率为25%～67%。EMT合并不孕的患者治疗后3年累计妊娠率低于无EMT者；患内异症的妇女因男方无精子行人工授精，成功率明显低于无内异症的妇女。EMT对生育的影响主要有以下因素。

（一）盆腔解剖结构改变

盆腔内EMT所产生的炎性反应以及其所诱发的多种细胞因子和免疫反应，均可损伤腹膜表面，造成血管通透性增加，导致水肿、纤维素和血清血液渗出，经过一段时间后，发生盆腔内组织、器官粘连。其粘连的特点是范围大而致密，容易使盆腔内器官的解剖功能异常。一般EMT很少侵犯输卵管的肌层和黏膜层，故输卵管多为通畅。但盆腔内广泛粘连可导致输卵管变硬僵直，影响输卵管的蠕动，或卵巢与输卵管伞部隔离，从而影响卵母细胞的拣拾和受精卵的输送，严重者可导致输卵管阻塞。如卵巢周围的严重粘连或卵巢子宫内膜异位囊肿破坏正常卵巢组织，可妨碍卵子的排出。

（二）腹水对生殖过程的干扰

内异症患者腹水中的巨噬细胞数量增多且活力增强，不仅吞噬精子，还可释放白细胞介素–1（IL–1）、白细胞介素–2（IL–2）、肿瘤坏死因子（INF）等多种细胞因子，影响精子的功能和卵子的质量，不利于受精过程及胚胎着床。腹水中的巨噬细胞降低颗粒细胞分泌孕酮的功能，干扰卵巢局部的激素调节作用，使LH分泌异常、PRL水平升高、前列腺素（PG）含量增加，影响排卵的正常进行，可能导致LPD、LUFS、不排卵等。临床发现EMT患者IVF–ET的受精率降低。盆腔液中升高的PG可以干扰输卵管的运卵功能，并刺激子宫收缩，干扰着床和使自然流产率升高达50%。

七、EMT治疗

国际子宫内膜异位症学术会议（WEC）曾总结提出对于EMT，腹腔镜、卵

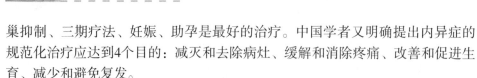
巢抑制、三期疗法、妊娠、助孕是最好的治疗。中国学者又明确提出内异症的规范化治疗应达到4个目的：减灭和去除病灶、缓解和消除疼痛、改善和促进生育、减少和避免复发。

治疗时主要考虑的因素：①年龄；②生育要求；③症状的严重性；④既往治疗史；⑤病变范围；⑥患者的意愿。

（一）有生育要求的内异症治疗方案

对有生育要求的内异症患者，应首先行子宫输卵管造影（HSG），输卵管通畅者，可先采用抑制子宫内膜异位病灶有效的药物，如避孕药、内美通或GnRH-a等药物3~6个周期，然后给予促排卵治疗，对排卵正常但不能受孕者应行腹腔镜检查以明确有无盆腔粘连或引起不孕的其他盆腔因素。若HSG提示病变累及输卵管影响输卵管通畅性或功能，则应行腹腔镜检查确诊病因，在检查的同时完成盆腔粘连分离、异位病灶去除及输卵管矫正手术。EMT患者手术后半年为受孕的黄金时期，术后1年以上获得妊娠的机会大大下降。

有学者认为对EMT Ⅰ~Ⅱ期不孕患者，首选手术治疗，在无广泛病变或经手术重建盆腔解剖结构后，此时期盆腔内环境最有利于受精，子宫内膜的容受性也最高，应积极促排卵尽早妊娠或促排卵后行IUI 3个周期，仍未成功则行IVF。对Ⅲ~Ⅳ期内异症不孕患者手术后短期观察或促排卵治疗，如未妊娠，直接IVF或注射长效GnRH-a 2~3支后行IVF-ET。对病灶残留，内异症生育指数评分低者，术后可用GnRH-a治疗3周期后行IVF。

（二）无生育要求的治疗方案

对于无生育要求的内异症患者，治疗并控制病灶，以最简便、最小的代价来提高生活质量。治疗方法可分为手术治疗、药物治疗、介入治疗、中药治疗等。手术是第一选择，腹腔镜手术为首选。手术可以明确诊断，确定病变程度、类型、活动状态，进行切除、减灭病变，分离粘连，减轻症状，减少或预防复发。

子宫腺肌症症状较严重者，一般需行次全子宫切除或全子宫切除术。年轻且要求生育者，如病灶局限，可考虑单纯切除病灶，缓解症状，提高妊娠率，但子宫腺肌症的病灶边界不清又无包膜，故不宜将其全部切除，因此复发率较高。疼痛较轻者，可以药物治疗。

（三）手术治疗

手术的目的是切除病灶、恢复解剖。手术又分为保守性手术、半保守性手术以及根治性手术。

1. 保守性手术　保留患者的生育功能，手术尽量切除肉眼可见的病灶、剔除囊肿以及分离粘连。适合年龄较轻、病情较轻又有生育要求者。

2. 根治性手术 切除全子宫及双附件以及所有肉眼可见的病灶。适合年龄50岁以上、无生育要求、症状重或者内异症复发经保守手术或药物治疗无效者。

3. 半保守性手术 切除子宫，但保留卵巢。主要适合无生育要求、症状重或者复发经保守手术或药物治疗无效，但年龄较轻希望保留卵巢内分泌功能者。

手术后的复发率取决于病情的严重程度及手术的彻底性。彻底切除或剥除病灶后2年复发率大约为21.5%，5年复发率为40%~50%。手术后使用GnRH-a类药物可用于治疗切除不完全的内异症患者的疼痛，尤其是重度内异症者术后盆腔痛。对于术后想受孕的患者可以不使用该类药物，因为这并不能提高受孕率，而且还会因治疗耽搁怀孕。术后使用促排卵药物，争取术后早日怀孕。如果术后需要使用GnRH-a类药物，注射第3支后28天复查CA125及CA199，CA125降至15 U/mL以下，CA199降至20 U/mL以下，待月经复潮后可行夫精人工授精（IUI）或IVF-ET。

（四）药物治疗

药物治疗的目的是改善妊娠环境，获得妊娠和止痛。常用药物有以下几种：

1. 假孕疗法 长期持续口服高剂量的雌、孕激素，抑制垂体Gn及卵巢性激素的分泌，造成无周期性的低雌激素状态，使患者产生一种高雄激素性的闭经，其所发生的变化与正常妊娠相似，故称为假孕疗法。各种口服避孕药和孕激素均可用来诱发假孕。

（1）口服避孕药：低剂量高效孕激素和炔雌醇的复合片，抑制排卵，下调细胞增殖，加强在位子宫内膜细胞凋亡，可有效安全地治疗EMT患者的痛经。长期连续或循环地使用是可靠的手术后用药，可避免或减少复发。通过阴道环给予雌、孕激素的方式治疗EMT相关疼痛效果及依从性良好。近年国外研究认为，避孕药疗效不差于GnRH-a，且经济、便捷、不良反应小，可作为术后的一类用药。

用法：每天1片，连续服9~12个月或12个月以上。服药期间如发生阴道突破性出血，每天增加1片直至闭经。

（2）孕激素类：

1）地诺孕素：地诺孕素是一种睾酮衍生物，仅结合于孕激素受体以避免雌激素、雄激素或糖皮质激素活性带来的不良反应。在改善EMT相关疼痛方面，地诺孕素与GnRH-a疗效相当。每天口服2 mg，连续使用52周，对骨密度影响轻微。其安全耐受性很好，对血脂、凝血、糖代谢影响很小。给药方便，疗效优

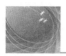

异，不良反应轻微，作为保守手术后的用药值得推荐。

2）炔诺酮5～7.5 mg/d（0.625 mg/片），或安宫黄体酮（MPA）20～30 mg/d（2 mg/片），连服6个月。如用药期间出现阴道突破性出血，可每天加服补佳乐1 mg，或己烯雌酚0.25～0.5 mg。

由于炔诺酮、安宫黄体酮类孕激素疗效短暂，妊娠率低，复发率高，现临床上已较少应用。

2. 假绝经疗法 使用药物阻断下丘脑GnRH-a和垂体Gn的合成和释放，直接抑制卵巢激素的合成，以及有可能与靶器官性激素受体相结合，导致FSH和LH值低下，从而使子宫内膜萎缩，导致短暂闭经。不像绝经期后FSH和LH升高，故名假绝经疗法。常用药物有达那唑、内美通等。

（1）达那唑：是一种人工合成的17α-乙炔睾丸酮衍生物，抑制FSH和LH峰，产生闭经；并直接与子宫内膜的雄激素和孕激素的受体结合，导致异位内膜腺体和间质萎缩、吸收而痊愈。

用法：月经第1天开始口服，每天600～800 mg，分2次口服，连服6个月。或使用递减剂量，300/d逐渐减至100 mg/d的维持剂量，作为GnRH-a治疗后的维持治疗1年，能有效维持盆腔疼痛的缓解。

达那唑宫内节育器能有效缓解EMT有关的疼痛症状，且无口服时的不良反应。达那唑阴道环给药系统有效治疗深部浸润型EMT的盆腔疼痛，不良反应非常少见，可以作为术后长期维持治疗。

（2）孕三烯酮（内美通）：是19-去甲睾酮衍生物，有雄激素和抗雌孕激素作用，作用机制类似达那唑，疗效优于达那唑，不良反应较达那唑轻。其耐受性、安全性及疗效不如GnRH-a。

用法：月经第1天开始口服，每周2次，每次2.5 mg，连服6个月。

3. 其他药物

（1）三苯氧胺（他莫昔芬，TAM）：是一种非甾体类的雌激素拮抗剂，可与雌激素竞争雌激素受体，降低雌激素的净效应，并可刺激孕激素的合成，而起到抑制雌激素作用，能使异位的子宫内膜萎缩，造成闭经，并能缓解因内异症引起的疼痛等症状。但TAM治疗中又可出现雌激素样作用，长期应用可引起子宫内膜的增生，诱发卵巢内膜囊肿增大。

用法：每天20～30 mg，分2～3次口服，连服3～6个月。

（2）米非司酮：能与孕酮受体及糖皮质激素受体结合，下调异位和在位内膜的孕激素受体含量并抑制排卵，造成闭经，促进EMT病灶萎缩，疼痛缓解。

用法：月经第1天开始口服，每天10～50 mg，连服6个月。

（3）有前景的药物：芳香化酶抑制剂类，如来曲唑；GnRH-a-A类药物西

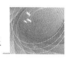

曲瑞克；基质金属蛋白酶抑制剂及抗血管生成治疗药物等。

4. 免疫调节治疗 EMT是激素依赖性疾病，性激素抑制治疗已广泛应用于临床并取得了一定的短期疗效，包括达那唑、GnRH-a和口服避孕药等。但是高复发率以及长期使用产生的严重药物不良反应影响了后续治疗。研究表明EMT的形成和发展有免疫系统的参与，包括免疫监视的缺失，子宫内膜细胞对凋亡和吞噬作用的抵抗以及对子宫内膜细胞有细胞毒性作用的NK细胞活性的降低。因此，免疫调节为EMT治疗开辟了新的途径。目前，以下几种药物在EMT治疗研究中获得了初步疗效。

（1）己酮可可碱：己酮可可碱是一种磷酸二酯酶抑制剂，它既可以影响炎症调节因子的产生，也可以调节免疫活性细胞对炎症刺激的反应，近年来被认为可能对EMT有效而成为EMT免疫调节治疗的研究重点。己酮可可碱可以通过提高细胞内的环磷腺苷水平来减少炎症细胞因子的产生或降低其活性，如肿瘤坏死因子α（TNF-α）。此外还具有抑制T淋巴细胞和B淋巴细胞活化，降低NK细胞活性，阻断白细胞对内皮细胞的黏附等作用。研究发现己酮可可碱可以调节EMT患者腹膜环境的免疫系统功能，减缓子宫内膜移植物的生长，逆转过度活化的巨噬细胞，有效改善EMT相关的不孕。己酮可可碱不抑制排卵，对孕妇是安全的，适用于治疗与EMT相关的不孕症。

手术后使用己酮可可碱治疗轻度EMT，800 mg/d，12个月的妊娠率从18.5%提高到31%，可以明显减轻盆腔疼痛。但也有研究认为并不能明显改善轻度到重度EMT患者的妊娠率，不能降低术后复发率。

（2）抗TNF-α治疗药物：TNF-α是一种促炎症反应因子，是活化的巨噬细胞的主要产物，与EMT的形成和发展有关。EMT患者腹腔液中TNF-α水平增高，并且其水平与EMT的严重程度相关。抗TNF-α治疗除了阻断TNF-α对靶细胞的作用外，还包括抑制TNF-α的产生。该类药物有己酮可可碱、英夫利昔单抗、依那西普、重组人TNF结合蛋白Ⅰ等。

（3）干扰素α2b：干扰素α能刺激NK细胞毒活性，并可促使CD8细胞表达。无论在体外实验或动物模型中，干扰素α2b对于EMT的疗效均得以证实。

（4）白细胞介素12（IL-12）：IL-12的主要作用是调节免疫反应的可适应性。IL-12可以作用于T淋巴细胞和NK细胞，从而诱导其他细胞因子的产生。其中产生的干扰素-γ可以进一步增强NK细胞对子宫内膜细胞的细胞毒性作用，以及促进辅助性T淋巴细胞反应的产生。小鼠腹腔内注射IL-12明显减小异位子宫内膜病灶的表面积和总重量。但目前缺乏临床试验证实其疗效。

（5）中药：中医认为扶正固本类中药多有免疫促进作用，有促肾上腺皮质功能及增强网状内皮系统的吞噬作用，增加T淋巴细胞的比值。活血化瘀类中药对体液免疫与细胞免疫均有一定的抑制作用，不仅能减少已生成的抗体，而且还抑制抗体形成，对已沉积的抗原抗体复合物有促进吸收和消除的作用，还有抗炎、降低毛细血管通透性等作用。由丹参、莪术、三七、赤芍等组方的丹莪妇康煎具有增强细胞免疫和降低体液免疫的双向调节作用，疗效与达那唑相似。由柴胡、丹参、赤芍、莪术、五灵脂组方的丹赤坎使33%的EMT患者局部体征基本消失，NK细胞活性升高。但是中药的具体免疫调节作用尚缺乏实验室证据的支持，且报道的临床疗效可重复性不强。

5. 左炔诺孕酮宫内缓释系统（LNG-IUS，商品名曼月乐）　LNG-IUS直接减少病灶中的E2受体，使E2的作用减弱导致异位的内膜萎缩，子宫动脉阻力增加，减少子宫血流量，减少子宫内膜中前列腺素的产生，明显减少月经量，改善EMT患者的盆腔疼痛，缓解痛经症状。与GnRH-a相比，LNG-IUS缓解EMT患者痛经疗效相当，减少术后痛经复发。不增加心血管疾病风险，且降低血脂，不引起低雌激素症状，没有减少骨密度的严重不良反应，可长期应用。不规则阴道流血发生率高于GnRH-a。如果EMT患者需要长期治疗，可优先选择LNG-IUS，在提供避孕的同时，是治疗子宫内膜异位症、子宫腺肌病和慢性盆腔痛的有效、安全、便捷的治疗手段之一，尤其适用于合并有子宫腺肌症的EMT患者长期维持治疗。

曼月乐含52 mg左炔诺孕酮，每天释放20 μg，可有效使用5年。

放置曼月乐一般选择在月经的7天以内；如果更换新的曼月乐可以在月经周期的任何时间。早孕流产后可以立即放置，产后放置应推迟到分娩后6周。

6. 促性腺激素释放激素激动剂（GnRH-a）　GnRH-a是目前最受推崇、最有效的子宫内膜异位症治疗药物。连续使用GnRH-a可下调垂体功能，造成药物暂时性去势及体内Gn水平下降、低雌激素状态。由于卵巢功能受抑制，产生相应低雌激素环境，使内异症病灶消退。目前常用的有长效制剂如进口的曲普瑞林、戈舍瑞林、布舍瑞林等；国产的长效制剂有亮丙瑞林（丽珠制药），短效制剂如丙氨瑞林（安徽丰原）。

（1）用法：长效制剂于月经第1天开始注射，每28天注射1/2～1支，注射3～6支，最多不超过6支。

（2）副作用：主要为雌激素水平降低所引起的类似围绝经期综合征的表现，如潮热、多汗、血管舒缩不稳定、乳房缩小、阴道干燥等反应，占90%左右，一般不影响继续用药。严重雌激素减少，E2<734 pmol/L，可增加骨中钙的吸收，而发生骨质疏松。

（3）反向添加疗法（Add-back）：指联合应用GnRH-a及雌、孕激素，使体内雌激素水平达到所谓"窗口剂量"，即不影响内异症的治疗，又可最大限度地减轻低雌激素的影响。其目的是减少血管收缩症状以及长期使用GnRH-a对于骨密度的损害。可以用雌、孕激素的联合或序贯方法。

用药方法：应用GnRH-a 3个月后，联合应用以下药物。

①GnRH-a+补佳乐1～2 mg/d+安宫黄体酮2～4 mg/d。

②GnRH-a+补佳乐1～2 mg/d+炔诺酮5 mg/d。

③GnRH-a+利维爱2.5 mg/d。

雌二醇阈值窗口概念：血清E2在110～146 pmol/L为阈值窗口，在窗口期内可不刺激EMT病灶生长，亦能满足骨代谢和血管神经系统对雌激素的需求，故可适当添加激素维持雌激素阈值水平，减少不良反应。适当的反加不影响GnRH-a疗效，且有效减少不良反应，延长用药时间。

（4）GnRH-a反减治疗：以往采用GnRH-a先足量再减量方法，近年有更合理的长间歇疗法，延长GnRH-a用药间隔时间至6周1次，共用4次，亦能达到和维持有效低雌激素水平，是经济有效且减少不良反应的给药策略，但其远期复发率有待进一步研究。

（五）药物与手术联合治疗

手术治疗可恢复正常解剖关系，去除病灶并同时分离粘连，但严重的粘连使病灶不能彻底清除，显微镜下和深层的病灶无法看到，术后的并发症有时难以避免。手术后的粘连是影响手术效果、导致不孕的主要原因。药物治疗虽有较好的疗效，但停药后短期内病变可能复发，致密的粘连妨碍药物到达病灶内而影响疗效。根据病情程度在手术前后药物治疗。术前应用GnRH-a，在低雌激素作用下，腹腔内充血减轻，毛细血管充血和扩张均不明显，使粘连易于分离，卵巢异位瘤易于剥离，有利于手术的摘除，还可预防术后粘连形成。术后用1～2个月的药物，可以抑制手术漏掉的病灶，预防手术后的复发。

八、EMT的复发与处理

内异症复发指手术和规范药物治疗，病灶缩小或消失以及症状缓解后，再次出现临床症状且恢复至治疗前水平或加重，或再次出现子宫内膜异位病灶。内异症总体的复发率高达50%以上，作为一种慢性活动疾病，无论给予什么治疗，患者总处于复发的危险之中，特别是年轻的、保守性手术者。实际上，难以区分疾病的再现或复发，还是再发展或持续存在，更难界定治疗后多长时间再出现复发。无论何种治疗很难将异位灶清除干净，尤其是药物治疗。复发的生物学基础是异位内膜细胞可以存活并有激素的维持。这种异位灶可以很"顽强"，在经过全期妊娠已经萎缩的异位种植可能在产后1个月复发。亦有报道在经过卵巢抑制后3个星期，仅在激素替代3天即可再现病灶。复发的主要表现是疼痛以及结节或包块的出现，80%于盆腔检查即可得知，超声扫描、血清CA125检查可助诊，最准确的复发诊断是腹腔镜检查。一般以药物治疗的复发率为高，1年的复发率是51.6%。保守性手术的每年复发率是13.6%，5年复发率是40%～50%。

EMT复发的治疗基本遵循初治原则，但应个体化。如药物治疗后痛经复发，应手术治疗。手术后内异症复发可先用药物治疗，仍无效者应考虑手术治疗。如年龄较大、无生育要求且症状严重者，可行根治性手术。对于有生育要求者，未合并卵巢子宫内膜异位囊肿者，给予GnRH-a 3个月后进行IVF-ET。卵巢子宫内膜异位囊肿复发可进行手术或超声引导下穿刺，术后给予GnRH-a 3个月后进行IVF-ET。

（陈建明）

参 考 文 献

［1］邵敬於. 性激素的临床应用［M］. 上海：复旦大学出版社，2003：220-250.

［2］郁琦，邓成艳，何方方. 子宫内膜异位症不孕的诱导排卵治疗［J］. 实用妇产科杂志，2007，23（3）：135-137.

［3］沈芳华，袁蕾，刘惜时，等. 保守性手术治疗对不同类型子宫内膜异位症合并不孕的疗效探讨［J］. 实用妇产科杂志，2008，24（2）：88-91.

［4］罗丽兰. 不孕与不育［M］. 2版. 北京：人民卫生出版社，2009：374-395.

［5］吕东昊. 子宫内膜异位症免疫调节治疗的研究进展［J］. 实用妇产科杂志，2010，26（6）：419-422.

［6］张惜阴. 实用妇产科学［M］. 2版，北京：人民卫生出版社，2010：859-869.

［7］薛敏. 实用妇科内分泌诊疗手册［M］. 2版. 北京：人民卫生出版社，2010：85-92.

［8］郎景和. 以转化医学的观点促进子宫内膜异位症的研究［J］. 国际妇产科学杂志，2011，38（4）：261-262.

［9］陈超. 子宫内膜异位症保守性手术后药物治疗进展［J］. 国际妇产科学杂志，2011，38（4）：275-278.

［10］胡碧洪，李莉芳，王帅，等. 腹腔镜诊治子宫内膜异位症相关性慢性盆腔痛的临床研究［J］. 实用妇产科杂志，2011，27（10）：751-753.

［11］阮菲，林俊. 复发性子宫内膜异位症合并不孕处理中的相关问题［J］. 实用妇产科杂志，2011，27（12）：881-882.

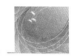

第十章　输卵管性不孕

输卵管因为炎症、肿瘤、息肉、宫内感染、子宫内膜异位症等病变导致输卵管阻塞、通而不畅、输卵管周围粘连，是不孕的重要原因，占不孕的25%～35%。

输卵管在女性生殖中起重要作用，输卵管不仅是连接卵巢和子宫的渠道，而且还具有拾卵、贮卵、输精及担负着运送配子和受精卵的作用，而且为胚胎的早期发育提供场所和环境。受精卵和早期胚胎在输卵管内运输是靠输卵管上皮纤毛运动和输卵管正常蠕动来完成，因此，无论是输卵管器质性病变，还是支配输卵管的自主神经功能障碍，或是内分泌功能失调，只要影响输卵管的通畅和正常生理功能，均可导致不孕。

一、病因

引起输卵管性不孕的高危因素包括输卵管原发性病变，如输卵管先天畸形；输卵管继发性损伤或机械性阻塞，如慢性盆腔炎、子宫内膜异位症（EMT）、异位妊娠、腹部手术后盆腔粘连、反复人工流产和药物流产。

输卵管性不孕患者中有盆腔炎史者占35%～40%，其中约1/3有反复感染史；盆腔炎发作1次、2次、3次后输卵管性不孕的患病率分别为12%、23%及54%。子宫输卵管造影的结果显示输卵管阻塞的发生率为32%～68%。输卵管阻塞与人工流产术后继发感染相关，且与流产次数成正比。有1次人工流产史者，输卵管阻塞约占22%，有3次人工流产史者，输卵管阻塞约占44%，有5次及以上人工流产史者，输卵管阻塞约占75%。有流产后感染史者，输卵管阻塞可达70%；有不全流产及流产后出血2周以上者，输卵管阻塞可达40%以上。

（一）输卵管和盆腔炎症

输卵管性不孕的最重要最常见的原因是输卵管和盆腔炎症。因不孕就诊的输卵管炎病变皆为慢性输卵管炎。输卵管通畅是受孕必不可少的条件之一。当发生炎症时，输卵管最狭窄的部分及伞端很容易发生粘连或完全闭锁，因而造成不孕。炎症还可以造成输卵管壁僵硬和周围粘连，影响输卵管蠕动，同时输卵管内膜炎可破坏和影响纤毛的活动，妨碍胚子、受精卵和早期胚胎在输卵管内的运送，导致不孕。输卵管内膜炎治疗不彻底可导致输卵管黏膜粘连闭塞、伞端闭塞或盆腔炎。如有渗出液或脓液积聚，可形成输卵管积脓，与卵巢粘连形成炎性包块。输卵管炎可以有上行感染造成，如不全流产、残留胎盘的继发炎症、宫内节育器等导致子宫内膜局部病灶而引起上行性感染；也可继发于阑尾炎或其他盆腹膜炎症，尤其是在输卵管伞部或卵巢周围形成炎症粘连，使输卵管伞部不能将卵巢排出的卵细胞吸入输卵管内与精子相遇。输卵管炎症同时又有阻塞时，管腔渗出物逐渐积留于输卵管腔内可造成输卵管积水或积脓。近年来人工流产、药物流产和引产的年轻女性数量明显增加，造成输卵管炎症和输卵管阻塞的发病率明显升高。部分患者无急性输卵管炎临床表现，或只为亚临床感染，引起输卵管黏膜不同程度的粘连、阻塞。常见致病菌有细菌、病毒、衣原体、支原体和淋球菌等。

（二）子宫内膜异位症

内异症引起不孕的原因有盆腔结构改变、腹水对生殖过程的干扰造成内分泌紊乱等。盆腔解剖结构改变对输卵管功能的影响是重要的原因。盆腔内EMT所产生的炎性反应造成盆腔内组织、器官粘连。其粘连的特点是范围大而致密，容易使盆腔内器官的解剖功能异常。一般EMT很少侵犯输卵管的肌层和黏膜层，故输卵管多为通畅。但盆腔内广泛粘连可导致输卵管变硬僵直，影响输卵管的蠕动，或卵巢与输卵管伞部隔离，从而影响卵母细胞的拣拾和受精卵的输送，严重者可导致输卵管阻塞。如卵巢周围的严重粘连或卵巢子宫内膜异位囊肿破坏正常卵巢组织，可妨碍卵子的排出。

二、输卵管性不孕的诊断

临床常用的有输卵管通液、X线下子宫输卵管造影（HSG）、子宫输卵管超声造影（HyCoSy）、宫腔镜输卵管插管通液、腹腔镜检查。其他有输卵管镜检查、放射性核素子宫输卵管造影。常用检查方法的应用评价如下：

（一）输卵管通液

输卵管通液的优点是无需特殊设备，简便易行、副作用少，费用低，还有治疗作用，能多次重复操作，可作为输卵管通畅性的初步诊断和治疗之用。如在输卵管通液术前和术后阴道B超检查，可通过盆腔内液体多少变化来提高输卵管通液诊断的准确性。输卵管通液缺点是无法观察子宫及输卵管的内部情况，无法判断何侧输卵管通畅或阻塞、阻塞部位及阻塞性质，假阻塞或假通畅率较高，如输卵管积水管腔粗大，一侧管腔可以容纳20mL以上的液体而产生通畅的假象。对怀疑输卵管积水者，通液术后做B超检查，可确诊有无积水。对诊断不明确或怀疑输卵管阻塞、积水或通畅不良伴粘连者，可做HSG确诊。循证医学认为输卵管通液检查无助于不孕症患者的病因诊断，故目前多不推荐使用输卵管通液检查作为输卵管性不孕的诊断依据。

（二）子宫输卵管造影

HSG反映输卵管通畅性的敏感性和特异性达79%和58%，被多数学者推荐为输卵管性不孕的一线检查方案。HSG可以直观地显示子宫腔的大小、形态、有无畸形，宫颈内口松弛或狭窄，宫腔粘连，输卵管形态、长度、走向、管腔直径，能较准确判断输卵管通畅、阻塞部位、阻塞性质、输卵管积水、输卵管周围粘连及输卵管功能状态等，并可预测腹腔镜手术的必要性和预后。HSG在提供输卵管内部结构及确定阻塞部位方面，优于腹腔镜；在明确盆腔内疾病及粘连方面，不及腹腔镜。HSG诊断准确率较高，与腹腔镜检查相比，诊断符合率约80%。但推注造影剂时有时发生输卵管痉挛，或增生的内膜、息肉或肿瘤等阻塞输卵管开口时，可能造成输卵管不通的假象。另外，HSG诊断的准确性与造影技术、摄片时间和阅片医生的经验有关。

（三）子宫输卵管超声造影

子宫输卵管声学造影操作简便、无放射线、副作用少、准确性较高，效果优于普通输卵管通液，与腹腔镜检查（腹部B超）相比，诊断符合率为50%。如用阴道B超，患者不需充盈膀胱，盆腔扫描清晰度高，与HSG准确性基本相同。缺点为对单侧输卵管阻塞的诊断准确率较低，不能观察输卵管内部结构，不能明确输卵管阻塞的确切部位，亦不易获得满意的图片。除碘过敏外，目前尚不能取代HSG而广泛应用。

采用声诺维造影剂三维彩超子宫输卵管造影术，能够更加准确地反映输卵管的结构、走行、阻塞部位，诊断准确率达89.1%；并且获得的造影图像立体、形象、客观，更有利于临床医生的观察和判断。

（四）宫腔镜检查

宫腔镜下可以直视子宫腔内的生理与病理变化，直视下定位取内膜活检，进行宫腔内治疗和手术，如宫腔内残留异物取出、子宫内粘连分解、子宫纵隔切开、黏膜下子宫肌瘤或内膜息肉摘除术等。可以观察输卵管开口的形状、子宫内膜发育情况、内膜息肉、肌瘤、畸形、粘连、异物、炎症等，也可发现微小组织变异，如局限性子宫内膜增厚、草莓样腺体开口、异性血管等。宫腔镜下输卵管插管通液诊断输卵管通畅性准确性高，对输卵管近端阻塞治疗效果较好。

宫腔镜比传统的诊断性刮宫、HSG以及B超检查更直观、准确、可靠，能减少漏诊，被誉为现代诊断宫腔内病变的金标准。

（五）腹腔镜检查

腹腔镜下通液是评价输卵管通畅性的金标准。在腹腔镜直视下观察盆腔，并经宫颈口注入亚甲蓝液，观察亚甲蓝液在输卵管内的流动情况，即可判断输卵管是否通畅和明确阻塞部位。术中还能直接观察子宫、双侧输卵管和卵巢的形态，了解有无盆腔粘连、炎性包块、结核、子宫内膜异位症、肿瘤或畸形等，且可取活检。腹腔镜检查对子宫内膜异位症的诊断准确性高。检查同时还可对子宫、双侧附件及盆腔的异常情况进行处理，如分离粘连、囊肿剥除、电灼内异症病灶、输卵管造口术等。腹腔镜不能了解宫腔及输卵管管腔的情况，手术费用高，对技术和设备的要求也较高，手术可能发生并发症。

近年来，经阴道注水腹腔镜（THL）联合宫腔镜检查在输卵管不孕的诊断和治疗方面得到了广泛的关注。THL是经直肠子宫陷凹入路，穿刺套管，注入生理性液体作为盆腔膨胀媒介，进入微小内镜，进行诊断和治疗的新型微创手术。在液体的环境中，输卵管、卵巢保持自然位置，便于对其结构进行系统观察。手术可在门诊局部麻醉下进行，手术创伤小、无需腹壁切口、费用低，对于检查不孕症和一些盆腔疾患较为准确。术中可观察盆腔情况，同时还可进行简单的治疗性操作，如分离轻度粘连、输卵管通液、活检、卵巢打孔术等。但THL对盆腔前部病变无法观测，另外盆腔粘连可影响对盆腔的全面检查，THL检查存在一定的局限性，因此应该严格掌握手术指征。

（六）输卵管镜

输卵管镜是一种可以直视输卵管内部结构以发现输卵管管腔内各种病理改变的检查方法。在输卵管镜下直视整条输卵管内膜情况，可以发现输卵管近段不同程度的狭窄、粘连、息肉、黏液栓及内膜憩室等病变，以及远端炎性血管管型、黏膜萎缩、原发上皮皱襞消失等输卵管积水的特征性改变。并可在直视下插管通液、取出管腔内的栓子、取活检及分离粘连等。其最主要的优点在于，对输卵管性不孕的患者在决定首选显微手术或IVF前，对输卵管的病变作出非侵袭性的评价，而对原因不明性不孕症则具有诊断和治疗的双重作用。输卵管镜价格昂贵、易损坏，检查和疏通术费用较高；操作复杂，视野小，对人员和技术的要求均较高，疏通疗效并不突出，临床价值尚待研究。

三、输卵管性不孕的治疗

（一）药物治疗

对患有慢性盆腔炎症者，首先抗炎、对症治疗。

1. 抗生素　选择敏感抗生素，月经第5天开始，连服15～20天。第2个月开始宫腔注药。

2. 地塞米松　20天减量法。月经第5天开始服，每天3 mg服5天，2.25 mg服5天，每天1.5 mg服5天，每天0.75 mg服5天，共20天。与抗生素联合应用。

3. 中药　选择口服大黄䗪虫丸、桂枝茯苓胶囊、桃红四物汤等。选用活血化瘀、软坚散结中药液保留灌肠。这些中药具有活血化瘀、理气行滞、清热解毒、软坚散结之功效，并具有抑菌、抗炎、消除粘连、疏通管道等作用。

4. 物理疗法 超短波透热疗法，药物离子导入等。

（二）手术治疗

根据输卵管病变的部位、性质及阻塞的程度选用不同手术方法治疗。

1. 宫腔注药 手术时间、方法及禁忌证同输卵管通液。选择庆大霉素、地塞米松、α-糜蛋白酶加生理盐水或低分子右旋糖酐30～50 mL，隔天1次，每月宫腔注药2～3次，或复方丹参注射液14 mL加生理盐水20 mL宫腔注药。

宫腔注药前后B超检查对照。根据注液压力大小、注液量、腹痛情况结合B超下检查子宫直肠凹液体量的增加与否，可以判断宫腔注药效果。如果注药的阻力越来越小，表示管腔阻塞部分逐渐被疏通；输卵管完全通畅后第2个月可做HSG，了解输卵管通畅度。如果注药治疗2～3次无明显进展，则应停止宫腔注药治疗。

宫腔注药价格便宜，操作简便，不需特殊设备，适用于输卵管近端管腔狭窄、管腔轻度粘连阻塞，黏液栓阻塞或输卵管通畅不良伴输卵管周围轻度粘连的患者。对输卵管积水、伞端阻塞及周围粘连疗效不佳。

反复的宫腔操作可能增加子宫和输卵管感染，导致医源性的输卵管阻塞、盆腔炎症或盆腔粘连。

2. 宫腔镜下输卵管插管通液治疗

（1）输卵管插管通液的指征：

1）HSG显示输卵管通而不畅。

2）先天性输卵管纤细、迂曲、过长者。

3）输卵管近端阻塞，尤其是子宫角部阻塞者效果较好。

4）轻度管腔粘连或阻塞的患者。

（2）输卵管插管通液通畅度判断及注意事项：插管通液时以液体反流和推注压力大小来判断输卵管通畅度，20 kPa为阻力小，53.33～106.67 kPa为阻力中等，＞133.33 kPa为阻力大。

插管通液时可同时用腹部B超监测注入液体的流向，以及输卵管内、卵巢窝周围或子宫直肠陷凹液体聚集状况。

通液后5～7天B超复查，了解有无输卵管积水、盆腔积液等。若无异常情况，可每月通液1次，直至输卵管通畅为止。必要时选择HSG复查。

输卵管远端阻塞最好选择宫、腹腔镜联合手术。

（3）输卵管插管通液疗效及特点：可直接检视子宫腔内的生理、病理变化和输卵管开口情况，直视下定位子宫内膜活检。对合并有子宫内膜息肉、黏膜

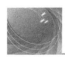

下肌瘤等轻微病变的患者可同时给予治疗。输卵管插管通液是直接将液体注入输卵管管腔内，在输卵管管腔内形成较高的压力，容易使管腔轻度粘连、组织碎片及黏液栓、小血栓等被冲开。

输卵管插管通液的疗效高于宫腔注药，且腹痛明显减轻。缺点是宫腔镜无法观察及评价输卵管伞端及盆腔粘连情况，对输卵管远端阻塞、伞端积水治疗效果差。无腹腔镜监视下插管有时可能造成输卵管穿孔。

3. 介入放射学治疗　由于输卵管的特殊解剖和形态，药物治疗很难取得满意疗效。输卵管介入再通术主要是采用导管导丝等专门器材，通过插入导管、导丝，利用导丝的推进、扩张、分离作用等，使输卵管疏通至伞端。该手术具有直观性、可视性、操作简便、安全、损伤小的优点，可在门诊进行；熟练者输卵管插管成功率约96%，手术时间一般20 min左右，术后观察1 h即可回家。介入再通术成功者，术后第2个月再次行HSG，评估输卵管通畅情况。如输卵管正常可以促排卵治疗，早日妊娠。如输卵管再次阻塞，可行第2次介入再通术。

介入治疗为治疗输卵管阻塞开辟了一条新的治疗途径，主要用于输卵管近端阻塞者。近端阻塞再通成功率为80%～90%，术后4年妊娠率50%。

输卵管介入再通术对于输卵管近端阻塞比输卵管远端阻塞的再通率和受孕率高，壶腹部阻塞疗效次之，而伞部阻塞疗效最差。

输卵管介入再通术是治疗输卵管阻塞性不孕症较好的方法，但该方法需要一定的设备条件，并难以反复使用而受到限制。

4. 腹腔镜治疗　腹腔镜手术适用于输卵管远端阻塞，如伞端狭窄、闭锁、积水、积脓；输卵管结扎术后要求复通；采用辅助生殖技术前的辅助治疗，如输卵管积水行输卵管结扎术；其他类型可进行输卵管造口、整形、松解盆腔粘连等治疗，恢复盆腔的正常解剖形态和功能。腹腔镜手术创伤小、恢复快、住院时间短、较安全。使用腹腔镜对输卵管伞端及其周围粘连行分离术，术后宫内妊娠率为29%～62%，与显微手术52%的妊娠率相近；造口术后宫内妊娠率为19%～48%。但腹腔镜不能评估不孕症患者宫腔情况，对输卵管近端阻塞或管腔内粘连无法治疗。

常用的手术方法有以下几种：

（1）输卵管伞端及其周围粘连分离术：适用于HSG显示输卵管通畅，而伞端周围粘连。首选腹腔镜手术，术后宫内妊娠率与显微手术相近。

（2）输卵管造口术：HSG显示输卵管伞端粘连闭锁，可施行输卵管远端造口术。腹腔镜造口术后宫内妊娠率约25%。该手术复发率较高，术后伞端口再闭锁或输卵管周围再次粘连，影响输卵管伞捕捉成熟卵功能。

对患有输卵管积水者不宜做造口术。因为输卵管积水者其输卵管管腔内黏

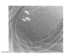

膜、纤毛细胞都已受到损害，伞端有粘连，即使经过手术治疗，通液表示基本通畅，但输卵管黏膜的功能减弱甚至消失，并且输卵管伞端和输卵管管腔很容易再次发生粘连，输卵管妊娠的可能性较高。在IVF-ET时，输卵管积水管腔内的液体不断流入宫腔，胚胎移入宫内，受到液体毒性的损害不能生存，必须将积水的输卵管从输卵管根部结扎。

（3）输卵管-子宫吻合术：适用于输卵管间质部及峡部阻塞者。

（4）输卵管端端吻合术：适用于输卵管结扎后要求复孕者。此类手术成功率较高，妊娠率可达84%。

5.宫腔镜联合腹腔镜治疗　适用于输卵管阻塞同时可能存在宫腔病变的不孕患者。宫、腹腔镜联合应用治疗输卵管性不孕，克服了二者单独使用的局限性，可在直视下发现宫腔及盆腔异常情况并同时治疗。宫腔镜治疗输卵管近端阻塞和管腔粘连效果最好，在腹腔镜监视下宫腔镜直视输卵管插管通液，可避免插管过深或角度不当引起子宫穿孔的危险。腹腔镜治疗远端阻塞效果较好，并可行盆腔粘连松解以恢复子宫、输卵管、卵巢的正常解剖位置与生理功能，盆腔EMT病灶去除，输卵管末端阻塞的造口术等。

6.体外受精-胚胎移植（IVF-ET）　为解决输卵管性不孕，IVF-ET技术应运而生。该技术跨越了妊娠必须依赖输卵管的人类生殖历史，开创了人类治疗不孕症的辅助生殖技术的新纪元。IVF-ET技术的诞生被认为是20世纪世界医学史上最伟大的事件之一，标志性事件为1978年7月25日世界上首位试管婴儿Louise Brown在英国诞生。输卵管性不孕是IVF-ET的首选适应证，对无法疏通或手术难以矫正的输卵管阻塞、输卵管积水、严重盆腔粘连影响拾卵或受精卵输送障碍的输卵管性不孕，可选用IVF-ET。IVF-ET是一种具有远大前景的人工助孕技术，目前国内已普遍开展此项业务。IVF-ET对技术、设备要求较高，手术费用昂贵，妊娠率40%左右。

（陈建明）

参 考 文 献

［1］徐雁飞.腹腔镜对女性不孕症的诊断和治疗［J］.实用妇产科杂志，2006，22（6）：338-340.

［2］冯缵冲，杨波，施永鹏.女性不孕症中宫腔镜、腹腔镜的应用［J］.国外医学：妇产科分册，2007，34（4）（增刊）：25-26.

［3］罗欣，漆洪波.盆腔炎性疾病与不孕不育的关系［J］.中国实用妇科与产科杂志，2008，24（4）：256-257.

［4］刘晓瑗. 人工流产与继发不孕［J］. 中国实用妇科与产科杂志，2009，25（10）：749-751.

［5］罗丽兰. 不孕与不育［M］. 2版. 北京：人民卫生出版社，2009：187-212.

［6］张丽，刘效群，石彬. 输卵管性不孕的诊断与治疗［J］. 中国计划生育学杂志，2012，24（4）：277-279.

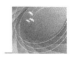

第十一章 内分泌失调性不孕

第一节 排卵障碍

一、排卵障碍概述

排卵障碍，又称为不排卵，是女性不孕症的主要原因之一，也是许多妇科疾病所共有的一个症状，占不孕症病因的25%~30%。

排卵障碍除引起不孕外，还可导致月经失调、闭经等症状。另外，如果长期不排卵，性激素代谢紊乱，子宫内膜受单一雌激素长期刺激，导致过度增生而无周期性孕激素的对抗作用，易发生子宫内膜癌。所以对排卵障碍者应给予足够的重视，进行积极的检查和治疗。

二、排卵障碍的原因

卵泡发育及排卵是由下丘脑-垂体-卵巢性腺轴调控的，所以性腺轴的任何一个部位异常都可引起排卵障碍。

（一）下丘脑性无排卵

于下丘脑促性腺激素释放激素（GnRH）缺乏或分泌形式失调而导致排卵障碍。包括先天性下丘脑-垂体功能缺陷，亦可为继发于损伤后、肿瘤、炎症及放射等所致的下丘脑激素GnRH合成和分泌障碍，以及其他内分泌异常引起的下丘脑不适当的反馈调节所致的排卵障碍。

1. 器质性因素所致的排卵障碍　颅咽管肿瘤、Kallman综合征、外伤、颅内感染等。

2. 功能性因素　严重的精神障碍或过度紧张、体重过轻或肥胖、剧烈运动、神经性厌食，长期服用安定镇静类药物、避孕药、某些减肥药等。

（二）垂体性无排卵

1. 器质性因素　希恩综合征、垂体肿瘤、空蝶鞍综合征。

2. 功能性因素　垂体促性腺激素低下性闭经，功能性高PRL血症。

（三）卵巢性无排卵

卵巢是卵泡发育成熟以及排卵场所，卵巢本身或其他任何引起卵巢器质性

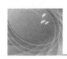

病变或功能异常的疾病均会引起排卵障碍。由于手术切除双侧卵巢或双侧卵巢经放射治疗后，卵巢组织被破坏以致功能丧失，导致无卵泡发育；先天性卵巢发育不全、单纯性腺发育不全综合征、性腺形成不全症（Turner's）患者卵泡发育不良；卵巢早衰（POF）、多囊卵巢综合征（PCOS）、未破裂卵泡黄素化综合征（LUFS）等是常见的卵巢功能异常出现排卵障碍的疾病。有关内容可参阅各有关章节。

（四）其他内分泌器官功能异常

如甲状腺、肾上腺皮质功能异常引起的排卵障碍，如甲状腺功能亢进、甲状腺功能低下、肾上腺皮质功能亢进、库欣综合征、肾上腺皮质肿瘤、肾上腺皮质功能低下。

三、排卵障碍的诊断

排卵障碍分为卵泡发育障碍和卵泡排出障碍，临床上两种情况都比较常见。准确预测并诊断排卵对指导不孕夫妇性交、人工授精及体外受精-胚胎移植（IVF-ET）等起关键性作用。但由于个体差异及同一个体每个月经周期都有不同变化，至今尚无一种简便且完全可靠的方法预测排卵。排卵障碍导致月经失调及不孕，应该查清病因，及时治疗。

（一）排卵障碍病史

规律的月经来潮与卵泡发育以及排卵关系密切，因此，诊断排卵障碍时首先询问患者的月经是否正常，有无不规则或闭经的情况。过去有无慢性疾病，如结核、贫血和消化吸收不良等，是否动过手术，以往性发育的情况和有无职业性的有毒物质影响等，以使初步推测有无可能影响排卵的病变。

排卵障碍也是许多妇科疾病所共有的一个症状，应该详细询问既往有无导致排卵障碍的疾病，临床常见的有PCOS、高泌乳素血症（HPRL）、POF以及LUFS等。

（二）排卵障碍的症状

排卵是一个生理过程，大部分人并没有特殊不适感觉。排卵障碍常在患者月经失调或在不孕症的就诊过程中发现或诊断。

（三）体格检查

1. 一般检查　根据体形、体态、毛发、嗓音、乳房发育等第二性征的情况，以及颈部、四肢有无异常等现象，可以初步推断排卵障碍的原因，如身材矮小、第二性征发育不良，且从未来过月经可能是卵巢发育不良。全身毛发增多，可能是多囊卵巢综合征或肾上腺分泌雄激素太多。乳头有乳汁或其他液体排出有可能与血中催乳素分泌增多有关。

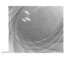

2．妇科检查　排卵期宫颈口呈瞳孔样，宫颈黏液稀薄呈鸡蛋清样改变，宫颈黏液拉丝可达6～8 cm。

（四）辅助检查

1．基础体温（BBT）　有排卵的女性BBT为双相，无排卵BBT为单相。一般BBT多在排卵后2～3天上升，少数在排卵日上升，升高幅度为0.3～0.5℃。BBT监测排卵方法简单、经济，但预测排卵不准确。80%～90%排卵者BBT为双相，有10%～20%的排卵正常者BBT为单相，个别BBT为双相的却无排卵，如LUFS。因此，BBT虽是预测排卵最常用方法，但其预测性差，只能作为参考指标。目前，排卵障碍最常采用的是血清性激素水平测定和超声检测排卵。

2．血清性激素水平测定　性激素也称为生殖激素，是判断女性内分泌功能的重要辅助措施，在月经周期的不同阶段，血中性激素的水平是不同的，分析血清性激素水平是否正常，一定要考虑抽血时间，观察是否有排卵一般在两个时间测血清性激素。

（1）排卵期激素水平：主要观察是否出现LH峰和E2峰，有峰值卵泡具备了排卵的条件，但不一定会排出。排卵前2天血E2＞11 010 pmol/L，排卵前血LH峰40～200 IU/L，血LH峰出现时血E2至少＞1 468 pmol/L。尿LH峰一般较血LH峰晚3～6 h。如果排卵期血LH＜15 U/L、血E2＜367 pmol/L，则卵泡发育不良，不排卵的可能性大。

（2）黄体期激素水平：一般在种植窗口期，即在月经第21～22天（或来月经前7～8天）抽血化验，主要观察孕激素和雌激素水平，了解有无排卵，是否存在黄体功能不足。

1）判断排卵：黄体中期P＞16 nmol/L提示排卵，P＜16 nmol/L提示无排卵。

2）诊断黄体功能不全：黄体中期P＞32 nmol/L黄体功能正常；P＜32 nmol/L或排卵后第5天、7天、9天3次测P，P总和＜95.4 nmol/L为黄体功能不全。或孕10周前P＜47.7 nmol/L为诊断黄体功能不全（LPD）的标准。

（3）引起排卵障碍的其他内分泌疾病：催乳素（PRL）正常值0.228～1.138 nmol/L。如PRL大于正常值考虑为高PRL，PRL 2.28～4.55 nmol/L时可选用MRI检查，以排除脑垂体泌乳素瘤。T升高、LH/FSH≥2.5等，需进一步诊断有无PCOS。

3．超声监测卵泡发育以及排卵情况　常用的有经腹部超声和经阴道超声两种。一般从月经周期第11～12天开始，根据卵泡大小，连续动态观察。月经周期规律正常的女性月经周期第11～12天可确定优势卵泡（＞10 mm），排卵前卵泡每天生长1～3 mm，成熟卵泡直径18～24 mm。

有成熟卵泡生长不是监测卵泡发育的最后步骤，需要进一步监测卵泡有无排出，LH峰值不能判断有无排卵，主要依靠B超准确判断。

（1）排卵后超声征象：

1）动态监测的成熟卵泡塌陷、体积缩小、卵泡液无回声区消失。

2）形成不规则有强回声光点的囊肿。

3）子宫直肠窝少量积液。

（2）卵泡发育成熟障碍的超声征象：

1）卵泡中晚期无优势卵泡及成熟卵泡发育。

2）优势卵泡未进一步发育成熟，反而出现塌陷或萎缩的形态改变。

3）卵泡黄素化不破裂，持续存在，盆腔积液不明显。

4．下面几种实验室和辅助检查手段目前较少使用，有时可以间接推测排卵障碍。

（1）宫颈黏液：月经后半期宫颈黏液仍为羊齿植物状结晶，无椭圆体，提示宫颈黏液受单一雌激素刺激，无孕激素作用，考虑无排卵。

（2）子宫内膜检查：受卵巢雌、孕激素影响，子宫内膜有明显周期性变化。如果月经前或来月经12 h内做子宫内膜病理检查为增殖期改变，表明无排卵。

（3）阴道脱落细胞：在雌激素作用下，阴道脱落细胞周期性变化，因此，细胞的形态学变化有利于判断卵巢的功能。阴道上1/3的上皮细胞对性激素变化敏感，在月经周期中也有周期性变化。如果月经后半期检测阴道脱落细胞仍为雌激素影响的角化细胞多而无周期性变化，表示无排卵。该方法操作繁琐，准确性差，目前应用很少。

（4）尿排卵试纸自我监测：受影响因素较多，只能作为参考。

（5）腹腔镜：临床上不用腹腔镜检查有无排卵，仅仅在因其他原因行腹腔镜诊治时观察到，如排卵，可见到排卵斑、血体–黄体。

四、排卵障碍的治疗

排卵障碍的治疗主要针对两个方面，一方面针对卵泡发育不良，另一方面针对卵泡排出障碍。

（一）卵泡发育障碍的治疗

1．月经周期调节　也可以作为促排卵前的预处理，在促排卵前使用。对月经紊乱的患者进行内分泌功能的调节，一般选择人工周期疗法。对有生育要求的患者，尽量选择天然雌激素和孕激素，可采用补佳乐+黄体酮胶丸的方法，或克龄蒙、芬吗通等，也可采用短效避孕药来调节月经周期。

2．氯米芬（CC）促进卵泡发育　CC是目前临床上广泛应用的口服促排卵药物，方法简单，价格便宜，可单独或与其他的促排卵药物联合使用，CC化学结构与雌激素类似，具有较强的抗雌激素作用和微弱的雌激素效应。CC与内源性雌激素竞争性与下丘脑及垂体雌激素受体结合，抑制雌激素对下丘脑的负反馈作用，促进垂体释放FSH和LH，从而诱导卵泡发育和排卵。CC适用于性腺轴功能基本完整、体内有一定量雌激素无排卵或稀发排卵者。低雌激素患者对CC治疗无反应。另外，CC并不能改善卵母细胞的质量，因此，对排卵正常的妇女，应用CC并不能提高其妊娠率。

（1）治疗方案：月经周期第1～5天开始，50 mg/d，连服5天。如果疗效不佳，CC剂量可每月递增50 mg，逐渐增至200 mg/d。每个剂量可试2～3个周期。

（2）疗效：促排卵率为70%左右，每个周期妊娠率为20%～30%，连续6个月累计妊娠率为60%～75%。妊娠率低于排卵率的原因：

1）CC抗雌激素作用，使宫颈黏液变稠。

2）黄体功能不全。

3）未破裂卵泡黄素化综合征，发生率31%。

4）子宫内膜变薄。

5）其他不孕因素存在。

3. 来曲唑促进卵泡发育　临床上常用的氯米芬和促性腺激素类等促排卵药物可带来一些副作用，如宫颈黏液质量差、子宫内膜薄、子宫内膜成熟延迟、卵巢过激、多胎妊娠等。近来国外许多研究报道，治疗雌激素依赖性疾病的芳香酶抑制剂——来曲唑可作为生育调节剂用于促进人和动物模型卵泡的发育。

来曲唑是近年来新出现的促排卵药，2001年Mitwally等正式将其应用于临床，并取得良好疗效。来曲唑刺激卵泡生长发育，而卵泡发育的启动，可以引起雌激素和抑制素增加。同时由于来曲唑不占据雌激素受体，可通过继发的负反馈作用抑制FSH的释放，使发育中的卵泡可能出现优势选择，从而减少多胎妊娠率和HOSS的发生危险；同时发现LE无类似CC的抗雌激素作用，对宫颈黏液、子宫内膜等影响小，妊娠率也较CC促排卵高。

来曲唑促使卵泡生长，与氯米芬和促性腺激素类药物相比显示出一定优势，有望成为一线促排卵药物。

用药方法：月经周期第3天开始，口服来曲唑片2.5 mg/d，共5天。根据疗效可延长用药时间。

4. 他莫昔芬　其结构与CC相似，有弱的抗雌激素作用，对宫颈黏液影响小，副作用较CC少，疗效与CC相似，多用于对CC无效者。

用法：月经第5～9天，10 mg/d，根据疗效，最大剂量可递增至20 mg/d。

5. 注射用尿促性素（HMG）　每支含FSH 75U、LH 75U。

（1）适应证：适用于内源性促性腺激素不足或缺乏者，如希恩综合征、下丘脑性不排卵、CC治疗无效者及辅助生殖技术。高促性腺激素闭经患者（如卵巢早衰）不宜用HMG促排卵。

（2）用法：第3～12天，HMG 75 IU，每天1次，需要多次的卵泡监测，过度刺激发生的机会偏大，根据卵泡监测结果调整HMG用量，待卵泡成熟，注射HCG 5 000～10 000 IU。

（3）疗效：有报道排卵率几乎达到90%，妊娠率为50%～70%。

6. 高纯FSH以及重组FSH　每支含FSH 75 U，LH以及杂质蛋白含量低，可皮下注射，促排卵效率高，对卵子无不良影响，受孕率较高，副作用少（OHSS发生率降低），但费用高，用法及剂量同HMG，主要用在试管婴儿的超促排卵。

7. 溴隐亭　高泌乳素血症患者在溴隐亭治疗后可以恢复排卵。若无排卵，同时加用HMG或CC诱发排卵。

（1）使用方法：从小剂量开始，1.25 mg/d，晚餐时服用。根据其治疗效果及耐受性，每周增加1次剂量，如1.25 mg、每天2次，2.5 mg、每天2次，依此类推。一般每天用量为5～7.5 mg。治疗有效指征为溢乳停止，PRL恢复正常，月经规律，排卵及妊娠。对副作用严重不能耐受者，阴道给药效果同口服。

（2）溴隐亭+CC：服溴隐亭同时在月经第5天开始加用CC 50 mg，每天1次，必要时可增加CC用量，若无效时才改用HMG。卵泡成熟时注射HCG。

8. 中西医结合促进卵泡发育　中医理论认为肾精充盛，肾阳鼓动、肝郁之疏泄、冲任气血调畅，精卵方能成熟并正常排出。若内有肾虚为本，卵子难以发育成熟；外兼肝郁、血瘀滞或痰湿阻滞，冲任气血失调则阻碍卵子排出，故肾虚冲任失调为排卵功能障碍性不孕的主要病机。因此，补肾调冲是治疗排卵障碍的方法。

9. 联合促排卵　根据患者的个体差异选择上述一种或多种方法进行促排卵，效果较好，如常见的CC/HMG/HCG促排卵法效果确切；中西医结合促排卵，费用低，临床常用联合促排卵的方法。

（二）卵泡排出障碍的治疗

1. 人绒毛膜促性腺激素（HCG）　当卵泡发育成熟时给予，可模拟内源LH峰促进排卵、维持黄体功能。适用于卵泡发育成熟而不排卵者，如LUFS；或与其他促排卵药合用如CC、HMG、高纯FSH、rFSH，促进排卵效果。单纯应用HCG无明显促进卵泡发育的作用。

用药方法和剂量：促排卵过程中，当卵泡直径≥18 mm时，给予HCG

5 000～10 000 IU肌内注射，一般注射HCG后36 h左右排卵。

2．GnRH-a类药物　达菲林或丙氨瑞林代替HCG在高危周期中诱发排卵，能获得与HCG相似的排卵率、妊娠率，但能明显降低OHSS发生率。

用药方法和剂量：促排卵过程中，如果直径≥18 mm卵泡超过2个、中小卵泡较多、血E2≥7 340 pmol/L时，为避免发生OHSS，禁用HCG诱发排卵，改用达菲林0.1～0.2 mg皮下注射，或丙氨瑞林0.15～0.45 mg肌内注射，排卵后补充黄体12～14天。

第二节　闭　　经

一、闭经概念及分类

闭经（amenorrhea）是许多妇科疾病所共有的一个症状，是由下丘脑-垂体-卵巢轴及子宫发生功能或器质性病变引起的不行经。

根据发生的原因分为生理性闭经与病理性闭经。按发病年龄又分为原发性闭经和继发性闭经。

原发性闭经：凡年龄已满16周岁的女子，第二性征已发育，月经仍未来潮，称为原发性闭经，约占闭经总数的5%，多为先天发育异常。

继发性闭经：在生育期月经曾经来潮过，但以后有≥6个月未行经，或按自身原有月经周期计算停止3个周期以上者，称为继发性闭经，约占95%，病因各异。

青春期前、妊娠期、哺乳期以及绝经期后的闭经都属生理现象，因此叫做生理性闭经。按引起闭经的病变部位，可分为子宫性、卵巢性、垂体性和下丘脑性闭经。中医学将本病称之为"女子不月""月事不来""血枯""血隔"。

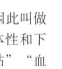

二、闭经原因

闭经原因是多方面的，有遗传学原因、解剖结构异常、内分泌功能紊乱、感染、手术、外伤、肿瘤等一个或几个原因共同导致的闭经。在讨论闭经原因时，我们主要分析各种原因对调节月经的性腺轴所涉及的器官的影响，与月经有关的器官包括子宫、卵巢、垂体及下丘脑，任何一个环节发生障碍都可能出现闭经。闭经原因结合性腺轴来诊断，会让我们思路清晰。

（一）子宫疾病

指月经调节功能正常，但子宫内膜对卵巢产生的性激素不起反应。如先天

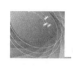

性无子宫、子宫发育不全和子宫内膜结核等。而完全性阴道横隔，处女膜无孔或阴道闭锁等导致的闭经为假性闭经，应先排除。

1. 先天性子宫发育不全或缺如　盆腔检查及B超证实无子宫，或子宫大小、形态异常。若原发性闭经伴周期性腹痛者应考虑是先天性子宫或阴道的畸形，如阴道有隔或处女膜闭锁等。因生殖道不畅，经血不能排出，B超可发现子宫积血和阴道积血，手术将通道打开会恢复正常月经。而先天性子宫发育不全或缺如则永远不会有月经。

2. 子宫内膜损伤或粘连　常发生于人工流产后、产后或流产后刮宫过度损伤子宫内膜，子宫或子宫内膜切除后，宫腔内放射治疗后或手术后感染造成宫腔粘连，出现继发性闭经。当宫腔部分粘连时，使经血不能流出，表现为闭经同时伴有周期性腹痛及下坠感。将症状与基础体温对照，或B超发现子宫积血，即可明确诊断。

近几年，随着结核病的抬头，结核性子宫内膜炎引起闭经不容忽视，由于结核菌侵入子宫内膜，使子宫内膜发炎，并受到不同程度的破坏，最后出现瘢痕组织，在青春期前感染子宫内膜结核则表现为原发性闭经。

（二）卵巢疾病

指原发于卵巢本身的疾患或功能异常所致的闭经。由于卵巢不能生产雌激素、孕激素或激素水平很低，不能刺激子宫内膜生长，因而无月经来潮。例如先天性卵巢发育不全、多囊卵巢综合征或卵巢遭受炎症、肿瘤破坏时，皆可引起卵巢性闭经，可为先天的，亦可是后天的。常见的有以下几种：

1. Turner综合征　是少女原发性闭经中最多见的一种，这是一种性染色体异常的疾病，表现为先天性卵巢发育不全，性染色体异常，核型为45、XO或45、XO/46、XX或45、XO/47、XXX。除原发性闭经和第二性征不发育外，多有一组躯体异常表现，如身材矮小、颈状蹼、多面痣、额高耳低、鱼样嘴、桶状胸，肘外翻及其他畸形。可伴主动脉缩窄及肾、骨骼畸形，自身免疫性甲状腺炎、听力下降及高血压等。少数与46，XX嵌合的病例可能表现为继发性闭经或偶有正常月经。

2. 卵巢早衰（POF）　妇女在40岁以前卵巢功能早于正常绝经年龄提前衰退，出现卵巢萎缩，闭经、不孕、低雌激素（E2＜73.4 pmol/L）、促性腺激素（Gn）水平升高（＞40 IU/L）称为卵巢早衰。多数发生在20岁之后，偶见于20岁以下青年女性。POF多数为继发性闭经，少数为原发性闭经。POF近年来有逐渐增加的趋势，因此引起了广泛的关注。

卵巢早衰的确切机制尚不十分清楚。有人观察到卵巢早衰与自身免疫系统有关，因发现卵巢早衰常与多种自家免疫病相伴随，如Addison病、甲状腺炎、

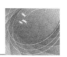

甲状旁腺功能低下、重症肌无力、糖尿病等。POF能测出抗卵巢组织的抗体，已观察到卵巢上有抗促性腺激素受体抗体，阻碍FSH与细胞膜上的受体结合。亦有报道发现卵巢早衰有家族因素，患者母亲或姐妹中有早绝经的情况。卵巢性闭经诊断通过测定激素水平可以明确诊断，表现为雌激素水平低落和促性腺激素水平升高。也可以通过超声检测，判断有无卵泡的发育，卵巢体积的萎缩。

3. 去卵巢综合征　卵巢切除或组织被破坏。多由于手术切除双侧卵巢或双侧卵巢经放射治疗后，卵巢组织被破坏以致功能丧失，表现为原发性或继发性闭经。严重卵巢炎症也可破坏卵巢组织而致闭经。发生在40岁之前的卵巢组织被破坏导致的去卵巢综合征诊断也可以归为卵巢早衰。

4. 多囊卵巢综合征（PCOS）　　PCOS指青春期发病，卵巢泡膜细胞良性增生引起雄激素生成过多，导致月经紊乱、持续排卵障碍、高雄激素血症、多毛、肥胖、不孕、胰岛素抵抗，双侧卵巢多囊性增大为临床特征的高度异质性的综合症候群。临床特征主要为多毛、肥胖、无排卵、月经失调或闭经，不孕、双侧卵巢增大呈多囊样改变，LH/FSH值≥2～3、雄激素升高、胰岛素抵抗。

（三）垂体疾病

脑垂体在调节月经周期中占重要地位，如产后大出血、严重感染，以及垂体肿瘤等，造成垂体功能障碍，往往表现月经稀少或闭经。垂体的病变所致促性腺激素的合成及分泌障碍，从而影响卵巢功能而导致闭经。

1. 原发性垂体促性腺功能低下　　多因下丘脑分泌促性腺激素释放激素（GnRH）不足或垂体分泌Gn不足而致原发性闭经。该病少见。患者常表现为原发性闭经，性征不发育，有些还伴有嗅觉障碍。垂体促性腺激素FSH与LH以及卵巢性激素均为低水平。

2. 垂体前叶功能低下

（1）希恩综合征（Sheehan's）：是因为产后大出血、休克，引起脑垂体前叶组织缺血坏死，以致垂体功能减退所出现的一系列症状如闭经、消瘦、怕冷、毛发脱落、性欲降低、全身乏力等一系列极度衰弱的综合症状；第二性征及内外生殖器逐渐萎缩。

（2）其他：由于颅脑损伤、出血、感染或炎症（结核、梅毒、脑膜脑炎）、放射及手术，全身性疾病（白血病、淋巴瘤、脑动脉硬化、营养不良）以及免疫性垂体炎等破坏了垂体前叶功能，造成促性腺激素及垂体前叶其他激素，如促甲状腺激素及促肾上腺皮质激素等的缺乏，导致闭经、低血糖、低血压、低基础代谢及性欲减退等一系列症候群。

（3）促性腺激素和泌乳素分泌不足症候群：产后无乳、闭经，阴、腋、眉毛脱落稀疏，性欲减退或消失，外生殖器、子宫及乳房萎缩。

（4）促甲状腺激素不足症候群：少气懒言、表情淡漠、智力减退、动作迟缓、食欲减退、畏寒、少汗、皮肤干燥、面部虚肿苍黄，甚至出现黏液性水肿等。

（5）促肾上腺皮质激素不足症候群：头晕、虚弱无力、恶心、呕吐、腹痛、腹泻、体重减轻、血压下降、易感染和晕厥甚至休克、昏迷等。

3. **垂体肿瘤**　包括良性和恶性肿瘤。

（1）泌乳素瘤：与闭经有关的最常见的垂体瘤是泌乳素瘤；除闭经外，泌乳也常常是高泌乳素血症的重要表现之一。然而许多患者自己不能发现泌乳，约半数以上是因闭经或月经不调就诊时体检发现的。血泌乳素（PRL）水平明显升高，促卵泡激素（FSH），促黄体生成激素（LH）相当或低于正常早卵泡期水平，雌激素水平正常或低落。PRL＞2.22 nmol/L时垂体肿瘤发生率约25%，PRL≥4.44 nmol/L时垂体肿瘤发生率约50%，PRL≥8.89 nmol/L垂体肿瘤发生率近100%。为除外垂体瘤，应做蝶鞍区MRI检查。必要时还应当检查视野，以警惕肿瘤压迫视神经所致的视野缺损。

血清泌乳素的分泌具有一定的节律性，1天之中就有比较大的变化。其分泌受多种因素的影响，各种应激状态（如手术、创伤等）、药物、运动、睡眠、进食等情况都可影响它的分泌，所以检测泌乳素最好在静息状态下，于上午9～11时采血。

（2）其他类型的垂体肿瘤：如生长激素瘤、泌乳素瘤、促甲状腺激素腺瘤、促肾上腺皮质激素腺瘤、促性腺激素腺瘤的混合瘤以及无功能垂体腺瘤等，亦是垂体性闭经较常见的病因。其可通过直接破坏垂体前叶功能或因破坏了下丘脑与垂体间调节通道，干扰生殖激素的分泌与调节，导致闭经。

（四）下丘脑或下丘脑以上疾病

1. **原发性器质性因素**　包括先天性下丘脑-垂体功能缺陷。

2. **原发的功能性因素**　如青春期初潮的一段时期内无排卵，LH-RH缺乏性月经失调，Kallmann综合征。

3. **继发性器质性病变**　脑外伤、脑炎、下丘脑肿瘤。

4. **继发性功能性因素**　神经性厌食、精神过度紧张、恐惧、寒冷、剧烈运动、环境改变、功能性高PRL血症、闭经泌乳综合征、药物性高PRL血症等均可引起闭经。

（五）先天性肾上腺皮质增生

先天性肾上腺皮质增生是女性另一种较常见的雄激素过多情况。由于肾上腺皮质在合成类固醇激素过程中缺乏某种酶而生成过多的雄激素，使下丘脑-垂体-性腺轴功能受干扰而出现月经不调或闭经。如果DHEAS浓度＞18.2 μmol/L和睾酮＞6.94 nmol/L，则怀疑有分泌雄激素的肿瘤，而必须排除。除此之外，患者常有不同程度的男性化甚至生殖器畸形。

（六）甲状腺激素异常

甲状腺激素参与体内各种物质的新陈代谢。因此，甲状腺激素过多或过少都可直接影响生殖激素及生殖功能，如甲状腺功能低下可伴有月经类型、量及周期的改变，无排卵性月经周期及功能性子宫出血等。甲状腺功能亢进患者可表现有月经过少或闭经。

（七）药物性闭经

1. 噻嗪类镇静药　有些药物能影响下丘脑功能而引起闭经，特别是噻嗪类镇静药，大剂量应用常能引起闭经泌乳，停药后月经能恢复。

2. 避孕药　口服或注射用避孕药的成分是雌激素和孕激素。少数女性在两种激素的作用下，下丘脑-垂体对卵巢的调节功能被抑制，长期应用避孕药物后会使子宫内膜萎缩。如下丘脑-垂体-卵巢轴的活动抑制过深，子宫内膜对激素刺激失去反应，就会在停药后发生闭经。

（八）其他因素

全身疾病如结核、营养不良、重度贫血以及甲状腺功能失调等可导致闭经。精神过度紧张、恐惧、忧虑以及环境改变，从事大运动量活动也可通过影响中枢神经与下丘脑的功能，引起排卵障碍的闭经。单纯肥胖患者因为脂肪组织是雌激素蓄积场所，又是雄激素腺外转化为雌激素的主要部位。过多的脂肪组织导致雌激素的增加，这种无周期性生成的雌激素通过反馈机制，对下丘脑-垂体产生持续的抑制，导致无排卵或闭经。

三、闭经诊断

主要是寻找闭经病因、明确类型，以便针对各种不同的病因及类型给予适当的治疗。已婚育龄妇女如果平时月经都很正常而且极有规律，却突然出现月经停闭不再来潮，应首先考虑是否妊娠。妊娠早期的临床表现除停经外，往往伴有恶心、呕吐、厌食、喜食酸辣异味食品等早期妊娠反应。体格检查可见乳晕扩大，色素加深。妇科检查可见宫颈着蓝色、宫体增大变软等妊娠表征。实验室检查妊娠试验为阳性。B超检查可以看到孕囊，怀孕一段时间还可以看到胎心波动。

排除妊娠，出现闭经症状应该及时进行治疗，在进行治疗之前，需要对引起闭经的原因进行检查。

（一）病史及症状

女性闭经是以月经不来潮为主要临床表现，闭经前多有月经不调或兼具其他病症，表现为月经量少，月经间期延长，继而停经，常有伴随症状，很少有突然不行经者。

询问病史时，除了遵循病历书写的要求外，有目的地询问病史对疾病的诊断非常有价值。对原发性闭经患者应询问生长发育过程，幼年时是否患过病毒性感染或结核性腹膜炎，家族中有无同类疾病患者，有无周期性下腹胀痛。对继发性闭经患者应了解初潮年龄、闭经期限，闭经前月经情况，以及有无精神刺激或生活环境改变等诱因；是否服过避孕药，曾否接受过激素治疗及对治疗的反应，妇科手术后有无周期性下腹胀痛；过去健康状况如何，有无结核病或甲状腺病；有无头痛、视力障碍或自觉溢乳等症状。如有妊娠史者，需询问流产、刮宫、产后出血及哺乳史等。

大部分人到了排卵期阴道分泌物明显增多，清亮透明，可以拉长为丝状。闭经患者很少有类似的现象出现。

（二）查体

1. 全身检查　注意发育、营养、胖瘦及智力情况，测体重及身高，检查第二性征发育程度、毛发多少及分布，双侧甲状腺的检测。注意乳房大小、有无长毛，轻挤乳房，观察有无泌乳。

2. 妇科检查　首先要除外妊娠、处女膜无孔或阴道闭锁所引起的假性闭经。注意有无腹部及腹股沟包块，外生殖器发育情况及有无畸形，子宫及卵巢大小，子宫附件处有无包块或结节等。

（三）辅助检查

1. 卵巢功能检查　对卵巢功能的检查从无创伤的手段做起。

（1）性激素检测：对判断卵巢功能起重要作用，分为基础性激素水平和跟踪性激素水平。生殖激素检查前至少1个月内未服用过激素类药物。基础LH、FSH、E2水平测定时间应在月经周期的第2～3天进行，最晚不超过第5天，基础P选择黄体期测定，PRL、T可在任一时间测定。月经稀发及闭经者，如尿妊娠试验阴性、阴道B超检查双侧卵巢无直径≥10 mm卵泡，EM厚度＜5 mm，也可作为基础状态。跟踪性激素水平检测可选择在卵泡发育成熟、排卵、黄体期进行，根据要判断的内容来选择抽血的时间。具体内容参阅生殖激素测定的临床意义章节。

（2）超声检查：是目前最常用的方法之一，卵巢功能的超声检查方法，主要有经阴道超声和经腹超声。除了判断卵巢的大小、血流外，经阴道超声探头频率高且接近盆腔内结构，有利于小病灶的检出及观察病变的边界、边缘、

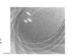

内部回声及内部血流信号。大的卵巢病变因阴道超声不能显示其全貌，最好使用经腹超声。经阴道超声检查方法所显示的正常卵巢及边界，内部的每一个卵泡均清晰显示，因此经阴道超声对卵巢病变的敏感性很高，且有利于卵泡的检出。二者都可以通过监测卵泡的发育、成熟、有无排卵等判断卵巢功能。

（3）子宫内膜检测：子宫是卵巢作用的靶器官，子宫内膜对激素反应敏感。通过超声检测子宫内膜周期性的变化，可以了解卵巢的功能。子宫内膜活检是诊断黄体功能不全最经典、最可靠的方法，也是诊断黄体功能不全的金标准。因为黄体晚期子宫内膜受P影响最大，因此子宫内膜活检选择在月经前2～3天诊刮，如子宫内膜的组织学发展相对于月经周期落后2天以上，可诊断为黄体功能不全。

由于诊断性刮宫是一种创伤性手术，并且同一患者同一子宫内膜组织标本，不同病理学家的诊断差异率为20%～40%，因此，目前子宫内膜病理检查不再作为诊断黄体功能不全的常规方法。

（4）阴道脱落细胞检查：在雌激素作用下，阴道脱落细胞周期性变化，因此，细胞的形态学变化有利于判断卵巢的功能。

阴道上1/3的上皮细胞对性激素变化敏感，在月经周期中也有周期性变化。如果月经后半期检测阴道脱落细胞仍为雌激素影响的角化细胞多而无周期性变化，表示无排卵。该方法操作繁琐，准确性差，目前应用很少。

（5）宫颈黏液结晶检查：具体内容见宫颈黏液检查章节。

（6）基础体温测定：是自我检测有无排卵的简单方法。具体内容见基础体温检查章节。

（7）其他功能试验：

1）孕激素试验：用来评价内源性雌激素水平及生殖道的完整性。

方法：黄体酮20 mg/d，肌内注射，连续5天；或口服黄体酮类如安宫黄体酮（MPA）4～10 mg/d，或地屈孕酮10～20 mg/d，连续5～7天。观察有无撤退性出血。停药后2～7天内有阴道出血者为阳性，否则为阴性。

临床意义：阳性结果表明下生殖道通畅，有功能性子宫内膜，且已接受了充分的雌激素准备，因而对孕激素有反应，即所谓Ⅰ度闭经。估计病变部位是下丘脑-垂体功能异常而造成排卵障碍。孕激素试验阴性有两种可能，下生殖道不通畅或者子宫内膜受雌激素准备不够。阴性结果需做雌激素试验进一步澄清。

2）雌激素试验：雌激素试验是给予患者足够量与足够时间的雌激素，以刺激子宫内膜增生。

方法：口服补佳乐1～2 mg/d，连服21天，最后10天加服MPA 4～10 mg/d，或地屈孕酮20 mg/d，或安琪坦200 mg/d，共10天；或口服克龄蒙21天（该类药服用方法简单，便于记忆）。停药后2～7天内有阴道出血者为阳性，否则为阴性。

临床意义：阳性结果表明患者具有功能的子宫内膜，闭经是由于体内雌激素不足所致，即所谓Ⅱ度闭经。阴性表示无功能性子宫内膜，病变在子宫。对阴性者需用两倍量雌激素重复试验。

2．垂体功能检查

（1）直接测定血LH、FSH水平及PRL水平：如FSH＞40 IU/L提示卵巢功能衰竭，如PRL＞1 110 nmol/L提示高催乳素血症，如LH和FSH在正常或低值，需进一步作垂体兴奋试验。若FSH/LH比值＞2，提示卵巢储备功能降低；LH/FSH＞2是PCOS的特征之一。

（2）垂体兴奋试验：如果注射促黄体激素释放激素（LHRH）15～45 min释放的LH较注射前增加3倍以上，说明垂体对外源性LHRH反应良好，则闭经原因为下丘脑。如注射后LH值无升高或增高不明显，则说明病变部位在垂体。

3．经过上述检查仍难确定者，需进一步检查。

（1）腹腔镜检查：了解性腺状态，有无发育不良、多囊卵巢、卵巢早衰等改变。

（2）磁共振检查：排除垂体微腺瘤等颅内肿物。

（3）头颅CT检查：了解有无垂体腺瘤以及其他颅内肿物。

（4）染色体检查：除外性发育异常。

四．闭经治疗

（一）一般治疗

对因环境改变、精神创伤引起的一时性闭经，可通过加强营养，增强体质，避免精神紧张及过度劳累等予以调整。对口服避孕药引起闭经者，应停药观察。

（二）子宫内膜结核

予以正规抗结核药物治疗。

（三）手术治疗

1．宫腔粘连　扩张宫颈，分离粘连，术后宫腔内放置宫形气囊或球状气囊或宫内节育器以防再粘连，并使用大剂量的雌激素如补佳乐每天6～9 mg，分2～3次口服，连服21天，最后10天服用孕激素，如安宫黄体酮4～10 mg/d，或地屈孕酮20 mg/d，或安琪坦200 mg/d，共10天，促进子宫内膜增生和剥落。

2．对卵巢、垂体及其他部位的肿瘤可行手术治疗。

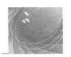

（四）内分泌治疗

适用于先天性腺发育不良、卵巢功能受损、垂体功能低下、卵巢功能早衰等引起闭经者。

1. 雌激素治疗　用于年龄较轻，雌激素水平较低的患者。

2. 孕激素治疗　用于有一定量雌激素分泌的患者。

3. 雌、孕激素替代疗法　单独采用雌激素或孕激素治疗，往往是针对一个或短期几个周期的治疗，对先天性卵巢发育不良，或卵巢功能受到抑制或破坏以致功能衰竭者，可用外源性雌、孕激素进行替代疗法。这些患者因缺乏正常卵泡发育，不分泌性激素，如给予雌激素或雌、孕激素人工周期疗法，可纠正患者缺乏雌激素的生理和心理状态，促进生殖器官和第二性征一定程度的发育，改善性生活。周期性或序贯性应用雌激素及黄体酮，以引起月经样撤退出血。

用法：月经或撤退性出血第5天开始口服补佳乐1～2 mg/d，连服21天，最后10天加服安宫黄体酮2～4 mg/d，或地屈孕酮20 mg/d，或安琪坦200 mg/d，共10天；或口服克龄蒙21天。停药后2～7天内可来月经。

（五）诱发排卵

对要求生育、卵巢功能未丧失的患者，可采用激素或类似物诱发排卵并有调经的作用。可选用氯米芬、绒毛膜促性腺激素、促性腺激素释放激素等。

1. 垂体功能不足　可采用绝经后妇女尿中提取的促卵泡激素（HMG）以促进卵泡发育，并与绒毛膜促性腺激素（HCG）联合治疗，排卵成功率高；但必须在B超监测下使用，防止出现卵巢过度刺激综合征（OHSS）。

用法：月经第3～5天开始使用FSH/HMG，每天75 IU肌内注射，当宫颈黏液评分（CMS）≥8分，单个卵泡直径≥18 mm，停用HMG，肌内注射HCG 5 000～10 000 IU。排卵多发生于注射HCG后36～48 h，嘱患者注射HCG后第1～3天同房。

如果注射FSH/HMG 7天后B超显示卵泡大小无变化，则改为150 IU/d。一周后仍无变化，则增加到225 IU/d，直到卵泡成熟。

如果＞18 mm卵泡超过2个，中小卵泡较多，血E2≥7 340 pmol/L时，为避免发生OHSS，禁用HCG诱发排卵，改用GnRH-a类药物诱发排卵，如达菲林0.1～0.2 mg皮下注射，或丙氨瑞林0.15～0.45 mg肌内注射，排卵后补充黄体12～14天。

2. 对垂体和卵巢功能正常，下丘脑功能不足或不协调者，可用氯米芬纠正下丘脑-垂体-卵巢轴的功能而诱发排卵。

用法：月经周期或撤退性出血第2～5天开始，每天50 mg，共5天。当B超下

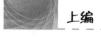
优势卵泡直径≥18 mm或E2≥1 101 pmol/L，注射HCG 5 000 ~ 10 000 IU，注射后32 ~ 36 h排卵。

3. 对高催乳素血症的患者，采用溴隐亭可抑制催乳素的作用，恢复促性腺激素的分泌，从而诱发排卵。

用法：常用剂量为每天2.5 ~ 10 mg，分1 ~ 3次服用。为了减少药物副作用，从小剂量开始，1.25 mg/d，进晚餐时或睡前服用，每3 ~ 7天递增1.25 mg，递增到需要的治疗剂量。用药后每月复查PRL，根据PRL高低调整用药剂量，逐渐增加或减少药量。服药期间，一旦发现妊娠，如PRL降至正常，高泌乳素血症患者和微腺瘤者可停药。

（六）中药治疗

中医认为是由于肝肾不足，气血亏虚，血脉失通所致。有虚实之分，虚者多因气血不足和肾虚，实者多由寒凝、气滞和血瘀。治疗上，因气血不足则应补益气血；因肾虚则需补益下元；因寒凝则需温经散寒；因气滞则需疏肝理气；因血瘀则需活血化瘀。可根据不同症状实行辨证施治。

五、闭经预防

闭经是一种妇科病的症状，有些闭经本身对身体是没有什么危害的，闭经的害处对身体有不良影响的则是引起闭经的原发疾病，这些原发疾病导致的危害是不容忽视的，如生殖系发育不全、肿瘤、畸形等。闭经后往往会打破心理平衡而使许多女性产生明显的心理负担，带来一系列精神症状。比如，闭经后可能造成子宫萎缩或生理功能不足，如分泌物减少、性交疼痛、性欲减退以及不孕症等。

（苗竹林）

第三节 多囊卵巢综合征

多囊卵巢综合征（PCOS）指青春期发病，卵巢泡膜细胞良性增生引起雄激素生成过多，导致月经紊乱、持续排卵障碍、高雄激素血症、多毛、肥胖、不孕、胰岛素抵抗，双侧卵巢多囊性增大为临床特征的高度异质性的综合症候群，是一种严重威胁女性生殖健康以及身心健康的疾病。

PCOS是妇女最常见的内分泌紊乱性疾病之一，是引起无排卵性不孕和高雄激素血症的主要原因。PCOS多见于17 ~ 30岁妇女，育龄妇女中PCOS的患病率为5% ~ 10%，占无排卵性不孕的30% ~ 60%。

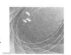

一、发病原因

PCOS的确切病因尚不清楚，由于其临床表现的复杂性和高度异质性，PCOS病因学研究一直是该病研究的热点和难点。目前人们较普遍接受关于PCOS是遗传和环境共同作用的多基因遗传性疾病的观点。可能的致病因素大致归纳为以下几个方面：卵泡发育障碍、卵巢性激素合成异常、高胰岛素血症、遗传因素与环境因素。

（一）遗传理论

PCOS有家族聚集现象，家族性的无排卵和卵巢多囊样改变提示该病存在遗传基础。家系分析表明PCOS呈常染色体显性遗传方式，患者常有相似的月经不规律的母亲或者早秃的父亲（早秃是PCOS男性的表型）。研究显示PCOS是由主基因变异并50%可遗传给后代。但PCOS临床表现的多样性限制了家系患者的认定，同样由于缺乏男性表型，使基因连锁分析不能发挥有效作用。高雄激素血症和胰岛素抵抗或高胰岛素血症可能是PCOS家族成员同样患病的两个主要遗传特征，两者之间的密切相关性提示，胰岛素促进卵巢雄激素生成作用受遗传因素或遗传易感性影响。无排卵、高雄激素血症和卵巢多囊样改变的家族成员中女性高胰岛素血症、男性过早脱发的发病率增高。胰岛素抵抗或高胰岛素血症是原发性高血压发生发展的始动和主导因素，而高雄激素血症可加重PCOS患者已经存在的胰岛素抵抗；反之亦然，两者成恶性循环。

PCOS的遗传涉及很多方面，包括促性腺激素及其受体的分子缺陷、激素合成中的酶缺陷、胰岛素作用和分泌途径等，这些方面目前都尚无明确的结论。

（二）非遗传理论

环境因素包括宫内高雄激素、抗癫痫药物、地域、营养和生活方式等，可能是PCOS的危险因素、易患因素。孕期子宫内激素环境影响成年后个体的内分泌状态。孕期暴露于高浓度雄激素环境下的大鼠，成年后会发生不排卵和卵巢多囊样改变，提示在人类，从胎儿发育到青春期卵巢开始发育的任一时期暴露于过高的雄激素环境，可导致发生PCOS的许多特征，包括LH异常分泌和胰岛素抵抗，推测人类PCOS表型的发生是由胚胎时期卵巢雄激素分泌过高的遗传易感性造成的。

另外，临床上26.3%的单卵双胎和40%的双卵双胎在PCOS的发病上不一致，提示PCOS可能是一种较为复杂的遗传方式，而不是单一的常染色体缺陷，结合PCOS的高度异质性，不排除伴X2连锁显性遗传和多基因形式的可能以及环境因素的影响作用，可能还受到饮食、运动等其他环境因素的影响。青春期患有贪食等饮食障碍的女性常发生PCOS。

二、临床表现

（一）临床特征

主要表现：多毛、肥胖、无排卵、月经失调或闭经、不孕、双侧卵巢增大呈多囊样改变，LH/FSH值≥2、雄激素升高、胰岛素抵抗。

1. 月经失调　PCOS患者中约70%伴有月经紊乱，主要表现为闭经、月经稀发和功血。月经初潮后不规则月经持续存在，以稀发月经最常见，继发性闭经及功能失调性子宫出血次之，偶见原发性闭经及规律的无排卵月经。绝大多数患者无排卵，少数可稀发排卵或黄体功能不足。月经初潮后的功能性子宫出血有可能即是PCOS。PCOS的闭经多属Ⅰ度闭经，使用孕酮可引起撤退性出血。

2. 不孕　多为排卵障碍而引起的原发不孕，占无排卵不孕患者30%左右。

3. 高雄激素征象

（1）多毛：多毛主要指面部或躯体表面有异常的过多毛生长。多毛是雄激素增高的重要表现之一，在PCOS患者中发生率可高达70%，有种族差异和个体差异，亚洲妇女多毛较少见，多毛不严重，以性毛增多为主，如阴毛分布常延及肛周、腹股沟或上伸至腹中线，但多属女性型分布。有的乳晕周围有长毛。尚有眉浓、上唇细须和腋毛较浓密，前臂及小腿毛发增多。毛通常较粗硬、长，但亦有呈现细、短型。评价多毛需与患者原来毛发情况进行对比。

（2）痤疮：在PCOS患者中痤疮发生率为15%～25%。痤疮常发生于额部、颧部及胸背部，主要发生于青春期男女，与雄激素分泌增加使皮脂腺增生肥大、皮脂产生增多有关。痤疮最初表现为粉刺，逐渐发展为丘疹、脓疱、结节、囊肿与瘢痕等。偶有阴蒂略大，或稍见喉结突出。痤疮可分为轻、中、重度3种。

1）轻度：粉刺＜20个，或炎症丘疹＜15个，或损害总数＜30个。

2）中度：粉刺20～100个，或炎症丘疹15～50个，或损害总数30～125个。

3）重度：囊肿＞5个，或粉刺总数＞125个。

PCOS女患者发生的痤疮属于内分泌源性痤疮，有以下4个特点：

1）发病早：9～10岁即开始发生痤疮。

2）病期长：病期长达30～40年，可持续到40～50岁。

3）病情重：痤疮常发生炎性丘疹、脓疱、结节，破溃后形成瘢痕，严重者可导致毁容。

4）部位特殊：痤疮主要在面下1/3处，特别是鼻、面颊及口周，以结节、囊肿为主，严重者前胸后背也有重症痤疮。

4. 肥胖　PCOS肥胖的发生率为50%～70%，主要表现为中心性肥胖。80%

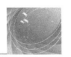

的肥胖者伴有胰岛素抵抗（IR），最终导致高胰岛素血症、高雄激素血症及相应的临床特征。

肥胖标准：超过标准体重［身高（cm）－105］20%以上诊为肥胖。

腰围与臀围的比值（WHR）：WHR<0.85称为女性肥胖、臀股肥胖或外周性肥胖。WHR>0.85称为男性肥胖、内脏型肥胖或中心性肥胖。肥胖患者易出现高雄激素血症，无排卵。亚洲妇女肥胖程度较欧美妇女轻而少。

体重指数（BMI）：体重（kg）/身高^2（m）≥23为超重，≥25为肥胖；相反，<18.5为低体重。

5. 黑棘皮症 黑棘皮症是严重的胰岛素抵抗、严重的高胰岛素血症的一种皮肤病变。高雄激素血症患者5%有黑棘皮症，常在外阴、腹股沟、腋下、颈后等皮肤皱褶处出现皮肤角化过度增厚，呈灰棕色至黑色，故称为黑棘皮症。受累皮肤增厚呈乳头瘤样斑块，外观像天鹅绒，或片状角化过度，有时呈细小疣状改变。

（二）内分泌异常

1. 高雄激素血症 女性体内的雄激素主要有雄烯二酮（A2）、睾酮（T）、脱氢表雄酮（DHEA）、硫酸脱氢表雄酮（DHEAS）及双氢睾酮（DHT）。其中A2和T绝大部分来源于卵巢；DHEA和DHEAS几乎均来源于肾上腺；DHT由T经局部皮肤的5α还原酶作用转化而来。

雄激素过多是PCOS的基本特征，高雄激素血症或高雄激素妇女中约95%由PCOS引起。有60%～80%的PCOS患者有高雄激素生化表现。常用的检测指标为血清睾酮、雄烯二酮、硫酸脱氢表雄酮。单独检测总睾酮的含量意义较小。评价高雄激素血症的生化指标主要依靠游离睾酮或游离雄激素指数（FAI=T/SHBG×100）的异常。当性激素结合球蛋白（SHBG）水平降低，游离睾酮水平升高，可作为评价PCOS高雄激素血症的指标。PCOS患者A2可以升高，有25%的患者DHEAS升高。尿17-酮类固醇可正常和增高，正常时提示雄激素来源于卵巢，增高提示肾上腺功能亢进。由于雄激素抑制肝脏的SHBG的合成，游离睾酮处于高水平，PCO患者中有30%的血清睾酮升高。多毛比非多毛的PCOS患者有较高的雄激素水平和较低的SHBG水平。

2. 血LH、FSH水平比例异常 早卵泡期高LH是PCOS的特征之一，FSH偏低或正常。约60%的患者LH/FSH>2。肥胖者的LH水平常常并无明显升高。

3. E2水平 E2正常和稍偏低，排卵前后无升高；但因过多的雄烯二酮在外周脂肪中转化为雌酮（E1），E1/E2浓度比>1。雌激素无周期性变化，有助于协助诊断PCOS无排卵的情况。

4. PRL升高 10%～30%的PCOS患者有轻度泌乳素（PRL）升高，一般为

1 776～2 664 nmol/L。HPRL患者多毛和PCO的发生率分别为56%和50%～67%。两者的鉴别要点是HPRL患者PRL水平升高，FSH、LH和E处于低水平，有的伴有垂体腺瘤。PCOS患者FSH正常或略低，LH偏高，E相对较高。

5. 孕酮（P）　P水平始终处于早卵泡期水平。

6. 胰岛素抵抗（IR）和高胰岛素血症（HI）　IR及HI在PCOS的病理生理学改变及发病过程中起重要作用。IR与HI是PCOS常见的表现。IR在正常人群中的发生率为10%～25%，在PCOS的发生率为50%以上。非肥胖的PCOS约有10%发生IR，30%发生HI；肥胖的PCOS有40%～50%发生IR，75%发生HI。葡萄糖耐量试验（OGTT）后，血胰岛素反应高亢，血糖反应正常。当胰岛β细胞功能耗竭时，出现糖耐量低减（瘦PCOS患者10.3%、胖PCOS患者30%）或糖尿病（瘦PCOS患者1.5%、胖PCOS患者7.5%）。

（1）胰岛素抵抗的测定方法：

1）金标准：高胰岛素钳夹实验M/I（平均血糖利用率/平均血胰岛素浓度），但该方法需患者多次抽血，操作复杂，价格昂贵，患者很难接受，只适于小样本的科学研究，不适合临床应用。

2）胰岛素抵抗的判定：采用HOMA-IR的计算方法为〔空腹胰岛素水平（mU/L）×空腹血糖水平（mmol/L）〕/22.5。HOMA-IR＞2.69判定为胰岛素抵抗。

3）高胰岛素血症（HI）：空腹血清胰岛素（INS）水平＞正常值。适用于β细胞和肝功能正常而胰岛素敏感缺陷的患者。

4）胰岛素拮抗（IR）：空腹血糖（mg/dL）/空腹胰岛素值（μU/mL），在PCOS患者中可作为判断胰岛素敏感性的准确指数。该比值≤4.5，即可认为有胰岛素拮抗，其敏感性达95%，特异性达84%。其值越小表示IR越严重。但此公式不能排除胰岛素分泌损害。

5）口服葡萄糖耐量试验（OGTT）：OGTT异常可以提示胰岛素抵抗的程度。常用口服法，另外还有静注法及激素OGTT法。以下为口服法：

试验前晚7时起禁食，次日晨取血测定空腹血糖，同时查尿糖定性。

口服葡萄糖100 g（准确量为每千克体重1.75 g，每克加水2.5 mL）。

口服后0.5 h、1 h、2 h、3 h分别测定血糖浓度及尿糖量。

结果：正常者空腹血糖为0.44～0.7 mmol%，服后0.5～1 h血糖可升至1～1.1 mmol%，2 h后降至0.8 mmol%，3 h后再降至空腹血糖水平，有时3 h后可降至正常以下，而继以回跳，尿中无糖。

服葡萄糖后血糖高峰超过1 mmol%，3 h后血糖不恢复正常，于血糖＞1 mmol%时出现尿糖，均为糖耐量降低表现。如能除外肥胖、肝病及其他内分

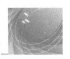

泌病等原因者，即可诊断为糖尿病。

OGTT试验并非诊断代谢综合征所必需，只是指导治疗和评估代谢异常程度所需。

（2）胰岛素抵抗测定的必要性：国内外学者都通过计算OGTT试验的胰岛素水平曲线下面积与血糖水平曲线下面积比值来评估胰岛素抵抗状况，可是该方法无法给出判断胰岛素抵抗的参考值，因此不能用于胰岛素抵抗的诊断。由于目前还没有在普通人群中探查胰岛素抵抗的临床试验，并且胰岛素抵抗未纳入PCOS诊断标准，所以诊断PCOS时，不需要常规测定胰岛素水平。

（3）2003年鹿特丹共识关于代谢紊乱筛选的总结如下：

1）对诊断PCOS来说没有一项胰岛素抵抗试验是必须的，它们也不需要选择治疗。

2）应该对肥胖型PCOS妇女做代谢综合征的筛选，包括用OGTT试验筛选葡萄糖不耐受。

3）对不肥胖的PCOS妇女有必要作进一步的研究以确定这些试验的使用，尽管在胰岛素抵抗额外危险因素如糖尿病家族史存在时需要对这些实验加以考虑。

7. 肥胖和代谢综合征　代谢综合征是近代对一组肥胖和内分泌代谢异常的症候群的命名，与发生冠心病及动脉粥样硬化、糖尿病、高血压、高血脂等一系列代谢性疾病高度相关。其诊断标准为：

1）女性腰围＞80 cm。

2）三酰甘油＞4.8 mmol/L。

3）HDL胆固醇＜1.3 mmol/L

4）血压＞17.33/11.33 kPa。

5）空腹血糖6.1～6.9 mmol/L。

6）2 h OGTT（75 g葡萄糖）7.8～11.1 mmol/L。

以上标准中肥胖为必须指标，其余5项中有3项者即可诊断。

8. 甲状腺功能异常　对所有PCO患者均应进行甲状腺功能检查。临床上约88.9%的甲状腺功能亢进患者伴有PCO，约36.5%的甲状腺功能减低患者可并发PCO。

甲状腺功能亢进患者血清游离T4、SHBG、T水平升高，皮质醇结合球蛋白和皮质醇水平降低，伴有PCO者FT4水平高于无PCO者。

甲状腺功能低下患者SHBG水平下降，血清游离T增加，甲状腺激素降低、TSH升高。

（三）卵巢形态异常

1. 妇检　双侧卵巢正常或对称性轻度增大，胀韧感，多数增大的卵巢不能扪及。

2．阴道B超　卵巢正常或稍大，体积≥10mL，或同一个切面上直径2～9mm的卵泡数≥12个，呈"项链征"排列。

3．腹腔镜检查　卵巢形态饱满，表面光滑，无排卵痕迹，卵巢表面可见多个突出的囊状卵泡，包膜灰白色增厚。

（四）辅助检查

1．BBT　单相或表现为黄体功能不全（LPD）。

2．诊断性刮宫　月经来潮前3天或来潮6h内诊刮，子宫内膜为增生期或增生过长，无分泌期改变，少数可见非典型性增生或癌变。

三、诊断

（一）2003年鹿特丹诊断标准

1．稀发排卵或无排卵。

2．高雄激素的临床表现和（或）高雄激素血症。

3．卵巢多囊性改变　一侧或双侧卵巢直径2～9mm的卵泡≥12个，和（或）卵巢体积≥10mL。

上述3条中符合2条，在排除了其他原因引起的高雄激素血症后（先天性肾上腺皮质增生、库欣综合征、分泌雄激素的肿瘤等），即可作出PCOS的诊断。

（二）鹿特丹标准的判断

1．稀发排卵或无排卵

（1）判断标准：初潮两年不能建立规律月经；闭经（停经时间超过3个以往月经周期或月经周期＞6个月）；月经稀发≥35天及每年＞3个月不排卵者（WHO Ⅱ类无排卵）即为符合此条。

（2）月经规律并不能作为判断有排卵的证据。

（3）基础体温（BBT）、B超监测排卵、月经后半期（月经20～24天）孕酮测定等方法明确是否有排卵。

（4）促卵泡激素（FSH）和雌激素（E2）水平正常，目的在于排除低促性腺激素性性腺功能减退和卵巢早衰。

2．高雄激素临床表现　痤疮、多毛、高雄激素秃顶、喉结出现、阴蒂增大、声音低沉等。

3．高雄激素的生物化学指标　总睾酮、游离睾酮指数或游离睾酮高于实验室参考正常值，其中主要是游离T的异常。

4．多囊卵巢（PCO）诊断标准　阴道B超下卵巢体积≥10mL，和（或）同一个切面上直径2～9mm的卵泡数≥12个。

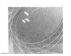

2003年鹿特丹的PCO超声标准是满足以下条件之一：

（1）卵巢正常或稍大，体积≥10 mL［卵巢体积＝0.5×长（cm）×宽（cm）×厚（cm）］，形态饱满，直径可以>4 cm，包膜明显增厚，回声增强。

（2）卵巢内卵泡≥12个，直径在2～9 mm，即卵巢多囊样改变，多数<5 mm，最大一般不超过10 mm，卵泡之间互相挤压，排列杂乱无章，每一个切面数目可在10个以上。

（3）单侧卵巢的上述改变足以诊断。

（三）2011年中国PCOS最新诊断标准

中华人民共和国卫生部2011年7月1日发布，自2011年12月1日实施。

1．疑似PCOS　月经稀发或闭经或不规则子宫出血是诊断必须条件。另外，再符合下列2项中的1项：

（1）高雄激素的临床表现或高雄激素血症。

（2）超声表现为PCO。

2．确诊PCOS　具备上述疑似PCOS诊断条件后还必须逐一排除其他可能引起高雄激素的疾病和引起排卵异常的疾病才能确定诊断。

3．排除疾病　迟发型先天性肾上腺皮质增生、库欣综合征、低促性腺激素低性腺激素性闭经、卵巢或肾上腺分泌雄激素肿瘤、甲状腺功能异常、高催乳素血症。

（四）PCOS的超声检查要求及特点

经阴道超声（TVS）检查100％可探测到多囊卵巢，而经腹部超声（TAS）检查约有30％的患者漏诊。TVS具有操作安全、快速的特点，且阴道探头距离子宫、卵巢距离近，用高频探头分辨率更高，图像质量和分辨率提高，同时避免腹壁脂肪的影响、充盈膀胱的不适感和因膀胱充盈不佳对结果判断的影响。TVS明显提高了卵巢间质回声异常及多囊性改变的检出率，因此已取代了TAS。

月经规则妇女应在早卵泡期（月经周期第3～5天）阴道超声检查，月经稀发或闭经者可在超声显示无优势卵泡或黄体酮撤退性出血的第3～5天检查。对于未婚肥胖的患者可应用肛门超声来检测。避孕药可以影响正常女性和PCO女性的卵巢形态，服药期间可能造成超声检查结果的准确性降低。如果超声检查发现卵泡>10 mm或正处于黄体期，应在下月经周期早卵泡期重新检查。有卵巢不对称或异常肿大的现象，应进一步检查。

多囊卵巢通常是增大的，但也有正常大小的多囊卵巢，PCOS患者的超声相也可以是正常的。目前仍无专门的发生率普查资料，按超声诊断多囊卵巢的标准，发现健康的育龄妇女中16％～22％有PCO，无排卵不育妇女中PCO占

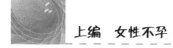

75%，月经稀发中占87%，多毛而有规律的排卵性月经者中占94%，闭经中占30%～40%。

（五）诊断分型

按照有无肥胖及中心型肥胖，有无糖耐量受损、糖尿病、代谢综合征等，PCOS可分为：

1. 经典的PCOS患者　月经异常和高雄激素，有或无PCO，代谢障碍表现较重。

2. 无高雄激素PCOS　只有月经异常和PCO，代谢障碍表现较轻。

（六）青春期PCOS的诊断

1. 初潮2年后仍有月经稀发或闭经（月经稀发：月经间隔42～180天；闭经：停经＞180天）。

2. 临床高雄激素血症　持续痤疮，严重多毛。

3. 生化高雄激素血症　血清睾酮＞1.74 nmol/L，LH/FSH＞2。

4. IR或高胰岛素血症　黑棘皮症、腹型肥胖、糖耐量受损、代谢综合征。

5. 多囊卵巢　超声见卵巢增大、多囊卵巢、间质增加。

符合上述5条中的4条，即可诊断为PCOS。

四、鉴别诊断

须鉴别的疾病：间质卵泡膜增殖症、皮质醇增多症（库欣综合征）、先天性肾上腺皮质增生、21-羟化酶缺乏型、卵巢分泌雄激素的肿瘤、高催乳素血症、甲状腺功能异常、特发性多毛症、下丘脑性闭经、药物性高雄激素症。

（一）迟发性先天性肾上腺皮质增生

该疾患临床症状与PCOS极为相似。患者在青春期出现月经不规律，多毛和不育。常见21-羟化酶及11β-羟化酶缺乏。重者出现发育不全的阴茎和阴囊、多毛、胡须生长，出现喉结、声音低沉等。诊断依据是血17-羟孕酮明显升高或ACTH试验17-羟孕酮反应明显增高。

（二）分泌雄激素肿瘤

卵巢男性化肿瘤较为罕见，多发生于30～50岁。发病前月经及生育能力正常，发病后出现明显的男性化、闭经和不孕等。雄激素水平接近男性，如支持-间质细胞瘤、门细胞瘤，或肾上腺肿瘤。快速进行性的高雄激素症状并且睾酮水平＞6.94 nmol/L或高于正常值上限的2.5倍，是典型的卵巢雄激素肿瘤的特征。DHEAS＞27.76 μmol/L，是典型的肾上腺肿瘤。DHEAS和尿17-酮类固醇水平在正常基础值之内，地塞米松抑制后血清皮质醇＜91.2 nmol/L，肾上腺肿瘤可以排除。其他睾酮抑制试验、刺激试验都不太可靠。

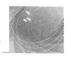
肿瘤的影像学检查：

1．经阴道和腹部的超声可以作为卵巢肿瘤诊断的第一步。

2．CT可以诊断直径＞1 cm的肾上腺肿瘤，但是无法鉴别实质性肿瘤的类别或良性结节，不能鉴别卵巢分泌性肿瘤的诊断。

3．MRI对卵巢的肿瘤诊断比CT好，但并不比高清晰度的彩色超声更好。

4．核素检查肾上腺和甲状腺抑制以后，^{131}碘的核素盆腔和腹腔显像更有助于肿瘤定位。

（三）卵泡膜细胞增殖症

卵泡膜细胞增殖症是指卵泡膜细胞黄素化而产生的一组综合征，其表现与PCOS相似，但多毛及男性化较PCOS明显。卵巢卵泡少，原始卵泡由于脂肪变性而退化，故数目较PCOS少。血清LH水平正常或低于正常，胰岛素及游离雄激素的水平较PCOS高。临床上多数发病迟缓，发病年龄＞40岁，绝经前高发，可并发糖尿病、高血压、肥胖、黑棘皮症等，也有表现为闭经、不孕、多毛、子宫内膜增生或腺癌等。氯米芬促排卵及卵巢楔形切除术对PCOS有一定疗效，而对卵泡膜细胞增殖症通常无效。主要鉴别需依靠术后病理诊断。

（四）高泌乳素血症

10%～30%的PCOS患者血清泌乳素水平轻度升高，应与其他原因引起的高泌乳素血症相鉴别，如垂体腺瘤、甲状腺功能低下、子宫内膜异位症、服用药物引起的高泌乳血症等。常见的垂体微腺瘤高泌乳血症者虽然闭经、无排卵、泌乳素增高，但FSH和LH及雌激素均低下，MRI可发现垂体微腺瘤。

（五）库欣综合征

库欣综合征是各种原因导致的肾上腺皮质功能亢进。血清雄激素水平中等增多，血清皮质醇增高，失去昼夜节律。临床表现以糖皮质激素增多症状为主，如满月脸、痤疮、多毛、高血压、闭经等。

（六）低促性腺激素性性腺功能不良

下丘脑不能分泌足够的GnRH，或垂体不能产生足够的Gn。表现为血清FSH、LH、E2水平偏低，子宫发育较小，内膜偏薄。第二性征发育延迟。主要原因有：生理性发育延迟、Kallmann综合征、中枢神经系统肿瘤、下丘脑垂体功能低下、5α-还原酶缺乏、GnRH受体基因突变、神经性厌食等。

五、近期及远期合并症

（一）糖尿病

按WHO的诊断标准，肥胖PCOS患者中的糖耐量降低比例达40%，20～44岁的PCOS患者患非胰岛素依赖性糖尿病的患病率达20%～40%，远高于匹配人群的10%。妊娠糖尿病的人群发生率为20%～40%，显著高于正常人群的3%～9%。

（二）心血管疾病发生率增高

高血压患病率较同年龄妇女增加4倍，PCOS患者绝经后的高血压患病率较非PCOS人群高出2倍。冠心病的发生率虽高于正常人群，但由于患者长期高雌激素水平的心血管保护作用，患者冠心病死亡率并不增加。

（三）子宫内膜癌发生率增加

肥胖、糖尿病及高血压是子宫内膜癌的高危因素，称为子宫内膜癌三联征。长期无排卵、高血压、糖尿病、肥胖及不育是PCOS及子宫内膜癌的共同特征。PCOS患者有50%～70%伴有IR，以IR为主的2型糖尿病患者患子宫内膜癌的相对危险性是正常人的3～4倍。PCOS患者由于排卵障碍，子宫内膜长期受单一的低浓度雌激素刺激，缺乏孕酮的调节和周期性子宫内膜脱落，且患者体内的雄激素水平较正常妇女增高3～4倍，雄激素可转化为雌酮导致子宫内膜多为增殖期改变或有不同程度的增生，进而发生非典型增生，甚至引发子宫内膜癌。PCOS患者患子宫内膜癌的风险较正常高5倍以上，有的研究甚至认为可以达到10倍。在未经治疗的PCOS患者，子宫内膜增生的发生率高达35%，子宫内膜癌的发生率则达8%。

对于从未接受治疗、月经周期＞3个月，子宫内膜厚度≥7 mm或者反复出现阴道不规则流血的患者，应常规进行诊刮。超声提示子宫内膜增厚的患者，即使没有阴道不规则流血，亦应先进行诊刮，明确有无子宫内膜增生。

（四）自然流产率上升

PCOS患者早期自然流产的发生率为30%～50%，是正常妇女的3倍，而其复发性早期流产发生率为36%～82%。接受IVF-ET的PCOS患者，早期自然流产发生率为20%～35%，高于同龄对照组。血清E2和P异常负反馈，导致垂体LH峰频率减少，引起卵泡发育成熟障碍；高雄激素和高胰岛素可能通过直接损害卵子及早期胚胎造成流产；生长因子紊乱影响卵泡甾体激素的合成，影响卵泡正常发育，使胚胎质量下降导致流产。P/E2比例失调、高雄激素、LH/FSH比例失调、胰岛素抵抗与高胰岛素血症等使子宫内膜增生异常和功能缺陷，造成子宫内膜容受性下降，或子宫内膜发育与胚胎发育不同步，从而引起胚胎着床障碍和早期自然流产。

妊娠中、晚期并发症主要有妊娠期糖尿病、妊娠期高血压疾病，新生儿体重显著降低，分娩及新生儿期并发症增加。

（五）代谢综合征

患有代谢综合征的患者容易发生的相关疾病主要有糖尿病、高血压、冠心病及血脂异常等。PCOS患者2型糖尿病的发病风险是正常人群的5～10倍，妊娠后发生2型糖尿病的危险较正常人群高出10倍以上。PCOS患者30岁以前高血压的发生率与正常同龄人群差异不大，30～45岁发病率较正常同龄人群高3～5倍，绝经后患者高血压发病率3倍于正常人群。PCOS患者患冠心病危险的比值比在5左右，发生心肌梗死危险的比值比在5～10。与体重匹配的正常妇女相比，PCOS患者常伴有血三酰甘油、总胆固醇、低密度脂蛋白、极低密度脂蛋白、载脂蛋白C-Ⅲ等血中浓度升高，高密度脂蛋白水平和ApoA1浓度降低。肥胖PCOS较不肥胖PCOS患者更为明显。

六、多囊卵巢综合征的治疗

由于PCOS的病因不清，所以目前尚无针对病因学的彻底、有效治疗方案。当前的治疗方法选择主要是根据患者的临床症状、对生育的要求、病情的程度和先前治疗的效果以及防止子宫内膜恶变等，制定综合治疗方案。治疗的近期目标为调节月经周期、治疗多毛和痤疮、控制体重；远期目标为预防糖尿病、保护子宫内膜，预防子宫内膜癌及心血管疾病。对年龄>35岁的无排卵患者，做常规诊刮和子宫内膜病检，以了解子宫内膜组织学变化，并排除子宫内膜癌。

对肥胖型伴发胰岛素抵抗的PCOS患者，强调减轻体重和二甲双胍的治疗，不主张首选避孕药或腹腔镜下卵巢打孔术。对以高雄激素血症为主要表现的PCOS患者，在鉴别器质性原因的高雄激素血症之后，主张给予短效避孕药或其他抗雄激素制剂降低血雄激素水平，继而诱发排卵。

（一）减轻体重

减轻体重是治疗PCOS的基本原则。肥胖患者通过低热量、低糖、低脂肪饮食和一定的运动量减肥法（如每天跑步、快速步行或骑自行车1 h），降低体重的5%～10%，可以降低胰岛素水平以及细胞色素P450c17α的活性，使雄激素水平下降，LH/FSH比率正常，改变或减轻月经紊乱、多毛、痤疮等症状，并有利于不孕的治疗。有时足以产生规律的排卵月经周期和受孕，至少有利于诱发排卵和改善妊娠结果。这是通过降低胰岛素，升高SHBG和胰岛素样生长因子结合蛋白-1的浓度，从而减少卵巢雄激素合成和循环的游离睾丸酮来实现的。另外降低体重至正常范围可以阻止该疾病长期发展的不良后果，如糖尿病、高血压、高血脂和心血管疾病。体重减轻应循序渐进，减轻过快容易反弹。要求在6个月内减少原有体重的8%～10%。减重应在开始不孕症治疗前进行，而不是与治疗同步。

（二）高雄激素血症的治疗

1. 短效避孕药　对于不需要生育，或有多毛、痤疮的PCOS患者，或性激

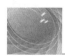

素水平提示高雄激素或（和）高LH，建议服用短效避孕药。目前常用的效果较好的有妈富隆、达英–35和优思明。

（1）达英–35：含有炔雌醇和醋酸环丙孕酮（CPA）。CPA是具有抗雄激素及抗促性腺激素作用的人工合成孕激素，与炔雌醇合用，可有效地降低雄激素活性，改善PCOS患者异常的内分泌环境。达英–35抗雄激素作用较妈富隆强，对雄激素水平较高的患者，优先选择达英–35。

达英–35每片含炔雌醇0.035 mg，CPA 2 mg。月经第1～5天开始，每天1片，连服21天，停药第8天口服第2周期避孕药，共服3～6个月。

达英–35短期治疗痤疮的效果很明显，但对多毛需要8～12个周期才有明显的效果。治疗持续时间越长，所达到的效果及维持作用越好。

（2）优思明：每片含有0.03 mg炔雌醇和3 mg屈螺酮，具有与达英–35相似的抗雄激素作用。屈螺酮具有抗盐皮质激素活性和抗雄激素活性作用，对抗水钠潴留，阻断雄激素受体，不引起水钠潴留，不增加体重，甚至有减轻体重的效果。对肥胖或有发胖倾向的PCOS患者长期服用避孕药时，首选优思明。用法同达英–35。

2．螺内酯（安体舒通）　该药是利尿剂，因有抗雄激素的作用，所以被用于治疗高雄激素血症。每天60～200 mg，分3次口服，应用3～6个月后，根据治疗效果调整剂量。在治疗的早期患者可能出现多尿，数天后尿量会恢复正常。肾功能正常者一般不会发生水和电解质的代谢紊乱。如果患者有肾功能损害及血钾偏高，不宜使用该药。由于螺内酯没有调节月经的作用，如果患者仍然有月经稀发或闭经，需定期补充孕激素或与短效避孕药联合应用，以免发生子宫内膜增生症或子宫内膜癌。

3．地塞米松（DXM）　DHEAS水平升高，提示肾上腺皮质来源的雄激素增多。地塞米松为抑制肾上腺源的雄激素的首选药物，很小剂量即可有效地抑制肾上腺激素的产生，晚上服可抑制ACTH的夜间脉冲式分泌，降低肾上腺的雄激素水平，使卵泡微环境的雄激素水平下降，促进卵泡对Gn的反应性。0.25～0.75 mg/d，连服3～6个月。

（三）对胰岛素抵抗及高胰岛素血症的治疗

1．低热量饮食及加强运动　此是治疗肥胖的PCOS妇女以改善其胰岛素敏感性的黄金标准方案。体重减轻后可改善PCOS内分泌的基础，使循环中的雄激素及胰岛素水平下降，SHBG上升，从而恢复月经周期，有自然怀孕的可能。

2．胰岛素增敏剂　胰岛素增敏剂的应用可解决和打破PCOS发病的关键环节。胰岛素增敏剂可以降低PCOS患者高胰岛素血症对于排卵的影响，能降低胰岛素（INS）水平，提高INS敏感性，使雄激素水平降低，减轻体重，有利于恢复排卵和月经周期。长期使用可降低IR，因而能降低发展成糖尿病和心血管疾病的风险。胰岛素增敏剂主要是双胍类和噻唑烷二酮类，前者主要包括二甲双胍，后者则包括罗格列酮和匹格列酮等。

（1）二甲双胍（MET）：二甲双胍是目前用于改善IR最常见的药物，有助于减轻体重和降低空腹血清胰岛素水平。它通过增加外周组织对胰岛素的敏感性，并抑制肝糖原合成，增加肌肉对葡萄糖的摄取和利用的双重作用，降低血清胰岛素水平，改善胰岛素抵抗，进而治疗PCOS患者的高雄激素血症。FDA批准二甲双胍为诱发排卵药，对胎儿无毒性，亦无致畸作用，排卵率约为46%，与氯米芬相近。IVF治疗中应用二甲双胍虽然没有增加妊娠率和活产率，但可降低OHSS的风险。近年来已有不少学者提出将二甲双胍作为PCOS的一线治疗。二甲双胍可以减少PCOS患者早孕期间的自然流产率，并能减少妊娠糖尿病的发生，并不增加胎儿畸形的发生率。

1）治疗方案：每次250～500 mg，每天3次，进食时服用，连续治疗3～6个月后对患者进行评价。如果胰岛素抵抗得到改善，则停用二甲双胍。停药随访期间，如果再次出现明显的IR，可重新选用二甲双胍治疗。

2）副作用：应用二甲双胍相当安全，无论单独用还是与CC合用。二甲双胍常见的不良反应为恶心、呕吐、腹胀或腹泻不适等胃肠道反应，发生率为15%～20%，多可耐受，继续服药1～2周后症状会减轻或消失。要慎用于有肾功能损害的妇女，因为有发生乳酸酸中毒的危险。虽然孕期应用二甲双胍没有发现增加新生儿出生缺陷和畸形率，且可使早孕期流产率降低80%，但通常认为一旦妊娠，是否继续使用应根据病情权衡利弊，必须用药时应做到患者知情同意。对有IR，甚至已发生糖耐量减退的患者，最明智的是孕前治疗，纠正健康状况后再妊娠。

（2）罗格列酮：罗格列酮通过提高肌肉和脂肪组织对胰岛素敏感性和抑制肝糖原合成，改善IR和高胰岛素血症。

罗格列酮每天4 mg，一般连续用药3个月。肝功能不良、酸中毒和心功能不良者不宜使用。一旦患者妊娠应停用罗格列酮。

目前，在治疗IR时往往首选二甲双胍，如果二甲双胍疗效欠佳，则加用罗格列酮。对重度IR，开始时就可以联合使用二甲双胍和罗格列酮，二药联合使用对PCOS患者内分泌失调的治疗作用优于单独使用二甲双胍，并大大升高了PCOS患者的妊娠率。

服用二甲双胍或罗格列酮3个月后，雄激素和胰岛素水平均下降，但二甲双胍使雄激素下降更为显著，罗格列酮使胰岛素抵抗程度下降更为显著。罗格列酮可以提高CC抵抗患者的排卵率，而且优于二甲双胍。

（四）调整月经周期，防止子宫内膜增生和癌变

孕激素治疗适用于无生育要求、月经频发、月经稀发、闭经、无明显高雄激素临床和实验室表现、无明显胰岛素抵抗的无排卵患者。可单独采用定期孕激素治疗，以恢复月经。孕激素类药物有安宫黄体酮（MPA）、地屈孕酮（达芙通）、微粒化孕酮/黄体酮胶丸（琪宁）、黄体酮胶囊（益玛欣）、黄体酮软胶囊（安琪坦）等。单纯从保护子宫内膜的角度来说，推荐用法为：

1. MPA　月经开始后第15~18天开始口服，每天6~10 mg（2 mg/片），连服10~14天。至少2个月撤退出血1次，以保护子宫内膜，减少子宫内膜癌的发生。

该方法经济实用，适用于性激素水平正常的PCOS患者，或经济困难、无避孕要求、无生育要求的PCOS患者。但用药后内分泌状况和代谢状况未得到改善，PCO本身无好转，高雄激素状况无变化。

2. 其他黄体酮制剂　常用的有达芙通、琪宁、益玛欣、安琪坦，月经第15天开始口服，连用10~14天。

（五）促进生育、药物促排卵治疗

对于有生育要求的患者，经过一系列的减肥、抗雄激素、抗IR，部分患者恢复排卵或者受孕，但多数患者还是需要促排卵治疗。为了提高妊娠成功率，促排卵前必须先治疗高雄激素血症和IR，使血睾酮、LH和胰岛素水平恢复至正常范围，增大的卵巢恢复正常，卵泡数减少。

促排卵前的预处理措施如下：①降低体重5%；②降低LH水平，使用达英-35或优思明、GnRH-a；③降低睾酮水平，口服螺内酯、达英-35等；④降低胰岛素水平，口服二甲双胍、罗格列酮等。

1. 枸橼酸氯米芬（CC）　CC为一线促排卵药。CC是雌激素受体拮抗剂，它能竞争性地结合下丘脑、垂体上的雌激素受体，解除雌激素对下丘脑-垂体-卵巢轴的抑制，下丘脑因此反射性地释放GnRH，刺激垂体释放FSH、LH，作用于卵巢促进卵泡的发育。

（1）应用指征：无排卵或稀发排卵，体内有一定雌激素水平，血PRL水平正常，输卵管通畅，男方精液正常。PCOS患者只要有正常的基础FSH和雌激素水平均可应用。

（2）禁忌证：妊娠、肝脏疾患、不明原因的异常子宫出血、卵巢增大或囊肿。

（3）用法：月经周期第2~5天开始口服（无周期患者在排除妊娠后即可开始用药），每天50~100 mg，连服5天。服CC后，当E2≥1 101 pmol/mL或B超下优势卵泡直径>18 mm后注射HCG 5 000~10 000 IU，注射后32~36 h排卵。

一般停用CC 5～10天内会出现直径＞10 mm的卵泡。如果停药10天还没有出现直径＞10 mm卵泡，则视为CC无效。如低剂量的CC无效，第2个周期加量，每天100 mg，共服5天；每天服CC 100 mg无效，第3个周期每天150 mg，共服5天；连用3个月仍无排卵，可认为CC抵抗。

（4）疗效：应用CC后70%～80%的患者排卵，22%～30%妊娠。绝大多数妊娠发生在用药起始的6个排卵周期，很少超过12个周期，因此治疗周期应控制在6个排卵周期。如未妊娠，可选择二线治疗，如FSH/HMG促排卵或腹腔镜卵巢打孔术（LOD）。

PCOS患者治疗效果与肥胖、高雄激素、年龄、卵巢体积以及月经紊乱情况等有关。

造成高排卵率和低妊娠率与CC所导致的外周抗雌激素作用有关。如治疗后宫颈黏液的质量和数量均下降，发生子宫内膜发育不良、黄体功能不全（LPD）以及未破裂卵泡黄素化综合征（LUFS）。

（5）副作用：副作用的发生和严重性与个体敏感性高低有关。用药后卵巢增大15%、潮热11%、腹部不适7.4%、视力模糊和闪光暗点1.6%；少数人可出现头痛、脱发、卵巢过度刺激综合征（OHSS）。视力并发症应作为再用CC的禁忌证。OHSS非常罕见，多胎妊娠略增加。

2. 他莫昔芬（TMX）　TMX与CC一样是选择性雌激素受体抑制剂，其结构上、药理上与CC类似。其促排卵与治疗黄体功能不足的作用及效果也与CC相近。主要用于月经稀发的无排卵患者和对CC无反应的患者。自月经第2～5天开始，每天口服10～20 mg，每天1次或每天2次，共5天，连续半年。

副作用有经量减少、粉刺、体重增加、潮热、头晕、头痛等，OHSS少见。排卵率60%～80%，妊娠率10%～56%，不增加流产率。

对于年龄＞40岁的患者，由于其E2值降低，而TMX具有E的激动剂作用，可使内膜息肉增生，因此不宜长期应用，谨防子宫内膜癌发生。

3. 来曲唑

（1）作用机制：芳香化酶抑制剂主要包括来曲唑和阿纳托唑（ANA）。芳香化酶抑制剂可通过抑制芳香化酶的作用，阻断雄激素如雄烯二酮和睾酮向E1和E2转换，使体内雌激素降低，阻断其对下丘脑和垂体的负反馈作用，使垂体Gn分泌增加，从而促进卵泡的发育和排卵。来曲唑半衰期短（48h），不占据雌激素受体。因此，多诱导单个卵泡发育，且没有外周抗雌激素作用，不具有CC的抗雌激素效应，2.5～5 mg/d对子宫内膜无影响。对于CC抵抗或CC促排卵周期中EM发育不良的PCOS患者可选择来曲唑促排卵。

（2）用药方法：月经周期2～5天开始口服，2.5～5 mg/d，连续5天。当优势

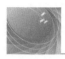
卵泡直径≥18 mm后，注射HCG 5 000~10 000 IU，一般注射后32~36 h排卵。

（3）不良反应和并发症：来曲唑的诱发排卵剂量小，不良反应少见，耐受性好。长期大剂量服用后可能出现中度的潮红、恶心、疲劳、体重减轻、失眠等。其致畸作用有待观察，因此在应用来曲唑促排卵前，应首先除外妊娠。

（4）治疗效果（与CC促排卵比较）：

1）来曲唑组排卵率（84.3%）和周期妊娠率（20%）与CC组（86%、14.7%）相似。

2）来曲唑组单个优势卵泡发生率为80.9%，CC组为61%。

3）来曲唑组注射HCG日EM的厚度为0.99 cm，显著高于CC组的0.82 cm。来曲唑组EM的厚度与自然周期没有差异，表明来曲唑不抑制EM的发育。

4. 促性腺激素（Gn）

（1）作用机制：Gn能启动卵泡的募集、选择、优势化及成熟，并可促进性激素合成；而HCG具有LH的生物活性，一次大剂量用药可促发卵泡成熟及排卵，并可支持黄体功能。在使用HMG诱发卵泡发育成熟后，HCG可促进排卵。

（2）适应证：Gn作为二线促排卵药，适用于下丘脑-垂体-卵巢轴（H-P-O-A）功能低下或CC治疗无效者。

（3）用药方法：

1）基本方法：月经第2~5天或孕激素撤退性出血的第2~5天开始（只要卵巢处于静止状态，排除子宫内膜病变后，可开始于卵泡期的任何时间），HMG/FSH每天75 IU肌内注射，当宫颈黏液评分（CMS）≥8分，单个卵泡直径≥18 mm停用HMG，肌内注射HCG 5 000~10 000 IU。排卵多发生于注射HCG后36~48 h。嘱患者注射HCG后第2~3天同房。

存在以下情况时要慎用HCG：直径≥16 mm卵泡数≥2个；或直径≥16 mm卵泡数≥1个，且直径≥14 mm卵泡数≥2个。以上情况可改用GnRH-a类药物诱发排卵，如达菲林0.1~0.2 mg皮下注射或丙氨瑞林0.15~0.45 mg肌内注射。

2）Gn递增方案（Step-Up）：通常起始剂量为37.5~75 IU/d，经期的任何时间都可以开始使用。卵泡有反应者以原量维持，无反应者每隔5~7天加用HMG 37.5~75 IU，直到卵泡有反应后维持原量至卵泡成熟。一般最大剂量为225 IU/d。当主导卵泡≥18 mm时停用HMG，肌内注射HCG 5 000~10 000 IU。

下一个促排卵治疗周期，可根据前一周期卵巢反应的阈值和刺激情况调整Gn的起始剂量。

3）Gn递减方案（Step-Down）：起始剂量一般为150~225 IU/d，连续5天，然后进行B超监测卵泡发育和E2水平。当卵泡直径≥10 mm时开始减量，每3天减量37.5 IU/d，减至75 IU/d维持，直到优势卵泡直径≥18 mm时注射HCG

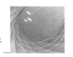

5 000～10 000 IU。

4）Gn递增、递减序贯法：结合递增、递减法两种方案的特点，首先应用递增方案，当主导卵泡直径达14 mm时，FSH减半直至HCG日。开始的递增方案是为了找到卵巢反应的FSH阈值，而在卵泡晚期减少FSH，可使多余的卵泡闭锁，主导卵泡则继续生长，有利于单卵泡发育。

小剂量递增方案具有安全、不易发生卵巢过度反应的特点，缺点是费时、费用高。递减方案具有省时、费用低的特点，但是容易发生卵巢过度反应。

对Gn反应敏感的患者选用递增方案；对Gn反应不敏感的如肥胖、高雄激素的患者选用递减方案。

5）CC+HMG/FSH：在月经周期第2～5天开始口服CC 50～150 mg/d，连用5天，CC应用的最后1天或次日开始应用小剂量的HMG/FSH，75 IU/d，待主导卵泡≥18 mm时停用HMG/FSH，肌内注射HCG 10 000 IU。该治疗方案周期妊娠率接近或达到单用Gn的水平，可以减少HMG/FSH用量及促排卵时间，降低促排卵费用。

6）HMG+DXM：PCOS患者雄激素水平较高，影响正常卵泡发育。当其对CC+HMG治疗无反应时，可以在CC+HMG治疗时加用DXM 0.25～0.5 mg，或口服强泼尼松5 mg/d，于月经第2天开始，连续7～10 d。

（4）黄体支持：

1）HCG：适用于OHSS低危患者，如单卵泡排卵后隔2～3天肌内注射HCG 2 000 IU，共3～5次，持续整个黄体期。对于高危型OHSS患者，宜选用黄体酮补充黄体，禁用HCG，以防发生OHSS。

2）黄体酮：根据黄体酮的剂型，给药途径有肌内注射、口服、经阴道给药，根据促排卵需要选择用药方法。排卵后24 h开始用药，持续时间12～14天。

肌内注射：黄体酮每支20 mg，常用剂量为20～60 mg/d。

阴道栓剂：雪诺酮每剂含微粒化黄体酮90 mg，每天1～2次。其疗效与黄体酮肌内注射相似。

口服给药：可选下列一种黄体酮口服。达芙通：每天20～40 mg，分2次口服。益玛欣：每天200～400 mg，分2次口服。琪宁：每天200～300 mg，分2次口服。安琪坦：每天200～300 mg，分2～3次空腹口服或阴道给药。

3）雌激素：在COH周期，黄体后期不仅孕酮水平下降，E2水平也下降。补充E2有助于维持黄体功能和提高妊娠率。排卵后每天口服戊酸雌二醇4～6 mg，持续整个黄体期。

以上黄体支持药物及用法主要适用于IVF-ET，诱发排卵者药量可以适当减少。

（5）促排卵注意事项：以上促排卵过程中，如果≥18 mm卵泡超过2~3个，中小卵泡较多，血E2≥7 340 pmol/L时，为避免发生OHSS，禁用HCG诱发排卵，改用GnRH-a类药物诱发排卵，如达菲林0.1~0.2 mg皮下注射，或丙氨瑞林0.3~0.45 mg肌内注射，排卵后补充黄体12~14天。

PCOS是典型的性腺轴功能紊乱疾病，到目前为止仍是促排卵治疗中非常棘手的问题。在PCO患者使用Gn刺激中，OHSS的发生率为10%~12%，而卵巢形态正常者，发生率仅为0~3%。由于PCOS患者有内源性Gn及E，故一般先试用CC或来曲唑治疗。若治疗无反应，可以试用HMG/FSH治疗。理论上PCOS患者更适于应用高纯度FSH，因为可避免对内源性LH的分泌放大作用。CC抵抗的PCOS无排卵患者对相对低剂量的Gn刺激反应特别敏感，其反应阈值与过度反应阈值非常接近，因此治疗范围特别窄，略高于无效剂量极可能引起卵巢过度刺激。成功诱发排卵的Gn剂量和用药时间因人而异，即使同一患者不同时期中卵泡对Gn的反应也不尽相同。因此用药之前评估患者的高雄激素水平、LH水平、窦卵泡数、年龄、雄烯二酮及胰岛素样生长因子-Ⅰ（IGF-Ⅰ）水平等，初步估计患者的反应剂量。准确的剂量主要依赖于医生的临床经验和治疗效果来判断。应根据患者对Gn的反应性，在治疗中摸索并调整其剂量。

（6）疗效：PCOS患者注射HMG/FSH排卵率为83%~90%，但周期妊娠率仅5%~15%，累计妊娠率为30%~60%。这些患者中高雄激素血症的慢性无排卵患者的预后最差。

（7）并发症

1）OHSS：为Gn应用中严重的、医源性的并发症。应用Gn促排卵后OHSS的发生率轻度为8.4%~23%，中度0.5%~7%，重度0.8%~7.1%。近年来随着促排卵药物使用的增多，其发生呈上升趋势，有潜在的生命危险。OHSS预防较难，HMG的最小有效剂量与发生OHSS剂量之间非常接近，略高于无效剂量极可能引起卵巢过度刺激，且对药物反应有明显个体差异和周期差异，即使同一患者不同时期中卵泡对Gn的反应也不尽相同。过去认为促排卵时不注射HCG不会发生OHSS，但有报道不注射HCG仍然会发生OHSS。预防和早期识别OHSS非常重要，及时识别危险因素，应用个体化促排卵方案，严密监护卵巢的反应性，及时调整Gn用量。

对PCOS患者做好促排卵前期准备，使用口服避孕药和双胍类药物改善激素环境。如口服达英-35或优思明，同时口服二甲双胍。顽固性高LH水平可考虑应用GnRH-a超长方案，或对此类患者采用超声下未成熟卵泡穿刺术，连续2~3个周期，可以减少重度OHSS的发生。促排卵过程中加强E2及超声监测，并根据

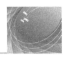

监测结果调整HMG用量，必要时可采用滑行方法（coasting）。控制黄体期HCG用量，严重者应放弃该周期，不用HCG。对OHSS高危患者，于采卵日或取卵后静脉注射人白蛋白10～20 g，可以预防或减少OHSS的发生，而且降低了OHSS的严重程度。也可采用未成熟卵母细胞体外成熟培养（IVM）。

在没有降调节或用GnRH-A抑制内源性LH的周期，可利用GnRH-a的"flare-up效应"产生内源性LH达到促排卵目的。由于LH活性持续的时间较HCG短，在体内持续24～36 h，降低OHSS的发生。

2）多胎妊娠：PCOS患者使用Gn促排卵多胎率高达15%～17%，大多数为双胎，也偶有三胎或更高序者。多胎妊娠发生率决定于卵巢的敏感性、监测是否严格。对于高序多胎妊娠者可给予B超指引下选择性减胎术，以改善妊娠结局。

3）自然流产：PCOS患者自然流产率为20%～25%，高于自然妊娠15%的流产发生率。胎儿畸形率与正常妊娠相同。

5. 促性腺激素释放激素类似物 促性腺激素释放激素类似物（GnRH-analogue）包括促性腺激素激动剂（GnRH-a）和拮抗剂（GnRH-ant）两种，均能在垂体水平抑制内源性Gn分泌，因而显著降低PCOS过高的LH水平而被用于PCOS促排卵。

CC抵抗的无排卵PCOS患者内源LH水平升高，使她们在应用外源Gn刺激排卵时由于抑制了卵母细胞成熟抑制因子使未成熟卵母细胞过早成熟，卵泡易发生过早黄素化。升高的LH也不利于颗粒细胞的类固醇合成。另外，升高的LH水平可能与PCOS流产率高有关。

GnRH-a有长效和短效制剂，对PCOS患者以选用长效制剂为宜。GnRH-a的应用有利于降低PCOS患者的内源LH水平，对外源Gn产生反应，避免卵泡过早黄素化。

GnRH-ant和GnRH-a均可抑制循环中的LH浓度升高，但GnRH-ant方案小卵泡少，这可能降低有高反应趋势的PCOS患者发生OHSS的风险。拮抗剂方案的应用还可以选用GnRH-a替代HCG诱导卵母细胞的排出，从而进一步降低OHSS的风险。详细用法参见控制性超排卵一章。

6. 溴隐亭 对高泌乳素血症的PCOS妇女，应给予溴隐亭治疗，抑制垂体泌乳素分泌，促进排卵。每天口服2.5～7.5 mg，服药期间每月复查PRL，根据PRL水平调整药物剂量和疗程。

（六）手术治疗

因为手术的疗效不肯定，目前不推崇专门去开腹或腹腔镜下行卵巢楔形切除术或卵巢表面激光打孔术，但是因其他原因开腹或腹腔镜检查时，可同时行卵巢楔形切除术或卵巢表面激光打孔术。要特别注意手术治疗后可发生卵巢和盆腔粘连，甚至造成卵巢早衰，应该在药物治疗无效的情况下考虑手术方法。

1. 卵巢楔形切除术　该手术由于术后卵巢输卵管周围粘连，这种粘连影响术后妊娠率，且疗效短暂，个别患者发生卵巢早衰，目前该术式已不应用。

2. 腹腔镜下卵巢打孔术（LOD）

（1）促排卵机制：手术去除了卵巢内的机械屏障，减少了卵巢的体积，使卵巢的血流增加，间接调节垂体-卵巢轴，血LH及T水平下降，增加妊娠机会，并可能降低流产的危险。术后首先是血清雄激素水平显著下降，接着雌激素及LH下降，FSH升高，所有这些激素水平的改变解除了卵泡成熟的障碍，从而导致排卵。

（2）适应证：PCOS无排卵不孕、对CC耐药，持续高LH水平的患者；因其他疾病需腹腔镜检查盆腔；随诊条件差，不能或不愿做Gn治疗监测。不提倡为了预防对Gn的高反应而进行卵巢的广泛电凝。该方法较适合身材苗条的高雄激素血症和卵巢增大卵泡数目较多的病例，对肥胖的胰岛素抵抗患者效果不明显。建议选择BMI<34，LH>10 IU/L，游离睾酮高者作为治疗对象。

（3）手术效果：腹腔镜下行多囊卵巢打孔术，疗效可与Gn促排卵相仿，无OHSS和多胎妊娠的发生。手术损伤小，术后粘连相对少，恢复快，价格适中。若为寻找不育原因行诊断性腹腔镜手术，可同时进行打孔，每侧卵巢打3～8个直径3 mm、深2～4 mm的孔。治疗后总的排卵率为78.1%，自然妊娠率约为50%，妊娠后自然流产率减低。大约50%的LOD患者术后需要加用药物促排卵等辅助治疗。

（4）术后可能出现的问题：无效，卵巢早衰；16%～27%有轻度盆腔粘连，但不影响输卵管卵巢的解剖关系。

3. 未成熟卵母细胞体外成熟培养（IVM）　1992年开始，IVM用于难治性PCOS的助孕治疗，后用于IVF中卵巢低反应性以及高反应有OHSS可能的患者。对于经积极治疗6个周期仍未妊娠者可考虑IVF-ET。在月经第3～5天开始注射小剂量Gn，为预防IVF治疗中OHSS的发生，在卵泡直径12～14 mm、子宫内膜厚度达到6 mm以上时注射HCG 10 000 IU，36 h后穿刺卵泡，取出未成熟的卵母细胞，体外培养成熟，行体外受精-胚胎移植（IVF-ET）或单精子卵胞浆注射（ICSI）。由于卵泡未最终成熟，E2水平在安全范围内，可以避免OHSS的发生，但其子代的安全性目前受到关注。

有学者研究对PCOS患者进行无刺激周期IVM，取得较好效果。未刺激周期不使用促排卵药，避免了大量使用超促排卵药产生的不良反应，尤其是对于

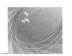

难治性中重度PCOS患者，可预防OHSS的发生。IVM简化IVF方案、缩短治疗时间、减少患者复诊次数、节省医疗费用，因而具有非常明显的优越性。未刺激周期更适合IVM/IVF-ET，临床妊娠率接近传统的IVF/ICSI。国外研究表明，连续4个自然周期IVF治疗的累计妊娠率可达46%，活胎出生率达32%。每个自然周期结合ICSI技术与一个卵巢刺激周期相比，二者的起始周期着床率和活胎率几乎相同。IVM现已成为生殖医学领域的重要研究课题。

4. 经阴道超声下未成熟卵泡穿刺抽吸术（IMFP） 月经周期第3天阴道超声计数窦卵泡数，第10~12天复查超声，如双侧无直径>8 mm的卵泡，则给予HCG 10 000 IU，36 h后在阴道超声引导下行IMFP，可连续2~3个周期穿刺。或月经第5天开始每天注射Gn 75~150 IU，当卵泡直径达到10~12 mm时，肌内注射HCG 10 000 IU，34~36 h后在阴道超声指引下，采用16G或17G穿刺针，负压7.5 kPa，从不同角度对两侧卵巢的小卵泡进行穿刺抽吸，连续2~3个周期穿刺。在下次月经第3天，复查性激素，并计数卵巢窦卵泡数，如每侧卵巢窦卵泡数≤10个，T和LH/FSH值明显下降，可用HMG常规促排卵治疗。如果未达到上述标准，则再行IMFP。

研究表明，IMFP可以改善PCOS患者的内分泌状态，即降低T和LH/FSH值，并减少窦卵泡数。能使CC抵抗的PCOS不孕患者获得良好的单卵泡发育和单胎妊娠率。术后促排卵治疗中，很少发生严重的OHSS。

IMFP与腹腔镜手术相比，手术创伤小、风险小。由于是在阴道超声引导下，穿刺针进入卵巢都是在卵巢的下级，部位局限，负压小，对卵巢几乎没有大的损伤，术后不易造成盆腔粘连，不会造成长期的不可逆的损伤如卵巢早衰等，但IMFP的长期治疗效果可能不如卵巢楔形切除或腹腔镜打孔手术。IMFP术后维持时间较短，如果连续穿刺后不能及时进行下一步治疗尽早妊娠，6~8个月后会重新出现窦卵泡计数上升，T和LH/FSH值再度升高。因此，IMFP术后需及时促排卵治疗，以获得满意效果。

（七）体外受精-胚胎移植的应用

指征：对于有生育要求的顽固的PCOS患者，经Gn促排卵和手术方法仍未妊娠者，同时存在输卵管因素和（或）男方因素不孕者，IVF-ET技术是非常有效的治疗方法，可以帮助获得妊娠。

一般在诱导排卵后6个周期或宫腔内人工授精3~4个周期，仍未妊娠者可以行IVF-FT，但在控制性超排卵治疗周期中应注意预防发生中重度OHSS，以免造成严重的不良后果。对难治性PCOS中卵巢低反应或高反应有发生OHSS可能的患者，可以选择IVM及IVF-ET技术。

七、关于青春期PCOS的诊疗争议

至今尚未见到国际权威性的青春期PCOS诊断标准的发布，因为青春期女孩的下丘脑–垂体–卵巢轴还处在发育中，是一个动态的变化过程。

对有家族史、异常生长史以及肥胖体征的青春期女孩，可以作为一个重要的综合线索来鉴别潜在的PCOS患者。对青春期有PCOS高风险倾向的女孩，推荐的治疗主要还是适当减轻体重和生活方式调整。采用天然孕激素或低雄激素活性的孕激素制剂，每1~2个月进行1次撤药性出血，或序贯调整周期。

八、总结

PCOS是一种影响女性一生的内分泌和代谢紊乱，具有很高的临床异质性，病因机制复杂，环境和遗传交互作用。

PCOS的诊断标准在国际上一直存在较大争议；国内的PCOS诊断标准强调持续性无排卵作为首要依据，并推荐分型。

青春期PCOS的诊断和治疗需要谨慎，防止过度和不当。

对PCOS的治疗根据国内外共识，首要进行生活方式的改善，体重控制，继而三线治疗流程。

安全的、防止多胎和OHSS的促排卵方案是未来发展的趋势，需要制定规范的促排卵方案，严格控制促排卵的并发症。

（陈建明）

第四节　高泌乳素血症

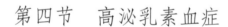

高泌乳素血症（HPRL）是指各种原因引起外周血中泌乳素（PRL）水平持续高于正常值的状态。HPRL是一种下丘脑–垂体–性腺轴功能失调的疾病，主要表现为不排卵、月经紊乱、溢乳、黄体功能不全和不育。

高泌乳素血症同时伴有溢乳和闭经者可称为闭经–溢乳综合征。经过仔细检查未能发现病因的高泌乳素血症，称为特发性HPRL。临床上发现的HPRL多数为特发性。

在正常人群中约有0.4%的人患HPRL；在计划生育门诊人群中，HPRL的发生率为5%；在单纯闭经的患者中，约有15%的人存在HPRL；而在闭经伴有溢乳的患者中，HPRL达70%。在无排卵的多囊卵巢综合征（PCOS）患者中有3%~10%的人有轻度PRL升高。

垂体肿瘤占所有颅内肿瘤的10%~15%。PRL腺瘤是最常见的垂体功能性腺

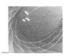

瘤，约占全部垂体腺瘤的45%，是临床上病理性HPRL最常见的原因。PRL腺瘤多为良性肿瘤，肿瘤直径＜10 mm称微腺瘤，直径＞10 mm称大腺瘤。

一、病因病理

PRL是由垂体前叶的PRL细胞合成和分泌，其合成与分泌受下丘脑多巴胺（DA）的张力性抑制作用的调节。DA作用于PRL细胞表面的多巴胺D2受体，抑制PRL的生成和分泌。任何减少DA作用于PRL细胞上多巴胺D2受体作用的生理性及病理性过程，都会导致PRL水平升高。过高的PRL直接作用于乳腺细胞PRL受体，刺激乳汁生成及分泌，同时过多的PRL不仅对下丘脑GnRH及FSH、LH的脉冲式分泌有抑制作用，而且可直接抑制卵巢合成黄体酮及雌激素，导致卵泡发育及排卵障碍，表现为月经紊乱或闭经。HPRL的原因可归纳为生理性、药理性、病理性和特发性4类。

（一）生理性HPRL

PRL的分泌方式为脉冲式，很多生理因素会影响患者血清PRL水平。PRL的分泌与睡眠关系密切，入睡后血PRL水平逐渐升高，早晨3～5时达到高峰，醒后开始较快地下降，10～14时为全天谷值，下午再度升高，峰值较全天平均水平高约1倍。因此临床测定PRL值时应避开生理性的高峰。青春期后女性PRL水平均较青春期前高；女性月经周期中PRL会有少量变化，绝经期后PRL水平下降。此外，妊娠期间雌激素水平升高刺激垂体催乳素细胞增殖和肥大，导致垂体增大及催乳素分泌增多。从妊娠11周起PRL水平呈线性升高，足月时分泌水平增加10倍（超过8.89 nmol/L），分娩后增大的垂体恢复正常大小，PRL下降。若不哺乳，产后4周PRL降至正常。哺乳时乳头吸吮可触发垂体PRL快速释放，产后4～6周内哺乳妇女基础PRL水平持续升高，并有产后闭经。在应急状况下PRL分泌显著增加，如体力运动、精神创伤、紧张和性交活动及哺乳、乳头刺激和睡眠障碍等，均可导致PRL暂时性升高数倍，通常持续时间不到1 h，也不会引起有关病理症状。

（二）药理性HPRL

凡是干扰DA代谢的药物等都可通过拮抗下丘脑PRL释放抑制因子（PIF）与增强PRL释放因子（PRF）而降低DA类在DA受体水平的作用，从而促进PRL分泌导致高PRL血症，但一般都＜4.44 nmol/L。常见药物：避孕药、多潘立酮、甲氧氯普胺、西咪替丁、利血平、甲基多巴、吗啡、安定、达那唑、多巴胺；具有安神、止惊作用的中草药六味地黄丸、安宫牛黄丸等。

（三）病理性HPRL

病理性PRL升高主要见于下丘脑–垂体疾病、系统性疾病、异位PRL生成等。常见的有脑垂体泌乳素肿瘤、生长激素（GH）腺瘤、ACTH腺瘤、空蝶鞍综合征、原发性或继发性甲状腺功能减退、PCOS、子宫内膜异位症（EMT）、肾功能不全、胸壁局部病变如带状疱疹、乳头炎、胸壁外伤；妇产科手术如人工流产、引产、子宫切除、输卵管结扎术、卵巢切除术等。PRL升高以垂体瘤为最常见原因，HPRL的20%～30%有脑垂体瘤，约75%的脑垂体瘤女性有HPRL。

（四）特发性HPRL

特发性HPRL是指血清PRL显著升高（通常<4.44 nmol/L），垂体或中枢神经系统检查阴性，也无任何增加血PRL水平的其他原因而伴有泌乳、月经稀发、闭经等症状。临床上发现的HPRL多数为特发性，此类患者与上述3项原因无关，多因患者的下丘脑-垂体功能紊乱，从而导致PRL分泌增加；也可能受技术限制，目前的影像学技术无法探测得到非常小的垂体泌乳素瘤。

PRL在血循环中具有3种形式：

1. 小分子PRL　分子量为22 000，在血循环中占80%～90%，具有较高生物活性，小分子PRL升高可导致一系列临床症状。

2. 大分子PRL　分子量为50 000，在血循环中占8%～20%。

3. 大大分子PRL　分子量>100 000，在血循环中占1%～5%。

大分子PRL和大大分子PRL因其分子量大不能通过毛细血管壁与靶细胞受体结合，在体内没有生物学效应，免疫活性不受影响；但因其半衰期长，易于在循环中累积，导致免疫活性测定的PRL升高。临床上发现有些特发性HPRL血症患者，虽然PRL明显增高，但没有任何临床症状。此病具有自限性，不需治疗。

要区分不同分子量的PRL需要使用层析方法，临床血清激素检测是无法区分的，因为它们的免疫活性相同，所以只能检测到3种不同分子量PRL的总和。

二、临床表现

1. 高PRL　血清PRL升高是HPRL的主要临床表现。

2. 闭经或月经紊乱　约85%以上患者有月经紊乱或闭经，主要表现为月经量少，月经稀发，原发或继发性闭经。卵巢功能改变以无排卵性月经最多见，也可出现月经量减少甚至闭经，称为闭经-溢乳综合征。闭经发病率随着血清PRL值增加而增加，以继发性闭经多见。PRL 1.11～4.44 nmol/L时85%闭经，PRL 4.48～13.32 nmol/L时86.7%闭经，PRL>13.32 nmol/L时95.6%闭经，垂体腺瘤患者94%闭经。

3. 溢乳　HPRL在非妊娠期及非哺乳期出现溢乳的患者为27%，是本病特

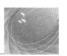

征之一。同时出现闭经及溢乳者占75.4%。这些患者PRL水平一般都显著升高。少数自发溢乳，多数挤压乳房时才发现，可以是单侧乳房泌乳，也有双侧乳房泌乳。乳汁较浓，水样、乳白色或淡黄色，量多少不定。泌乳的量与PRL水平增高的程度无关。PRL水平很高，但未必有乳汁分泌，反之PRL水平稍高却可见乳汁分泌。泌乳素瘤出现溢乳的比例很高，为70%~80%。溢乳需与乳腺管内多发性乳头瘤或乳腺癌患者的乳头溢液相鉴别，同时应排除因长时间刺激乳房引起的溢乳。

4. 不孕与不育　不孕不育者约占70%。主要原因是HPRL使垂体的LH脉冲式分泌减少乃至消失，排卵前雌激素诱发LH峰的正反馈机制障碍。下丘脑分泌的GnRH功能受抑制，因而影响了生殖腺轴的功能，卵巢功能改变出现卵泡发育不良、不排卵或未破裂卵泡黄素化综合征，也可出现黄体功能不全。虽然仍可有排卵，但往往黄体期缩短，孕酮（P）水平低下，因此不易怀孕，即使受精也不易着床，常出现流产。

5. 垂体腺瘤压迫症状　部分HPRL是由脑垂体瘤引起，微腺瘤一般无头痛。大腺瘤长大产生压迫时，患者可出现头痛、头胀，压迫下丘脑引起肥胖、嗜睡、食欲异常；压迫视交叉神经时可导致视力减退或视野缺损。15%~20%患者存在垂体腺瘤内自发出血，少数患者发生急性垂体卒中，表现为突发剧烈头痛、呕吐、视力下降、动眼神经麻痹等神经系统症状，甚至蛛网膜下腔出血、昏迷等危象。

6. 生长激素分泌过度　可同时表现为巨人症或肢端肥大症。ACTH分泌过度可导致皮质醇增多症；TSH分泌过度可引起甲状腺功能亢进。

7. 低雌激素（E）状态　由于E水平低下，可导致生殖器官萎缩，阴道干燥，性交困难，性欲降低。还可出现进行性的骨痛、骨密度减低、骨质疏松。

8. 其他症状　40%患者多毛，由于PRL刺激肾上腺皮质使之产生过量的去氢表雄酮（DHEA）所致，个别出现心脏疾患，血糖升高，体重增加。

9. 男性　对男性内分泌的影响表现为抑制性的结果，雄激素分泌减少；出现性欲减退、阳痿、精子数目减少性不育、女性样乳房发育、骨质疏松、肌肉组织减少。

三、诊断

（一）病史

详细询问患病史和服药史。了解闭经为原发或继发性闭经，有无手术史，分娩时有无产后大出血；有无口服避孕药史，是否服用过治疗消化道溃疡、中枢神经系统疾病、高血压疾病药物，服药疗程及时间。

（二）体格检查

常规挤压双侧乳房有无乳汁分泌，全身检查有无甲状腺肿大、多毛、肥胖、高血压、胸壁病变等，注意视力、视野改变。妇科检查有无生殖道萎缩现象，闭经者做妊娠试验。

（三）实验室检查

1. PRL检测　PRL正常值0.22～1.11 nmol/L。早晨空腹，上午9～11时采血。PRL显著升高者，一次检查即可确定；PRL轻度升高者，应进行第二次检查，不可轻易诊断HPRL而滥用溴隐亭治疗。PRL 2.22～4.44 nmol/L时可选用磁共振（MRI）检查，以排除脑垂体泌乳素瘤。

PRL＞2.22 nmol/L时垂体肿瘤发生率约25%，PRL≥4.44 nmol/L时垂体肿瘤发生率约50%，PRL≥8.89 nmol/L垂体肿瘤发生率近100%。多数患者PRL水平与有无泌乳素瘤及其大小成正比。血清PRL水平虽然＞6.66 nmol/ L，但月经规则时要除外。

需要注意一些临床表现和PRL水平不一致的情况。某些患者PRL水平升高＞6.66 nmol/L，而没有相关临床症状或者其症状不能解释升高程度，需要考虑是否存在大分子PRL和大大分子PRL。

2. 甲状腺功能检测　对于已确诊的HPRL应测T3、T4及TSH以排除甲状腺功能低下。此类患者常表现为甲状腺功能正常而TSH可能升高。

3. 性激素检测　月经第2～3天检测LH、FSH、E2和T，有助于了解卵巢功能。

4. 视野检查　是简单低廉有价值的检查，对大腺瘤患者可作为常规检查。较大垂体肿瘤可能压迫视神经、视交叉和视束而产生视野缩小偏盲。

5. 磁共振（MRI）或计算机层析（CT）检查　PRL≥4.44 nmol/L时必须做MRI或CT检查，以确定是否有分泌PRL的垂体瘤。MRI对微小肿瘤的检出、鞍区病变的定性、定位诊断等各个方面都优于CT，并且无放射线损伤。PRL腺瘤的分类主要根据MRI诊断。肿瘤直径＜10 mm称微腺瘤，肿瘤直径＞10 mm称大腺瘤。PRL腺瘤的大小及生长方式对治疗药物的选择和效果无明显影响。PRL微腺瘤与大腺瘤生物学特征有明显区别，大腺瘤都是经微腺瘤阶段发展而来，但微腺瘤大多数不会发展成大腺瘤。泌乳素瘤多数为良性肿瘤，恶变者极为罕见。绝大多数PRL微腺瘤不再继续增大，只有约17%的微腺瘤会继续生长，部分微腺瘤还会自然消失。PRL大腺瘤不给予治疗往往会增大。应用溴隐亭治疗几个月后，肿瘤缩小75%以上，血清PRL降至正常是催乳素瘤；PRL正常，肿瘤没有变化或轻度缩小，是垂体腺瘤；PRL没有变化，肿瘤体积未缩小，可能是一种抵抗性垂体催乳素瘤。

四、治疗

HPRL的治疗目前仍以药物治疗为主，手术治疗及放疗为辅，根据个体化原则进行选择治疗。HPRL的治疗目标是抑制PRL分泌，恢复正常月经及排卵功能，减少乳汁分泌及改善其他症状，如头痛和视功能障碍等。在确定HPRL血症后，首先要决定是否需要治疗。垂体泌乳素大腺瘤及伴有闭经、泌乳、不育、头痛、骨质疏松等表现的微腺瘤都需要治疗；药物治疗效果不佳或不能耐受药物治疗者，可考虑采用手术治疗，不适于手术者采用放疗。仅有PRL水平轻度升高，月经规则又不需生育者可随诊观察。血清PRL水平＞6.66 nmol/L，而月经规则时要排除大分子催乳素血症和大大分子催乳素血症，并应根据鞍区MRI结果决定是否需处理。大多数大大分子PRL血症患者没有HPRL的症状和体征，可以正常妊娠，因此，此类患者无需进行特殊治疗。

（一）病因治疗

针对导致HPRL的疾病进行对因治疗。如甲状腺功能低下导致的HPRL给予优甲乐治疗；药物引起的HPRL停用该药物；脑垂体肿瘤患者可采用药物治疗，辅以手术或放射治疗。

（二）药物治疗

1. 溴隐亭　甲磺酸溴隐亭片是一种半合成麦角生物碱溴代衍生物，其结构与多巴胺有相似之处，具有多巴胺活性，能直接作用于垂体泌乳素细胞，有效地抑制PRL分泌，恢复性腺功能，减小PRL瘤的体积，目前仍是临床上最有效的药物。

（1）溴隐亭治疗适应证：

1）高泌乳素血症。

2）泌乳素腺瘤。

3）闭经–溢乳综合征。

4）高泌乳素血症伴不孕症、垂体腺瘤，包括手术后仍有HPRL及溢乳。

5）空蝶鞍综合征。

6）不明原因不孕症，虽PRL正常，亦可试用小剂量溴隐亭治疗。

7）垂体生长激素腺瘤，对于生长激素水平升高伴有巨人症或肢端肥大症者亦可用溴隐亭治疗，剂量为每天10～30 mg，50%疗效较好。

（2）溴隐亭治疗禁忌证：

1）控制不良的高血压、妊娠高血压综合征、冠心病、肝脏疾病、精神病患者。

2）有脑卒中史，烟、毒瘾史者。

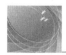

3）对麦角碱过敏者。

（3）溴隐亭用法：宜从小剂量开始，逐渐递增；以口服为主，治疗期间密切监测与随访。常用剂量为每天2.5~10 mg，分1~3次服用，若PRL水平不能降至正常，可增加至7.5~10 mg。90%的病例每天只需要2.5~7.5 mg，剂量由血PRL水平升高的程度而定。为了减少药物副作用，从小剂量开始，1.25 mg/d，进晚餐时或睡前服用，每3~7天递增1.25 mg，递增到需要的治疗剂量。停药后再次治疗时也应从小剂量开始服用。对副作用严重不能耐受者，可将溴隐亭放在阴道后穹隆。由于阴道吸收完全，且避免了肝脏的首过效应，因此阴道用药量可减少，一般每晚阴道放置溴隐亭2.5 mg即可。阴道给药效果同口服，治疗水平可维持24 h。直肠不能吸收溴隐亭，不宜采用直肠给药。

（4）溴隐亭效果及剂量调整：服溴隐亭后PRL下降很快，常在6 h内降至治疗前水平的25%，2~4周后溢乳消失，4~8周后闭经者恢复月经及排卵。当溢乳闭经症状消失后，酌情减量或停药观察。为防止停药后PRL的反跳现象，药量应逐步递减。部分患者停药后PRL升高，需长期服用溴隐亭。用药后每月复查PRL，根据PRL高低调整用药剂量，逐渐增加或减少药量，找到一个能维持PRL正常水平的最小有效剂量持续服用。每1~2个月减少1.25 mg，如维持在低剂量药物达1年，且无PRL水平反弹，则可停药。完全停药后，应定期随诊临床症状及监测PRL水平。相当多的患者在停药后又出现HPRL。对病情反复者，需要给予更长时间的溴隐亭治疗。垂体微腺瘤患者如有肿瘤扩大的临床表现，或PRL水平明显升高，应行MRI检查。垂体大腺瘤患者应每1~2年行1次MRI检查。

使用溴隐亭6个月排卵率可达80%，妊娠率达20%；如治疗3个月仍无排卵，可联合使用促排卵药。由于PRL在晚卵泡期及围排卵期生理性增高，故对于部分不明原因的不孕症患者可以选择此阶段用药治疗。如在周期前15天间断口服溴隐亭，或从月经周期第5天开始用药，2.5 mg/d，B超监测排卵后或BBT上升3~7天停药，共服药13~16天。与连续用药比较疗效相似，副作用少，费用降低。

长期服用溴隐亭只是抑制垂体肿瘤细胞生长并使之纤维化，并不能消灭肿瘤细胞，停止治疗后垂体PRL腺瘤会恢复生长，导致HPRL再现，因此多数患者需要终生服药，只有少数患者在长期治疗后达到临床治愈。一般治疗有效后1年做1次MRI复查。

（5）溴隐亭耐药：有5%~18%的患者对多巴胺受体激动剂的治疗耐药。耐药定义为每天15 mg的溴隐亭不能使PRL水平正常和（或）使肿瘤大小下降≥50%。

（6）HPRL患者妊娠的相关处理：正常人妊娠后PRL水平升高10倍左右。未治疗的PRL微腺瘤患者妊娠后约5%会发生视交叉压迫，而大腺瘤患者妊娠后出现这种危险的可能性达25%以上。服药期间，一旦发现妊娠，如PRL降至正常，HPRL和微腺瘤者可停药，微腺瘤患者停药后肿瘤增大的风险较小。如PRL未降至正常，可继续服药，在妊娠3个月后停药。长期服溴隐亭对母亲及胎儿均无伤害。

对于有生育要求的垂体大腺瘤患者，须在溴隐亭治疗腺瘤缩小后方可妊娠，妊娠后可继续服药。垂体PRL腺瘤的妊娠患者，在妊娠期需要每2个月评估1次，观察PRL水平和肿瘤压迫症状。妊娠期间肿瘤再次增大者给予溴隐亭仍能抑制肿瘤生长，但整个孕期须持续用药直至分娩。用药期间要严密监测。对溴隐亭无反应及视力视野进行性恶化时应该经蝶鞍手术治疗并尽早终止妊娠（妊娠接近足月时）。

（7）溴隐亭副作用：恶心、头痛、头晕、体位性低血压、疲乏、腹痛、呕吐、便秘、鼻塞等，多见于服药早期，往往在治疗1周内消失。由于药物对胃黏膜的刺激，约有5%的患者出现恶心、呕吐、腹痛等胃肠道反应。剂量较大时可有眩晕、体位性低血压、头痛、嗜睡与便秘反应，这是由于内脏平滑肌松弛及交感神经活动受抑制所致。服药期间应避免驾驶车辆，以及进行使血压突然下降的活动等。

约10%的患者对溴隐亭不敏感、疗效不满意，或有严重头痛、头晕、胃肠反应、便秘等持久不消失、不能耐受治疗剂量的溴隐亭的患者，可更换其他药物治疗或手术治疗。

2．卡麦角林

（1）作用特点：卡麦角林为半合成的麦角生物碱衍生物，高选择多巴胺D2受体，是溴隐亭的换代药物。其血浆半衰期约65 h，每周服药1～2次即可。麦角卡林对抑制PRL及恢复性腺功能等效果及药物的耐受性方面都强于溴隐亭，不良反应相对较少。对溴隐亭抵抗（每天15 mg溴隐亭效果不满意）或不耐受溴隐亭治疗的PRL腺瘤患者改用卡麦角林后仍有50%以上患者有效。HPRL患者口服卡麦角林每周1～2 mg和溴隐亭5～10 mg/d的疗效相当；其1 mg顿服和溴隐亭5 mg/d用14天的效果相当。而且卡麦角林停药后，PRL能较长时间地稳定在正常范围。其缺点是价格相当昂贵。

（2）用法：0.25～0.5 mg，每周2次，治疗4周后，可增加到最大剂量1 mg，每周2次。

卡麦角林和诺果宁目前尚不能适用于欲妊娠者，因涉及对胎儿的安全性问题，缺乏长期广泛应用观察。对不准备妊娠者或生理性溢乳及男性，可推荐卡麦角林或诺果宁为一线药。

3. 诺果宁

（1）作用特点：诺果宁是一种合成的新型麦角衍生物，是高效、长效的选择性特异多巴胺D2受体激动剂，降PRL作用较溴隐亭强35倍以上，维持时间长，副作用小。

（2）用法：0.075 mg，每天1次，用于PRL大腺瘤，对溴隐亭耐药或不能耐受其副作用的HPRL患者可试用诺果宁。

4. 甲磺酸硫丙麦角林

（1）作用特点：甲磺酸硫丙麦角林是一种新的长效的麦角类多巴胺能受体激动剂，其疗效及副作用似溴隐亭，且价格便宜。

（2）用法：起始剂量25～50 μg，每天1次，酌情两周调整一次剂量，极量为150 μg/d。

因本药使用的安全性可能存在问题（在动物试验中能增加子宫肿瘤的发生率），美国食品和药品管理局（FDA）已不允许麦角林用于HPRL和PRL瘤的治疗。

（三）手术治疗

对生长迅速，药物治疗效果差，出现明显压迫症状如视野异常、头痛、呕吐等神经系统症状的大腺瘤患者，选择立即手术治疗，经蝶窦或开颅手术。手术成功率决定于肿瘤的大小、手术者的经验和技巧。微腺瘤的手术效果较大腺瘤好。由于垂体腺瘤没有包膜，与正常组织界限不清，不易切净，手术复发率为50%～60%，且手术可能产生术后并发症，如视力障碍、垂体或下丘脑损伤等，故多采用药物治疗，或药物联合手术治疗。一般术前用溴隐亭治疗，待肿瘤缩小后再手术，术后尚需放疗与继续服用溴隐亭。但有学者认为：用药可使部分肿瘤纤维化，增加了手术的难度，故手术前不用溴隐亭作预处理。

（四）放射治疗

垂体瘤的放疗分为传统放射治疗（包括普通放疗、适形放疗、调强适形放疗IMRI）和立体定向放射外科治疗。放射治疗主要用于手术治疗不彻底时的补充治疗、药物治疗不能耐受或年老体弱伴有其他疾病不宜手术者。垂体腺瘤，尤其是PRL腺瘤很少直接采用放射治疗。放射治疗疗效出现缓慢，即使采用立体定向放射外科治疗后，2年内也仅有25%～29%的患者PRL恢复正常，因此对PRL腺瘤不主张单纯放疗。放射治疗的主要问题是造成垂体功能减退的发生率高，传统放射治疗后2～10年，有12%～100%的患者出现垂体功能低下。

（五）促排卵治疗

多数患者经溴隐亭治疗后恢复自然排卵，月经恢复正常。部分患者在血

PRL水平正常后仍无排卵，如果无生育要求，要定期补充孕激素保护子宫内膜。有生育要求者可采用促排卵治疗促进卵巢功能恢复正常。常规口服氯米芬（CC），月经来潮第2~5天开始，每天50~100 mg，连续5天。或来月经第2~5天开始，每天口服来曲唑2.5~5 mg，连续5天。如使用口服促排卵药物效果不佳时，可联合使用Gn：月经周期第2~5天开始口服CC 50~100 mg/d，连用5天，CC应用的最后1天或次日开始肌内注射HMG/FSH（垂体肿瘤术后低Gn者使用HMG），每天75 IU，待主导卵泡≥18 mm时停用HMG/FSH，肌内注射HCG 5 000~10 000 IU。排卵多发生于注射HCG后32~36h。

第五节　黄体功能不全

黄体功能不全（LPD）指黄体发育不全、过早退化、萎缩不全、分泌孕酮不足，以致子宫内膜分泌反应不良引起的月经失调和生育功能缺陷综合征。LPD常导致孕卵着床障碍、黄体期出血、不孕、习惯性流产。

不孕症妇女中LPD发生率为3.5%~10%，早期妊娠流产中LPD为35%，复发性流产患者LPD发病率为23%~67%。

一、病因

黄体功能不全的病因源于黄体分泌孕激素不足、子宫内膜接受功能不良、与子宫内膜上的孕激素受体（PR）异常有关。

1. 促性腺激素释放激素（GnRH）脉冲频率过低　GnRH脉冲频率过低引起卵泡期（FSH）分泌不足和排卵期（LH）高峰降低，黄体期LH分泌不足和抑制素升高，都会影响卵泡发育；在卵泡发育过程中，雌激素分泌不足会影响FSH及LH受体合成，排卵期和黄体期LH分泌不足影响颗粒细胞黄素化，导致孕酮分泌降低，虽有排卵但影响黄体的发育。因此，卵泡发育异常最终可转变成黄体细胞缺陷。

2. 甲状腺疾病　包括甲状腺功能亢进（简称甲亢）和甲状腺功能低下（简称甲低）可反馈性抑制垂体促性腺激素分泌，造成LPD。

3. 子宫内膜细胞孕激素受体异常　子宫内膜细胞PR异常对黄体分泌的激素反应性低下，即使黄体功能正常，内膜发育也不良。

4. 泌乳素（PRL）升高导致LPD　PRL可参与LH的释放，影响卵巢黄体的发育及孕酮的合成分泌，LPD妇女高泌乳素血症（HPRL）的发生率为46%~70%。

5. 子宫内膜异位症　微小和轻型子宫内膜异位症不孕妇女LPD包括大的和

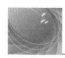

小的黄体细胞功能异常,与卵泡期雌激素和LH依赖性孕酮生成减少相关。

6. 前列腺素分泌异常 子宫内膜可产生前列腺素,前列腺素分泌增加可导致黄体溶解、过早萎缩和孕激素生成减少。

7. 高雄激素血症 多囊卵巢综合征和多毛症时,高雄激素血症通过抑制GnRH-Gn分泌,干扰卵巢排卵和性激素分泌,导致黄体功能不全、未破裂卵泡黄素化综合征(LUFS)、无排卵和不孕。

8. 药物因素 包括氯米芬(CC)、促性腺激素、合成孕激素、前列腺素等。CC可抑制子宫内膜对孕酮的反应性,引起雌激素分泌与子宫内膜组织反应失同步化,不利于孕卵植入和胚胎发育。CC诱发排卵后,有20%~50%的患者发生LPD。CC可引起子宫内膜组织雌激素受体(ER)、PR的含量及功能异常,抑制ER生成,降低PR功能,导致子宫内膜分泌化不足。

二、临床表现

1. 黄体期缩短 正常黄体寿命(14±2)天,如黄体过早退化,黄体期<10天,可引起月经频发、周期缩短、经前出血、经期延长、月经过多、不孕或早孕期复发性流产。

2. 黄体萎缩不全 育龄期妇女黄体完全退化时间为3~5天,如退化时间>7天,可引起子宫内膜不规则性脱落。表现为经前期出血、经期延长、月经过多、淋漓不净。

黄体期缩短和黄体萎缩不全可单独发生,也可同时出现。

3. 排卵期出血 指月经中期出血,可伴有排卵痛。排卵期出血量较少,一般仅1~2天,伴有轻微下腹痛。个别患者出血较多,呈淋漓状持续到月经来潮,形成假性频发月经。

三、诊断

1. 病史和临床表现 生育期妇女出现月经周期缩短、经前期出血、经期延长、排卵期出血、不孕和早孕期复发性流产等,可考虑是否为黄体功能不全导致。使用CC促排卵时注意有无发生黄体功能不全。

2. 基础体温(BBT)测定 BBT为双相,高温相≤10天,体温上升<0.3℃,BBT曲线呈阶梯形缓缓上升或不稳定。

3. 黄体中期血P测定 黄体中期血P浓度是判定LPD的重要可靠指标。但由于黄体中期血P呈脉冲式分泌,24 h内波动范围极大,其血P峰值出现的时间及脉冲的大小个体差异极大。为准确判断黄体功能,在排卵后第4、6、8天动态观察血P浓度。3次P的平均值>15.9 nmol/L提示有排卵,<31.8 nmol/L为

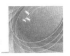

LPD，＞31.8 nmol/L黄体功能尚可，＞47.7 nmol/L黄体功能良好。

4. 子宫内膜活检 是诊断黄体功能不全最经典、最可靠的方法，也是诊断黄体功能不全的金标准。因为黄体晚期子宫内膜受血P影响最大，因此子宫内膜活检选择在月经前2～3天诊刮，如子宫内膜的组织学发展相对于月经周期落后2天以上，可诊断为黄体功能不全。

如果以月经来潮作为计算排卵的方法，大部分子宫内膜活检的结果提示子宫内膜发育迟缓。如果以超声和测定LH峰的方法确定排卵日期，几乎很少有活检结果提示子宫内膜发育异常。故诊断性刮宫的最佳时间应以超声和LH峰的检测来确定。

常见的子宫内膜病理报告为分泌化不良型，提示孕酮分泌不足。病理报告为不规则脱落型子宫内膜，即退化分泌期子宫内膜和新增生性子宫内膜同时存在者，提示黄体萎缩不全。

由于诊断性刮宫是一种创伤性手术，并且同一患者同一子宫内膜组织标本，不同病理学家的诊断差异率可达20%～40%，因此，目前子宫内膜病理检查不再作为诊断黄体功能不全的常规方法。

5. 超声检查 可以从形态学上了解卵泡发育、排卵、子宫内膜和黄体形成情况，并排除LUFS。

四、治疗

治疗原则是控制异常子宫出血，调节月经，促进排卵和补充黄体。

1. 止血治疗 生育期妇女出现异常子宫出血首先应该排除妊娠合并流产或血液系统疾病，做尿HCG或血β-HCG检查、血细胞分析，如无异常给予诊断性刮宫止血和（或）性激素检测，诊刮兼有诊断和治疗双重作用。在尚未明确黄体功能不全诊断之前，不主张给予任何激素类药物止血。

偶尔出现排卵期少量出血一般不需治疗，出血可自行停止。经常发生排卵期出血的患者，可自月经第10天开始，每天口服补佳乐（戊酸雌二醇）1 mg，血止后3天停药。效果不佳者选用避孕药调整月经周期。

2. 补充孕激素 B超监测排卵后或BBT升高第2天补充孕激素，一般需用药12～14天，妊娠后酌情用至8～12周。有以下几种途径给药，可选择其一。

（1）肌内注射黄体酮：根据不同促排卵方案的需要选择用药。排卵后隔天肌内注射黄体酮20～40 mg，共12～14天。在体外受精-胚胎移植（IVF-ET）使用GnRH激动剂和拮抗剂的预测超促排卵（COH）周期，需要加大黄体酮剂量，每天肌内注射黄体酮40～80 mg，连用14天。妊娠后继续使用。

（2）阴道栓剂：雪诺酮每剂含微粒化黄体酮90 mg，每天1～2次。其疗效与黄体酮肌内注射相似。

（3）口服给药：

1）地屈孕酮（商品名达芙通）：每片10 mg，每天20~40 mg，分2次口服。

2）黄体酮胶囊（商品名益玛欣）：每粒50 mg，每天200~400 mg，分2次口服。

3）黄体酮胶丸（商品名琪宁）：每粒100 mg，每天200~300 mg，分2次口服。

4）黄体酮软胶囊（安琪坦）：每粒100 mg，每天200~300 mg，分2~3次空腹口服或阴道给药；妊娠后选择阴道给药。

3. HCG 排卵后2~3天开始，HCG 2 000 IU肌内注射，每2~3天1次，共3~5次。如促排卵时有多个优势卵泡发育成熟，有发生卵巢过度刺激综合征（OHSS）风险的可能时，禁用HCG补充黄体。

4. 雌激素 在COH周期，黄体后期不仅孕酮水平下降，E2水平也下降。补充E2有助于维持黄体功能和提高妊娠率。排卵后每天口服戊酸雌二醇4~6 mg，持续整个黄体期。

5. 促排卵治疗 适用于计划妊娠的黄体功能不全患者。遵照个体化原则，制定促排卵方案。

（1）CC+HCG：月经第2~5天开始口服CC 50~100 mg/d，连续5天，卵泡直径≥18~20 mm时，HCG 10 000 IU肌内注射。排卵后2~3天，HCG 2 000 IU肌内注射，每2~3天1次，共3~5次。

（2）HMG/FSH+HCG：月经第2~5天开始肌内注射HMG/FSH 75~150 IU/d，连续5天，卵泡直径≥18 mm时，HCG 10 000 IU肌内注射（多卵泡成熟时不用HCG，改用丙氨瑞林或达菲林）。排卵后2~3天，HCG 2 000 IU肌内注射，每2~3天1次，共3~5次。或肌内注射黄体酮，每天或隔天20~40 mg，连用12~14天。

（3）诱发卵泡成熟后（卵泡直径≥18 mm），注射HCG 10 000 IU，隔天B超监测。卵泡排出后，当天及第2天分别再注射HCG 10 000 IU和5 000 IU，以支持黄体发育且避免干扰孕卵着床（即所谓早早孕期血HCG检测），可能有多个LH峰值促多卵泡排卵。

6. 其他LPD病因治疗

（1）溴隐亭疗法：适用于合并HPRL的LPD患者。溴隐亭1.25~5 mg口服，直至月经来潮或确立妊娠停药。

（2）避孕药：卵巢性高雄激素血症合并黄体功能不全者，来月经第1~5

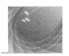

天开始服达英-35、优思明或其他避孕药，每天1片，连续服21天，共3~6个月。肾上腺性高雄激素血症合并黄体功能不全者，来月经1~20天口服地塞米松0.75 mg，每天3次。

（3）治疗甲亢或甲低。

第六节　未破裂卵泡黄素化综合征

未破裂卵泡黄素化综合征（LUFS）指卵泡成熟后不破裂，在促黄体生成激素（LH）峰值后48 h卵子仍然不能排出，卵泡原位黄素化并产生孕酮（P），致使效应器官发生一系列类似排卵周期的改变。

在不孕女性中LUFS常发生于子宫内膜异位症（EMT）、卵巢周围炎症粘连及内分泌失调引起的排卵前LH峰值不足或早现等。正常妇女有5%~7%的周期可出现LUFS，在不孕妇女中则高达30%。

LUFS临床表现为月经正常，基础体温（BBT）双相型，有分泌期子宫内膜（EM），黄体期血P和雌二醇（E2）水平与正常排卵周期无明显差异，因此用一般诊断方法无法将LUFS与正常排卵周期区分。

一、病因

1. 内分泌性LUFS　由于促性腺激素释放激素（GnRH）释放中枢功能失调，泌乳素（PRL）增加，抑制促性腺激素（Gn）的分泌，导致LUFS周期中LH峰值较正常明显下降，继而影响卵巢功能，使胶原酶活化受阻致排卵障碍，而颗粒细胞黄素化不充分，可使血P分泌减少。或由于PRL增加，影响卵巢LH受体的合成和维持，使卵泡对LH反应迟钝，未经排卵而直接黄素化，形成LUFS。

2. 促排卵药物的影响　目前对LUFS患者多以氯米芬（CC）、人绒毛膜促性腺激素（HCG）或促性腺激素（HMG/FSH）等进行促排卵治疗，而这些药物本身尚可导致LUFS的发生，其促排卵率高而妊娠率低。CC能促进下丘脑分泌促性腺激素释放激素（GnRH）诱发排卵，同时由于其抗雌激素作用，用药后出现黄体期不足，卵泡黄素化不排卵。

3. 抗前列腺素合成的制剂可以延迟卵子的排出　环氧化酶是一种前列腺素合成的第一线的催化酶，非甾体类抗炎药（NSAIDs）的靶作用是环氧化酶。使用NSAIDs降低前列腺素E2（PGE2）的水平，可以发生卵泡不破裂，卵泡萎缩，EM成熟度发生障碍，但不影响孕酮的生成，对周期没有明显影响。使用米非司酮（RU486）或前列腺素抑制剂拮抗P和前列腺素（PG），可以明显地诱

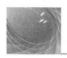

发LUFS，因而在治疗中要警惕药物诱发因素，月经前半期禁用PG合成抑制剂，如消炎痛等非甾体抗炎药。

4. 子宫内膜异位症（EMT）的影响 EMT患者LUFS的发生率及重复率较高。在轻、中、重型EMT中，LUFS的发生率分别为13.3%、41.2%和72.7%。原因可能为：

（1）EMT患者排卵前卵泡内颗粒细胞对LH的敏感性降低。

（2）EMT患者盆腔内被激活的大量吞噬细胞可引起多种非类固醇因子，如PG、内皮素Ⅰ等释放并产生相应受体，导致卵泡期异常及排卵前LH分泌不足。LH峰过早出现或正常排卵月经周期LH峰上升缓慢且减弱，卵泡中各种参与排卵的机制不能对这种异常的LH峰作出及时恰当的反应，结果引起卵巢内环境改变，卵泡黄素化，导致排卵功能异常，发生LUFS。

5. 机械性因素的影响 有慢性盆腔炎、盆腔手术史、盆腔粘连、人工流产史及引产史的患者LUFS持续时间长，复发率高。可能是盆腔炎症后形成纤维粘连，包裹卵巢，卵泡表面增厚，卵子无法排出而被"包埋"，即机械性LUFS。

二、临床表现

1. 临床上多表现为月经周期规律、基础体温典型或不典型双相（高温期上升缓慢、延迟、持续时间缩短），宫颈黏液（CM）显示黄体期改变，经前诊刮子宫内膜呈分泌期变化。

2. B超特征 卵泡增大至18 mm后48 h不破裂，或HCG注射48 h后B超检查卵泡仍然没有塌陷或消失，反而继续增长，子宫直肠凹未见明显液体潴留，卵泡持续存在或增大，卵泡内出现点状均匀的中强度回声，或卵泡内呈张力较大的囊实性或网格状回声。

彩超的观察提示LUFS卵泡期卵泡生长缓慢，LH峰值后卵泡壁血流量的减少等征象。在LUFS组妇女，子宫动脉、弓形动脉、放射和螺旋动脉的血流阻力明显升高，与孕酮水平明显负相关。但是因为有时排卵后卵泡壁塌陷的征象并不典型，或一时出现的新鲜血体在外观上也难以和LUFS相鉴别，因此仅凭B超图像诊断可能有一定的局限性。

3. E2、P检测 当黄体中期，即LH峰值后第5～9天，其血清孕酮值应该>31.8 nmol/L，如果为9.54～31.8 nmol/L水平，常常提示LUFS的可能。

根据血清E2、P和LH的测定，可以将LUFS分成两种类型：

（1）成熟卵泡型的LUFS：为卵泡直径达到成熟标准后没有观察到LH峰值出现，E2水平达到734 pmol/L，P水平<7.95 nmol/L，成熟卵泡未排出。

（2）未成熟卵泡型的LUFS：卵泡直径还没有达标，但是P水平则已经>

7.95 nmol/L。

4. 腹腔液P和E2定量测定 成熟卵泡中含大量的雌激素、孕激素，卵泡破裂时释放入盆腔，使腹腔液中雌激素、孕激素浓度明显高于血液中浓度，在排卵后有5~10倍的差异，E2>2 752.5pmol/L，P>254.4 nmol/L。LUFS因卵泡未破裂，故腹腔液中E2和P浓度均较低，与正常排卵周期的数据有显著性差异。因此，于黄体早期（BBT上升2天内）行后穹隆穿刺取腹腔液或在进行腹腔镜观察排卵孔的同时取腹腔液，测雌激素、孕激素水平，与血液中浓度比较，可推断卵泡曾否破裂。但此方法为损伤性检查，不宜反复使用；另外有时腹腔液过少时也不易抽出。

5. 腹腔镜 选择黄体早期做腹腔镜检查（相当于排卵后1~6天），如有排卵，腹腔镜能直观地看到卵巢表面排卵的破口、排卵斑、血体-黄体。如未发现卵巢表面有排卵孔，结合其他临床特征可确诊。但排卵孔很容易经上皮化而修复，因而镜检假阳性率较高。如果能在卵泡内抽吸到滞留的卵子，就成为LUFS诊断的确凿证据。但是因为技术上的原因，在腹腔镜下抽吸卵泡的成功率是比较低的。

因为腹腔镜检查是损伤性手术，临床上不使用腹腔镜检查有无排卵，仅仅在因其他原因行腹腔镜诊治时顺便进行检查。

6. LUF的发展主要有三种自然趋势

（1）约60%在下次月经来潮前消失，旧的未破裂卵泡黄素化（LUF）消失后，又有新发育的卵泡仍发生不排卵，再次形成LUF。

（2）持续以液囊样结构存在，在下次月经周期的中、后期消失，或变小后逐渐消失。

（3）以液性或囊实型结构存在2~6个月消失。

三、诊断

根据卵泡增大至18 mm时检测的LH峰值，或HCG注射48 h后B超检查卵泡仍然没有塌陷或消失，反而继续增长，子宫直肠凹未见明显液体潴留；基础体温典型或不典型双相，宫颈黏液评分由高分骤然下降，显示黄体期改变；孕酮水平升高>15.9 nmol/L，经前诊刮子宫内膜呈分泌期变化可诊断为LUFS。

四、治疗

HMG/FSH-HCG联合治疗对于成熟卵泡型的LUFS最有效。对于未成熟卵泡型的黄素化，用促性腺激素（Gn）治疗促进卵泡成熟是最佳方案。如果无效可先用GnRH-a类药物压制内源性Gn，然后用HMG/FSH治疗可有效。

1. HCG疗法　卵泡直径≥18 mm时，肌内注射HCG 10 000 IU。在HCG注射后48 h，B超观察卵泡形态学征象，是否发生塌陷或黄体形成。若仍不能排卵，下个月经周期HCG可增加至15 000 IU。

2. HMG/FSH-HCG疗法　当使用HCG不能诱发排卵时，下个月经周期卵泡直径≥18 mm时，在肌内注射HCG同时，注射HMG/FSH 150 IU，以加大排卵前的FSH峰值，可使排卵成功。

3. HMG/FSH-HCG周期疗法　月经第5天开始肌内注射HMG/FSH，每天75 IU，B超检测卵泡直径≥18 mm，宫颈黏液评分（CMS）≥8分，停用HMG/FSH，HCG 10 000～15 000 IU肌内注射。或开始时HMG/FSH用法同前，当卵泡直径达18 mm时，给HMG/FSH 150 IU和HCG 10 000～15 000 IU注射。值得注意的是，此种方法容易出现卵巢过度刺激综合征（OHSS），因此用药期间及用药后10天内必须严密监护，OHSS常在注射HCG后3～7天后出现。

4. GnRH-a类药物诱发排卵　反复注射HCG后诱发排卵失败者，可选择注射GnRH-a类药物诱发排卵。卵泡直径≥18 mm时，达菲林0.1～0.2 mg皮下注射，或丙氨瑞林0.15～0.45 mg肌内注射；或促排卵过程中，如果≥18 mm卵泡超过3个，中小卵泡较多，血E2≥7 340 pmol/L时，为避免发生OHSS，不用HCG诱发排卵，改用GnRH-a类药物诱发排卵。

5. 如果在HCG注射后48 h卵泡还没有破裂，可以轻柔地试用B超探头和手之间机械性的配合挤压卵泡，大多数时间卵泡的壁已经非常薄弱，稍微挤压一下卵泡就破裂了。如果卵泡壁显得坚韧，很难挤破，可以在阴道B超探头的指引下，使用体外受精（IVF）取卵针，经阴道刺破卵泡，并辅助机械性挤压，使其卵泡塌陷。

6. 卵泡穿刺　卵泡成熟后注射HCG 10 000 IU，36 h阴道B超检查未排卵，用18G单腔穿刺针在阴道B超指引下，选择直径＞14 mm卵泡，快速进针至卵泡腔抽吸卵泡液，OHSS行卵泡穿刺时尽量抽吸全部的中小卵泡。抽吸1～5个卵泡的卵泡液后，将含有卵冠丘复合体的卵泡液全部注射在卵巢包膜外，其余抽吸出体外，根据手术指征行宫腔内人工授精。对LUFS的患者行B超引导下的卵泡穿刺术，手术操作简便，损伤小，恢复快，并发症少，妊娠率为26.67%～48.33%。

7. 治疗原发病　治疗易引起LUFS的EMT、盆腔炎症及粘连。因为LUFS常常伴发子宫内膜异位症和垂体性功能异常，原因和结果的关系尚不十分明确，因此对于原发病的处理原则是尽早诊断、消灭和减灭原发病灶。

8. 生殖辅助技术　反复发作的LUFS患者，在经过以上方法促使卵泡破裂，并可以辅以诱导排卵+宫腔内人工授精的治疗。3～4个周期后仍没有怀孕者，可以考虑体外受精–胚胎移植（IVF–ET）或可选择配子输卵管内移植术（GIFT）。

第七节　卵　巢　早　衰

妇女在40岁以前因某种原因发生的伴有卵泡耗竭、卵巢生殖寿命终止的高促性腺激素性闭经，称为卵巢早衰（POF）。临床表现为闭经（4个月以上）、不育、促性腺激素（Gn）水平升高及低雌激素为特征的一种疾病。

POF发病率在40岁前约占成年女性的1%，30岁前约为0.1%。在继发性闭经的妇女中有4%～18%患有POF；原发性闭经的妇女中有10%～28%伴有POF。

一、病因和发病机制

引起卵巢早衰的病因主要有遗传、代谢、放射、手术、免疫、感染等因素。

1. 遗传学因素　约10%的POF患者有家族史，姐妹数人或祖孙三代可共同发病，即可表现为原发性闭经，也可表现为继发性闭经。家谱分析表明，POF和早绝经有较高的家族遗传倾向。家系基因分析对评估生育危险很有意义，家族性的POF较散发性的POF发病晚、生育时间长，早期预测有助于增加生育机会。

性染色体和常染色体上的基因突变均可引起卵巢早衰。如X染色体缺失或畸变可以造成先天性卵巢发育不全（Turner综合征），多数表现为原发性高Gn性闭经，第二性征未发育，卵巢为条索状性腺。个别卵巢内有少数卵泡，由于卵巢储备功能差，卵泡很快被耗竭，导致继发性闭经。

2. 免疫功能异常　免疫因素是POF常见病因之一。

（1）自身免疫性疾病与POF：9%～40%的POF患者同时患有其他内分泌腺体和系统的自身免疫性疾病，以桥本甲状腺炎最常见。自身免疫性疾病可以引起卵巢损伤或产生卵巢组织的自身抗体，从而造成卵巢早衰。常见的有桥本甲状腺炎、甲状旁腺功能低下、系统性红斑狼疮、类风湿性关节炎、重症肌无力、阿狄森病、突发性血小板减少性紫癜、糖尿病等。POF患者常合并2种或以上的自身免疫性疾病

（2）自身抗体与POF：抗卵巢抗体、抗透明带抗体、抗FSH抗体、抗LH抗体等与POF有关。卵巢自身抗体和抗原结合，引起过度的抗原抗体反应，导致卵巢细胞的病理性损伤，使卵泡过度闭锁，从而影响卵巢生殖内分泌功能，最终发生POF及不孕。

（3）细胞免疫与POF：T淋巴细胞亚群比例失调和B细胞功能增强是导致自身免疫性卵巢功能衰退的免疫学基础。CD8⁺T细胞增加是自身免疫性卵巢炎在外周血的反映。POF患者出现的闭经、衰老和体内存在的免疫异常不仅与细胞的相对数量有关，还与其调节功能有关，即与淋巴细胞亚群失衡有关。POF患者的免疫调节、免疫应答均处于衰老状态，外周血CD8⁺T细胞明显升高，CD4⁺/CD8⁺T细胞的值明显下降，CD16细胞数增高及总体溶血活性（CH50）增高，成熟卵泡中有浆细胞、T细胞、B细胞和NK细胞浸润。

3. 物理化学因素　化疗、放疗、手术、环境内毒物等因素可导致POF。如放射治疗或化学治疗导致正常卵巢组织受损，或卵巢手术导致正常卵巢组织减少时，会引起POF。免疫抑制剂如环磷酰胺和雷公藤等抑制卵巢功能，可导致卵巢功能提早衰竭。人工流产也是POF发生的独立危险因素之一。反复多次人工流产，生殖内分泌系统会受到反复多次的影响，从而使女性卵巢功能逐渐减退，发生POF。

4. 病毒感染　如5%的女性腮腺炎者因卵巢受累而致POF。乙型肝炎、水痘病毒和巨细胞病毒可引起卵巢炎，给卵巢造成破坏，从而导致POF。严重的感染如盆腔结核、淋菌性和化脓性盆腔炎等疾病引起卵巢损害，也会导致卵巢衰竭的发生。

5. 体内缺少某些酶　如17α-羟化酶缺失，导致E合成障碍，使卵泡发育受阻，主要表现为原发性闭经，但偶尔也呈现继发性闭经。半乳糖1-磷酸尿苷转移酶缺乏，卵巢中卵子数很少，大多呈原发性闭经，少数来潮后又闭经。

6. 卵巢抵抗综合征（ROS）　又称卵巢不敏感综合征，表现为高促性腺激素低性腺激素性闭经，常见于原发性闭经。卵巢或卵泡缺乏LH或FSH受体，对Gn敏感性下降，因此对以上二种激素不反应。其病理特点为卵巢饱满，卵巢内有许多始基卵泡，少见窦状卵泡，无成熟卵泡，卵巢内呈局灶性或弥漫性透明变性，对高水平的Gn缺乏反应。ROS较少见，占高Gn型闭经的11%～20%。

也有学者经免疫学检查证明ROS患者的血清中并不存在抗Gn抗体和抗Gn受体的抗体，卵巢内卵泡组织正常。推测该综合征可能为卵巢Gn受体或受体后缺陷。经雌激素治疗后自发排卵或对外源性Gn恢复敏感性的现象，提示雌激素对该综合征Gn受体的激活或增加受体数有作用。

POF与ROS的临床表现及激素测定结果相似，超声可协助鉴别。超声无法明确诊断时，腹腔镜检查可明确鉴别。如发现卵巢萎缩，卵巢内无卵泡，为POF；如发现卵巢无萎缩，卵巢内有多个卵泡，则为ROS。

7．其他因素　吸烟、饮酒、失眠、染发是POF发生的危险因素。吸烟的女性比不吸烟的女性更易发生POF。烟草燃烧过程中释放出来的多环芳香族烃（PAHs）能激活芳香族烃受体（Ahr），而由Ahr驱动的Bax转录是环境毒素导致卵巢功能衰竭的重要途径。染发剂中含有的抗氧化剂代谢后的化学物质4-乙烯环己烯（VCH）能引起卵巢功能衰竭。精神因素也是POF的高危因素。心情抑郁、精神创伤、精神脆弱、精神过敏、性格内向、经常争吵发怒、离婚及寡居的女性，长期在不良情绪困扰和刺激下，中枢神经系统与下丘脑-垂体-卵巢轴功能失调，导致FSH、LH异常分泌，排卵功能障碍，闭经，严重者发生POF。

二、临床表现

1．月经失调及闭经　继发性闭经是POF的主要临床表现。40岁以前出现月经稀发，经期缩短，经量减少渐至闭经，或月经规律正常者突然闭经。多数POF患者卵巢功能衰退发生的过程是突然的且不可逆的。

2．不孕或不育　表现为原发或继发性不孕不育，以继发性不孕不育多见。部分患者因1次或数次自然或人工流产后闭经就诊而发现POF。

3．绝经期症候群　雌激素缺乏的表现，如潮热、出汗、情绪改变、感觉异常、失眠、记忆力减退、老年性阴道炎、生殖器官萎缩、性交困难等。

4．伴发自身免疫性疾病的临床表现，如桥本甲状腺炎、重症肌无力、系统性红斑狼疮等相应症状和体征。

三、辅助检查

1．性激素测定　FSH≥40 IU/L，LH升高，E2<73.4 pmol/L。

基础FSH/LH是预测卵巢功能的敏感指标。有月经者基础性激素检查应在月经第2～3天进行，最晚不超过第5天。闭经者任意时间检查。基础FSH>12 IU/L或FSH/LH值>2，提示卵巢储备功能下降，排卵反应不佳。基础FSH连续两个周期>20 IU/L，提示卵巢早衰隐匿期，1年后可能闭经。一次测定FSH水平升高不能说明卵巢功能完全衰竭，需要间隔2个月重复测定，FSH持续升高才能确诊POF。

基础E2也是预测卵巢功能的重要指标。女性在40岁以前，当基础E2水平<73.4 pmol/L时，提示可能卵巢早衰。

2．超声检查　多数POF患者子宫卵巢萎缩，小于生育期妇女；卵巢无卵泡或虽有卵泡，但数目很少，单侧卵巢窦卵泡<3个，直径多<10 mm，连续测定卵泡无发育，子宫内膜呈单线状。染色体核型正常的POF患者30%以上可有卵

泡存在。

3. BBT　呈单相，宫颈黏液评分提示E水平低下。

4. 骨密度测定　POF患者因E缺乏，骨丢失率增加，可有低骨量和骨质疏松症表现，骨密度较同龄妇女低1个标准差，髋部骨折危险性增加2.6倍。有条件时做骨密度检测。

5. 抗体检测　超过20%的患者在POF前就已经存在免疫性疾病，其中最常见的是甲状腺炎，其次为肾上腺功能低下（Addison病）、甲状旁腺功能低下和1型糖尿病。检测抗体的临床意义目前尚不能肯定。如对POF合并有自身免疫性疾病，可选择性地测定血沉、免疫球蛋白、类风湿因子、抗卵巢抗体、抗透明带抗体、抗FSH抗体、抗LH抗体、抗甲状腺微粒体抗体（AMA）、T淋巴细胞亚群和B细胞。

6. 染色体核型检查　对POF患者常规做染色体检查。在原发性闭经的POF患者中，约50%存在着染色体核型异常，但大多数继发性闭经染色体核型正常。年轻的继发性闭经的POF患者中仅有13%染色体核型异常，最常见的是X染色体缺失。有家族性POF史的患者中，14%存在着FMR1基因的突变，称为脆性X染色体综合征。

四、诊断标准

40岁以前出现至少4个月以上闭经，并有2次或2次以上血清FSH＞40 IU/L（两次检查间隔1个月以上），LH升高，E2水平＜73.4 pmol/L，伴有子宫卵巢萎缩，卵巢内缺乏窦卵泡。

五、POF治疗

POF患者在确诊后仍有5%～10%的机会妊娠，但目前任何治疗措施均不能使这个妊娠率增加。POF患者卵巢内无残存卵泡，促排卵无效。治疗的主要目的是改善低雌激素症状，提高生活质量，预防远期并发症，防止子宫萎缩。激素治疗方法与围绝经期和绝经后的激素治疗方法类似，但其治疗时间较长，往往持续治疗至40～50岁，同时补充钙剂1 000～1 500 mg/d。

对卵巢不敏感综合征使用恰当的卵巢刺激可诱导排卵后妊娠，部分患者也可自发缓解并成功妊娠。

（一）无卵泡型POF治疗

雌激素、孕激素的周期性补充可促进生殖器和第二性征的发育，防止由于POF导致的性腺萎缩及体态和心态的过早衰老，恢复月经，缓解因雌激素（E）减少引起的血管舒缩症状、性器官萎缩、骨质疏松和血脂代谢紊乱引起的心血

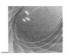

管疾病。

1. 雌激素、孕激素序贯疗法　适用于希望来月经者。

（1）月经第5天开始服戊酸雌二醇（商品名补佳乐、E2V），1～2 mg/d，连服21天，服补佳乐第12天起服安宫黄体酮8～10 mg/d，连续服用10天。

（2）克龄蒙：月经第5天开始口服，每天1片，连服21天。

2. 雌激素、孕激素联合治疗　绝经超过1年的女性所出现雌激素缺乏症状的激素替代治疗，适用于不希望来月经者。

（1）雌激素、孕激素联合疗法：每天口服戊酸雌二醇1～2 mg，同时每天口服安宫黄体酮4 mg或地屈孕酮10 mg，连续服用不停药。

（2）雌二醇屈螺酮片（商品名安今益）：每天1片，连续服用不停药。

安今益每片含17β–雌二醇1 mg，屈螺酮2 mg，每盒28片。

（3）雌二醇地屈孕酮片（商品名芬吗通）：月经前14天，每天口服1片白色片（内含雌二醇1 mg）；后14天，每天口服1片灰色片（内含雌二醇1 mg和地屈孕酮10 mg）。每28天为1个疗程，1个疗程结束后，应于第29天起继续开始下一个疗程。

（二）有卵泡型（POF）治疗

对POF早期且有生育要求者，使用雌激素、孕激素序贯疗法或短效避孕药，可以通过雌激素对内源性Gn的负反馈抑制作用，解除高Gn对Gn受体的降调节作用，从而恢复卵泡对Gn的敏感性，促进恢复衰退卵巢内残留卵泡的功能，使卵泡发育成熟，维持子宫肌的发育，使肌细胞增生肥大，肌层变厚，血运增加，预防子宫萎缩。使子宫内膜增厚并产生周期性变化，诱导子宫内膜雌激素、孕激素受体的产生，有利于胚胎着床。治疗后使FSH降到正常水平或接近正常水平后（<15 IU），给予促排卵治疗，HMG/FSH+HCG或GnRH–a降调节超排卵，少数患者可以妊娠。

1. 短效避孕药　妈富隆、达英–35或优思明，月经第1天开始口服，每天1片，连服21天，停药后第8天开始服用下一周期避孕药。连续服药2～3周期检测基础FSH、LH和E2，FSH降至15 IU以下时，可以试用促排卵。

2. 雌激素、孕激素序贯疗法　月经第5天开始口服克龄蒙，或月经第5天开始服补佳乐2～6 mg/d，连服21天，服补佳乐第12天起服安宫黄体酮8～10 mg/d，连续服用10天。服药2～3周期检测基础FSH、LH和E2，FSH降至15 IU以下时，补佳乐减量至每天1～2 mg，同时B超监测卵泡、宫颈黏液评分，排卵期同房。FSH降至10 IU以下时试用促排卵。

3. 促排卵方法　月经第3～5天开始使用HMG/FSH，每天75～150 IU肌内注射，卵泡直径≥18 mm，肌内注射HCG 5 000～10 000 IU。排卵多发生

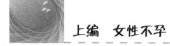

于注射HCG后36～48 h。嘱患者注射HCG后第2～3天同房。排卵后补充黄体。

4. GnRH-a长方案 将过高的Gn抑制后再用促排卵治疗。如使FSH/LH值降至<2.5，当FSH降至5～10 IU/L时，使用FSH/HMG促排卵。

（1）方法：注射长效GnRH-a制剂（达必佳、达菲林等）1.3～3.75 mg，注射28天后查性激素和阴道B超检查。检查FSH<10 IU、FSH/LH<2.5，双侧卵巢有数个窦卵泡后，开始注射FSH/HMG，起始剂量为225～300 IU/d，注射4～5天后阴道B超监测卵泡发育，根据监测结果调整剂量。当出现直径>10 mm的卵泡时，FSH/HMG减量为150 IU/d；卵泡直径>14 mm时，减量为75 IU/d。当最大卵泡直径≥18 mm时，肌内注射HCG 10 000 IU，34～36 h排卵，注射后第2～3天同房。排卵后补充黄体。

（2）机制：持续给予外源性GnRH可导致垂体分泌Gn减少，最后甚至完全抑制其分泌，即对垂体的降调节作用。在Gn分泌中止一段时间后，即过多的Gn分泌对卵巢的Gn受体抑制作用缓解后，使用FSH/HMG疗法，快速升高的FSH水平可刺激卵泡发育成熟而排卵。如果应用该方法后E水平不升高，卵泡不发育，不宜继续进行促排卵治疗。

（三）治疗POF合并自身免疫性疾病

对染色体核型正常的自身免疫性POF患者，使用雌激素、孕激素序贯疗法，月经恢复后第1天口服泼尼松5～25 mg/d，每天1～2次，同时使用雌激素、孕激素序贯疗法或避孕药。抗心磷脂抗体阳性者，口服阿司匹林100～400 mg/d。对合并有其他自身免疫性疾病的POF，应积极注意治疗原发疾病。治疗期间复查性激素，FSH<10 IU、FSH/LH<2.5时，可以采用FSH/HMG促排卵治疗。

（四）赠卵IVF-ET

对希望生育的POF患者，COH治疗无效者，可用赠送卵子行IVF-ET。

（五）保存卵巢功能的方法

保存卵巢功能包括冷冻胚胎、冷冻卵母细胞及冷冻卵巢皮质3种方法。对于家族中有POF史、现有POF可能的患者，为解决将来的生育问题，可先将卵子做冷冻保存以备日后使用。

（六）中药治疗或中西医结合治疗

常用滋肾降火、补肾活血配合激素替代疗法（HRT）使卵巢逐渐恢复功能。

（陈建明）

第八节　希恩综合征

一、概念

希恩综合征是垂体前叶功能减退综合征的一种特殊类型，常因为产后大出血、休克等原因引起垂体前叶组织缺血性坏死，以致垂体促激素分泌减少，从而引起相应的靶腺体卵巢、甲状腺、肾上腺皮质功能的减退，导致子宫萎缩，继发闭经，伴有毛发脱落、性欲降低、全身乏力等一系列极度衰弱的综合症状。由英国医生Sheehan在1937年首次总结报道。

二、病因

垂体前叶与下丘脑之间有门静脉联系，在下丘脑分泌的神经多肽物质作用下，垂体前叶分泌很多促激素，如促性腺激素、促甲状腺素、促肾上腺皮质激素、泌乳素、生长激素等。妊娠期垂体生理性代偿增大，血运丰富，需氧量增加，对缺氧敏感，当发生产后大出血、产褥感染、休克、羊水栓塞等情况时，血容量减少，很容易引起垂体门静脉血流骤减或发生血栓，最终导致垂体前叶发生缺血缺氧而大片坏死，各种促激素水平大大降低，于是发生甲状腺、肾上腺皮质、卵巢等功能减退，乃至出现希恩综合征的各种症状。病情的严重程度与垂体坏死和促激素分泌减少的程度有关，一般垂体前叶组织坏死超过50%才出现临床症状，超过95%临床症状严重。

三、临床表现

1. 促性腺激素和泌乳素分泌不足表现　希恩综合征的首要表现是泌乳素分泌减少导致产后无乳，此外由于促性腺激素（LH、FSH）分泌不足，引起排卵障碍、闭经或月经稀发、量少，阴毛、腋毛、眉毛脱落、稀疏，性欲减退、消失，外生殖器萎缩，子宫、乳房萎缩，不孕。

2. 促甲状腺激素不足表现　少气懒言、表情淡漠、智力减退、动作迟缓、食欲减退、畏寒、少汗、皮肤干燥、面部虚肿苍黄，甚至出现黏液性水肿等。

3. 促肾上腺皮质激素不足表现　头晕、虚弱无力、恶心、呕吐、腹痛、腹泻、体重减轻、血压下降、空腹低血糖、易感染和晕厥等。

4. 垂体危象　如有各种应激、感染、手术、外伤、精神刺激、消化道疾病、某些药物（镇静药、麻醉剂和降糖药等）均可使原发病加重而诱发危象发生，引起高热、谵妄或低温、脱水、休克、昏迷甚至死亡。

四、辅助检查

1. 生化检测　空腹血糖降低，持续性低血钠提示肾上腺皮质功能减退，危象时因血液浓缩，血钠可以正常，血钾正常或轻度降低，血脂可升高。

2. 血浆中垂体前叶激素水平检测　如生长激素（GH）、泌乳素（PRL）、促甲状腺激素（TSH）、促肾上腺皮质激素（ACTH）、促卵泡激素（FSH）、促黄体生成激素（LH）等均呈低水平。

3. 性腺、甲状腺、肾上腺皮质功能检测　血清中睾酮、雌二醇、甲状腺激素、皮质醇水平降低，但对相应的外源性垂体促激素的刺激［如促甲状腺激素释放激素（TRH）、LHRH、ACTH兴奋试验］呈延迟反应。

性激素水平低下且无周期性变化，表示促性腺功能与性腺功能均不足；黄体酮试验阴性，说明无雌激素存在；雌激素、孕激素序贯试验阳性，说明子宫内膜正常。

五、诊断

根据产后大出血、休克病史和垂体激素缺乏的临床表现，结合上述实验室检查结果不难做出诊断。注意与原发性靶腺腺体损害造成的功能低下以及神经厌食症、消耗性疾病等引起的内分泌功能减退相鉴别，原发性靶腺腺体功能低下多伴有促激素水平的升高且无产后大出血病史。

六、治疗

1. 一般治疗　注意休息、保暖，给高热量、高蛋白、高维生素饮食。

2. 对症、支持治疗。

3. 药物替代治疗　应用甲状腺激素、肾上腺皮质激素、雌激素、孕激素等作为各种激素的替代，可以控制及明显改善症状。剂量根据病情轻重而调整。

（1）肾上腺皮质激素：纠正肾上腺皮质功能减退应先于甲状腺的替代治疗，否则可能引起肾上腺皮质功能减退危象。可用泼尼松5～7.5 mg/d，根据生理分泌节律给予，遇发热感染时及时增加剂量。

（2）甲状腺激素：替代治疗宜从小剂量开始。甲状腺片20～40 mg/d，每3～4周递增1次至80～160 mg/d，维持血中T3、T4水平正常。

（3）性激素：行人工周期替代治疗。采用补佳乐1～2 mg/d，连续口服21天，最后10天加用地屈孕酮10～20 mg/d或醋酸甲羟孕酮10 mg/d，维持正常月经。性功能低下者可以加用丙酸睾丸酮25～50 mg注射，每周1～2次。

4. 垂体危象治疗　祛除诱因，进行急救处理，补充所缺激素及加强对症支持治疗，禁用各种镇静、安眠、麻醉药。

5. 不孕症的促排卵治疗　希恩综合征的排卵障碍属于世界卫生组织（WHO）分类Ⅰ型，由于是垂体功能出现问题，促性腺激素FSH及LH水平均显著下降，常低于5 IU/L，且对下丘脑促性腺激素释放激素GnRH反应低下，循环中雌激素水平极低。常用的促排卵药物氯米芬（CC）的作用机制是通过与内源性的雌激素竞争下丘脑雌激素受体而解除雌激素对下丘脑的负反馈作用，使下丘脑反应性释放GnRH，刺激垂体分泌FSH和LH诱发排卵，因此CC对希恩综合征患者无效。希恩综合征患者的促排卵治疗只能选择Gn，且因为FSH及LH均低，建议选择HMG而非纯化的FSH治疗。自月经周期第3天开始每天给予1~2支HMG，直至卵泡直径≥18 mm，内膜厚度≥8 mm，肌内注射HCG 5 000~10 000 IU，注射后第2~3天性交或人工助孕。由于希恩综合征患者对相对低剂量的Gn就可发生反应，治疗期间应严密监控，及时调整剂量，防止卵巢过度刺激。

第九节　甲状腺功能异常

一、甲状腺功能亢进

（一）概念

甲状腺功能亢进简称甲亢，是指由于甲状腺内或甲状腺外的多种原因引起的甲状腺激素分泌增多，进入循环，作用于全身组织、器官，造成机体的神经、循环、消化等各系统兴奋性增高和代谢亢进为主要表现的一组疾病的总称。多见于女性，男女之比为（1:4）~（1:6），20~40岁发病最为多见。其典型临床表现可为高代谢、甲状腺肿和眼病三方面，但不同患者的临床表现和病情轻重差异极大。毒性弥漫型甲状腺肿（Graves病）是最常见的甲亢类型。

（二）病因及发病机制

1. 遗传因素　临床上发现甲亢中家族性毒性弥漫型甲状腺肿（Graves病）不少见，同卵双胎先后患Graves病的可达30%~60%，异卵双胎仅为3%~9%。这说明Graves病有家族遗传倾向。

2. 免疫因素　1956年Adams等发现长效甲状腺刺激素（LATS）作用与TSH作用相近，它是一种由B淋巴细胞产生的免疫球蛋白（IgG），是一种针对甲状腺的自身抗体，可与甲状腺亚细胞成分结合，兴奋甲状腺滤泡上皮分泌甲状腺激素而引起甲亢。甲亢患者中60%～90%LATS增多。此后又发现LATS-P物质，也是一种IgG，只兴奋人的甲状腺组织，又称为人甲状腺刺激免疫球蛋白（HTSI），甲亢患者90%以上为阳性。Graves病是一种器官特异性自身免疫性疾病，是引起甲亢最主要的病因，约占甲亢的80%，自身免疫性甲亢的特点是血清中有TSH受体抗体（TRAb）、抗甲状腺过氧化物酶抗体（TPOAb）、抗甲状腺球蛋白抗体（TGAb）等多种自身抗体。抗甲状腺抗体阳性还是复发性流产和不孕的危险因素。

3. 环境及其他因素 摄入碘过多、感染、应激和性腺激素的变化，均可能是本病的诱发因素。尤其是强烈的精神刺激常可以诱发甲亢的发病，精神应激可使患者血中肾上腺皮质激素急剧升高，进而改变抑制或辅助T淋巴细胞的功能，增强免疫反应，使甲亢的临床表现加剧。

（三）临床表现

甲亢时，T3和T4分泌过多，可引起人体组织的氧化作用加速，引起一系列糖、蛋白质、脂肪、水、电解质中的钙、锌及碘和维生素的代谢紊乱，造成人体包括生殖系统在内的各脏器功能改变。

1. 代谢亢进 怕热、多汗，皮肤暖和、潮湿。

2. 神经系统 兴奋、紧张、易激动、多语好动、失眠、思想不集中、焦虑烦躁。

3. 心血管系统 心悸、气促、心律失常、脉压加大，久之心脏扩大，甚至发生甲亢性心脏病，以致心力衰竭。

4. 消化系统 食欲亢进、易饥饿、食量增加，因肠蠕动增强使便次增多，属消化不良性腹泻。

5. 甲状腺肿大及突眼 甲状腺可呈不同程度的弥漫性对称性肿大，质软，随吞咽上下移动；眼球可表现为浸润性或非浸润性突眼。

6. 生殖系统 女性月经紊乱，排卵异常，周期缩短或延长，月经量减少甚至闭经，容易导致无排卵而患不孕不育，怀孕后亦容易造成流产。

对于男性，往往有生精功能障碍。

（四）引起不孕的机制

1. 甲亢对下丘脑-垂体系统的作用 甲状腺激素参与下丘脑-垂体-卵巢轴功能调节。甲亢时，大量的甲状腺激素分泌通过负反馈抑制TRH、TSH、LH的分泌，引起无排卵、月经失调和不孕。

2. 甲亢对卵巢和子宫的作用 甲亢妇女，睾酮和雄烯二酮生成率和浓度明显增高，向雌酮和雌二醇的转化率也增加，甲状腺激素生成增加，血浆雌激素浓度高于正常妇女2～3倍，引起子宫内膜增生过长、月经过多、月经频发、经期延长等，影响受孕。

3．免疫作用 自身免疫性甲亢患者由于抗甲状腺抗体阳性，自身免疫功能紊乱，是不孕的危险因素，具体机制未明。

（五）甲亢对妊娠和胎儿的影响

1．妊娠期母儿并发症增加 甲亢患者妊娠后，高代谢改变使妊娠剧吐、妊娠高血压疾病、子痫、心力衰竭、胎儿生长受限（FGR）、死胎、死产、新生儿甲低、智障发生率增加。而通过胎盘的抗甲状腺药物及甲状腺抗体也可能干扰胎儿的正常发育。

2．产后抑郁、焦虑性精神病和产后甲状腺炎的发生率增加。

3．妊娠可以加重甲亢病情，于分娩、剖宫产、严重感染等应激状态时容易出现甲状腺危象。

（六）辅助检查

1．实验室检查

（1）甲状腺功能测定：血清游离T3及T4升高，T3较T4升高明显，TSH正常或降低。T3树脂摄取试验及游离甲状腺指数高于正常。

（2）对于不典型的疑似病例及临床表现轻微者可选用甲状腺^{131}碘摄取率或T3抑制试验以及TRH兴奋试验来加以鉴别。

（3）甲状腺抗体检查：阳性结果提示自身免疫性甲状腺疾病，主张采用英国医学研究委员会（MRC）国际参考试剂，减少测定方法间的变异。

1）TPOAb测定：以高度纯化的天然/重组人促血小板生成素（TPO）作为抗原，采用RIA、酶联免疫吸附试验（ELISA）及免疫化学发光法（ICMA）测定，敏感性和特异性明显提高。

2）TGAb测定：测定方法间的变异大于TPOAb，导致不同的正常参考值，较难统一。

3）TRAb测定：检测方法采用放射受体分析法，敏感性及特异性均不理想，阳性只说明受检者血清中存在针对TSH受体的抗体，但不能区分抗体的生物活性是刺激性还是抑制性。

2．其他检查

（1）基础代谢率（BMR）测定：脉率+脉压-111＝BMR%，甲亢时＞+15%。

（2）甲状腺B超检查：可以发现甲状腺肿大的程度、性质、结节，结合彩色多普勒检查可以了解血流情况，甲亢时甲状腺上动脉和腺体内动脉血流明显加快。

（七）诊断

根据典型的高代谢及循环、神经、消化等系统功能高亢的临床表现，结合甲状腺激素检测异常结果可以明确诊断。注意与单纯甲状腺肿、神经官能症、颅内疾病引起的突眼相鉴别。

（八）治疗

甲亢的治疗主要有药物治疗、手术治疗及放射性治疗。不论采用何种治疗，都有其局限性，治疗前必须慎重考虑选择适当方案。药物治疗最方便而安全，应用最广，但仅有40%～60%缓解，其余方法为创伤性措施，缓解率较高，但有不少缺点。

1. 抗甲状腺药物治疗　常用有硫脲类中的甲基硫氧嘧啶及丙基硫氧嘧啶、咪唑中的甲巯咪唑（他巴唑）及甲亢平。剂量：甲基硫氧嘧啶及丙基硫氧嘧啶初用200～300 mg/d，他巴唑、甲亢平15～30 mg/d，分2～3次服，直至症状缓解后每2～4周减1片，至维持量。丙基硫氧嘧啶100～200 mg/d或他巴唑5～10 mg/d，维持1.5～2年。

2. 放射性[131]碘治疗　采用与甲状腺细胞有高度亲和力的放射性[131]碘，放射出的β射线能选择性地破坏甲状腺腺泡上皮，不损伤邻近组织；甲状腺组织逐渐萎缩坏死，代之于无功能的结缔组织，降低甲状腺的分泌功能，使甲亢得以治愈。常用于年龄25岁以上，病情中度的弥漫性甲状腺肿患者；手术后再度复发的甲状腺功能亢进患者；长期药物治疗无效或应用抗甲状腺药物过敏者；有严重并发症如心力衰竭、心房纤颤等不宜手术治疗者。

3. 手术治疗　在抗甲亢药物预备基础上进行甲状腺次全切除术。甲状腺次全切除复发率低，亦可减弱免疫反应，但有一定并发症，必须慎重选择。

4. 甲亢引起的不孕症的治疗　在控制甲亢的基础上增加雌激素、孕激素周期治疗和促排卵治疗。有报道表明对甲状腺功能正常但甲状腺抗体阳性的不孕患者给予甲状腺素（LT）联合乙酰水杨酸（ASA）及泼尼松（P）治疗后，妊娠率、胰岛素抵抗（IR）均明显优于未治疗组。

5. 治疗期间意外妊娠的处理　鉴于甲亢对妊娠的不良影响，甲亢患者应在病情完全控制后怀孕，如治疗期间意外妊娠，病情轻者可以继续妊娠，不用抗甲状腺药物；病情重者，应按上述治疗方案继续药物治疗，建议选择丙基硫氧嘧啶治疗，剂量以维持母血游离甲状腺激素（FT4）水平不超过正常上限的1.4倍为度。当FT4降至正常水平时，抗甲状腺药减量30%～50%，在预产期前2～3周停药或使用最小有效剂量维持治疗。丙基硫氧嘧啶每天用量在200 mg以下者，对胎儿影响极小。

（九）预后

甲亢合并妊娠发生率为0.2%～2%，合并妊娠的流产率为26%，早产率为15%，足月产率为59%，胎儿畸形率、低体重儿率和围产儿死亡率均明显高于正常妊娠。新生儿先天性甲亢发生率为1.4%，多在出生后数周死亡。

二、甲状腺功能低下症

（一）概念

甲状腺功能低下，简称甲低，甲低是由多种原因引起的甲状腺激素合成分泌减少或生物效应不足所致的机体代谢和身体各个系统功能低下的一组内分泌疾病，依起病年龄可分3型：

1. 呆小病　功能低下始于胎儿或新生儿。

2. 幼年型甲状腺功能低下症　功能低下始于性发育前儿童。

3. 成年型甲状腺功能低下症　功能低下严重时称为黏液性水肿。发病以女性居多，女性与男性发病率约为3.4：1，是导致不孕不育和流产的重要原因。

（二）病因

1. 先天性甲低

（1）先天性无甲状腺。

（2）甲状腺激素合成、运转缺陷。

（3）甲状腺激素先天性抵抗。

（4）异位甲状腺：异位甲状腺发育不良，激素分泌不足。

2. 后天性甲低

（1）甲状腺炎。

（2）放疗、手术损伤。

（3）药物性抑制。

（4）碘缺乏和地方甲状腺肿。

（5）下丘脑、垂体发生肿瘤导致TRH或TSH分泌减少引起。

（6）其他疾病引起甲状腺功能受到损害。

（三）临床表现

1. 临床型甲状腺功能低下　可引起全身多脏器的功能下降或紊乱。由于代谢率低，患者出现畏寒、无力、表情淡漠、反应迟钝；面色苍白或蜡黄、浮肿；皮肤发凉、少汗、粗厚、缺乏弹性；毛发稀疏、干脆、脱落；眼睑浮肿、下垂、眼裂狭窄；鼻、唇增厚；舌大发音不清；智力减退、注意力不集中、记忆力差；心悸、气短、心脏扩大、心动过缓；下肢非凹陷性水肿，有时伴有心包积液、胸腔积液；食欲减退，胃酸分泌减少，肠蠕动弱，常有顽固性便秘。在女性生殖系统方面主要表现为不同程度的月经紊乱、闭经和不孕等。

2. 亚临床型甲状腺功能低下　甲低早期，无明显临床症状和体征，TSH升高，T4水平正常，称为亚临床型甲低。多随着年龄增长，多数亚临床型甲低最终发展为甲低。

（四）引起不孕的机制

1. 青春期甲低　引起H-P-O轴功能减退，青春期迟发、初潮延迟、月经稀发、月经过少、继发性闭经、乳房发育不良、无阴毛等性征发育不良和不孕。

2. 成年期甲低　无排卵、月经紊乱、性功能减退和不孕，自然流产、胎儿生长受限（FGR）、死胎、新生儿先天性畸形发生率增加。

3. 甲低对生育的影响　甲低妇女80%存在性发育迟缓，妊娠率低于正常妇女2%～10%，闭经率为26.3%～81.8%，原发不孕率为10%～27.3%，继发不孕率为26.3%～90%。自身免疫性甲状腺炎引起的甲低，由于有甲状腺抗体存在，单纯补充甲状腺素不能改变无排卵及不孕、流产情况。

（五）甲低对妊娠和胎儿的影响

1. 甲低使妇女生育力降低，不孕、自然流产、胎盘早剥、早产、妊娠高血压疾病、FGR、新生儿智力异常发生率增加。先天性甲低发生率为（1∶3 600）～（1∶8 000），多在出生后3个月内死亡。

2. 妊娠期甲低发生率为2.5%，其中产后甲状腺炎的发生率为5%～10%，通常出现于产后3～6个月，持续1～3个月恢复正常，再次妊娠易复发，最终引起甲状腺功能低下。产后甲状腺炎还易发展成为焦虑和抑郁症。

（六）实验室检查

1. 总T3、T4及游离T3、T4下降，T4下降较T3明显。

2. T3树脂摄取试验减低。

3. 甲状腺吸^{131}碘率明显减低。

4. TSH可升高或降低　甲状腺本身病变引起者显著升高，垂体性或下丘脑性引起者明显降低。

5. TSH刺激试验　原发甲状腺功能低下者无反应，继发于垂体、下丘脑者明显升高。

6. TRH兴奋试验　TRH刺激后引起原来正常或偏低的TSH明显升高，表明病变在下丘脑，否则病变在垂体。

（七）诊断

典型的病例依据临床表现及实验室检查作出诊断一般不难，对不典型者注意与贫血、慢性肾炎、肥胖症及特发性浮肿相鉴别。

（八）治疗

1. 替代治疗　目前治疗甲低的首选药物是左甲状腺素钠（L-T4），用法宜从小剂量开始，开始口服25～100μg/d，每隔4周增加剂量25～50μg/d，维持量每天50～200μg/d。妊娠期应增加剂量20%～50%，产后治疗剂量减少到妊娠

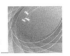

前水平。根据TSH水平调节药物剂量，使TSH水平维持在正常范围内，一般从调整剂量到出现TSH浓度变化至少需要8周的时间。

2. 中药治疗 原则采用助阳、温肾、补气及温补脾胃法。常用熟地黄、山药、山茱萸、熟附子、肉桂、枸杞子、杜仲、益智仁、菟丝子、黄芪及党参等，一般2～3个月为1个疗程。

3. 妇科内分泌治疗及促排卵 包括雌激素、孕激素周期治疗调整月经周期，CC、HCG、HMG、Gn脉冲等促排卵治疗。

4. 隐匿性或亚临床型甲低的诊断与治疗 亚临床型甲低应检测甲状腺抗体。参照上述方法替代治疗，可取得认知和行为功能的明显改善。

（杨晓慧 谭章云）

参 考 文 献

［1］宋文嘉，夏天，赵丽颖. 排卵障碍性不孕症病机研究概况［J］. 辽宁中医药大学学报，2011，13（9）：48-50.

［2］杨冬梓. 妇科内分泌疾病检查项目选择及应用［M］. 北京：人民卫生出版社，2011：8-13.

［3］罗丽兰. 不孕与不育［M］. 2版. 北京：人民卫生出版社，2009：292-309，320-350.

［4］薛敏. 实用妇科内分泌诊疗手册［M］. 2版. 北京：人民卫生出版社，2010：85-92.

［5］崔琳琳、陈子江. 多囊卵巢综合征诊断标准和诊疗指南介绍［J］. 国际生殖健康/计划生育杂志，2011，30（5）：405-408.

［6］中华医学会妇产科学分会内分泌学组，田秦杰. 闭经诊断与治疗指南：试行［J］. 中华妇产科杂志，2011，46（9）：712-716.

［7］王丽娜，李美芝. 多囊卵巢综合征的临床诊断和治疗［J］. 中国实用妇科与产科杂志，2006，22（5）：325-327.

［8］邵敬於. 人类Human诱发排卵［M］. 上海：复旦大学出版社，2006：49-56，162-163，230-244，342-345，378，435-443.

［9］于传鑫，李儒芝. 妇科内分泌疾病治疗学［M］. 上海：复旦大学出版社，2009：273-278，390-406，425-453.

［10］陈子江，刘嘉茵. 多囊卵巢综合征：基础与临床［M］. 北京：人民卫生出版社，2009：440-470.

［11］乔杰. 多囊卵巢综合征［M］. 北京：北京大学医学出版社，2010：130-155.

［12］周娟，刘义. 高胰岛素血症与多囊卵巢综合征的发病关系［J］. 中国实用妇科与产科杂志，2010，26（7）：530-533.

［13］杨冬梓，陈晓莉. 青春期多囊卵巢综合征的诊治进展［J］. 中国实用妇科与产科杂

志，2010，26（7）：549-553.

[14] 赵冬妮，石玉华，陈子江. PCOS患者胰岛素抵抗的临床评价［J］. 实用妇产科杂志，2010，26（8）：563-566.

[15] 崔琳琳，陈子江. 多囊卵巢综合征的临床分型及意义［J］. 中华妇产科杂志，2010，45（8）：623-625.

[16] 李墅. 多囊卵巢综合征胰岛素抵抗的新进展［J］. 国际妇产科学杂志，2011，38（4）：358-363.

[17] 金自孟. 高催乳素血症诊治的相关问题［J］. 中华妇产科杂志，2008，43（4）：241-243.

[18] 叶碧绿，林金芳，梁小燕，等. 高催乳素血症对女性生殖功能的影响及其治疗［J］. 中华妇产科杂志，2008，43（4）：310-312.

[19] 高催乳素血症诊疗共识［J］. 中华妇产科杂志，2009，44（9）：712-718.

[20] 随笑琳，王景华. 子宫内膜雌孕激素受体在黄体功能不足患者中的表达［J］. 天津医科大学学报，2005，4（11）：577-579.

[21] 刘嘉茵. 未破裂卵泡黄素化综合征［J］. 中国实用妇科与产科杂志，2006，22（5）：334-335.

[22] 覃爱平，杭馥，曾义真. 多囊卵巢综合征患者促排卵中发生卵泡未破裂黄素化综合征的临床分析［J］. 实用妇产科杂志，2006，22（10）：628-630.

[23] 蔺会兰. 未破裂卵泡黄素化综合征发病机制的研究［J］. 国外医学计划生育：生殖健康分册，2007，26（3）：134-136.

[24] 何方方. 控制性超排卵的个体化治疗［J］. 生殖医学杂志，2011，20（5）：420-424.

[25] 林其德. 现代生殖免疫学［M］. 北京：人民卫生出版社，2006：348-359.

[26] 吕淑兰，曹缵孙. 卵巢不敏感综合征［J］. 中国实用妇科与产科杂志，2006，22（5）：336-338.

[27] 金婧. 卵巢早衰的病因研究进展［J］. 实用妇产科杂志，2007，23（3）：142-144.

[28] 陈新娜，陈贵安，李美芝. 卵巢早衰98例临床特征分析［J］. 中国实用妇科与产科杂志，2007，23（1）：47-49.

[29] 杨艳红，姚元庆. 卵巢早衰的免疫学病因、病理及诊治［J］. 中国实用妇科与产科杂志，2007，23（12）：913-915.

[30] 王秀霞，王天任. 卵巢早衰与闭经［J］. 中国实用妇科与产科杂志，2008，24（12）：890-893.

[31] 郑建华，安媛. 卵巢早衰的病因与高危因素［J］. 中国实用妇科与产科杂志，2009，25（6）：478-480.

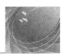

［32］黄志强. 内分泌代谢疾病［M］. 天津：天津科学技术出版社，2006：64-70，92-118.

［33］陈锦宏，欧阳玲莉. 腺垂体功能减退症83例分析［J］. 广西医科大学学报，2008，25（1）：134-135.

［34］严建维. 希恩综合征21例诊治分析［J］. 实用医学杂志，2008，24（13）：2333.

［35］李鹏飞，夏建山，孙建英. 希恩综合征57例临床分析［J］. 山东医药，2009，49（43）：69.

［36］李力，乔杰. 实用生殖医学［M］. 北京：人民卫生出版社，2012：220-226，328-343.

［37］白耀. 甲状腺病学：基础与临床［M］. 北京：科学技术出版社，2003：185-325.

［38］马中书，邱明才. Graves病甲状腺功能亢进症治疗中的困惑与出路［J］. 中国全科医学，2008，11（4）：675.

［39］周盛鹏，谢锦桃，刘军. 甲状腺疾病临床诊疗流程［J］. 中国全科医学，2008，11（16）：1466-1471.

［40］万海玉. 98例甲亢患者的临床治疗分析［J］. 医学信息. 2011，24（3）：1222-1223.

［41］朱琳，李艳萍. 反复植入失败原因及处理对策［J］. 生殖医学杂志，2011，20（1）：59-62.

［42］陈家伦. 临床内分泌学［M］. 上海：上海科学技术出版社，2012：277-478.

［43］Hananel Holzer，Robert Casper，Togas Tulandi，et al. A new era in ovulation induction［J］. Fertility and Sterility，2006，85（2）：277-284.

［44］Susan Ingamells，Iain T Cameron. Management of disorders of ovulation［J］. Women's Health Medicine，2006，3（3）：109-118.

［45］Diana L，Heiman MD. Amenorrhea［J］. Primary Care：Clinics in Office Practice，2009，36（1）：1-17.

第十二章 复发性自然流产与免疫

第一节 概 述

一、复发性流产的定义和分类

1. 自然流产 是指在孕28周之前、胎儿体重不足1 000 g的妊娠物自然丢失。

2. 复发性流产（RSA、旧称习惯性流产） 女性发生3次或3次以上在妊娠28周之前的胎儿丢失。

2009年辅助生殖技术国际监测委员会（ICMART）及世界卫生组织（WHO）定义为连续2次及2次以上临床妊娠的丢失。

3. 原发性复发性流产 从未有活婴出生的复发性流产。

4. 继发性复发性流产 曾有正常分娩的复发性流产。

二、复发性流产的流行病学

1. 自然流产发生率 临床确定的流产多发生于妊娠8周以前，少数发生于妊娠12周之后。临床上确认的自然流产发病率为10%~18%，但其实际发生率远高于此。因为部分自然流产发生在胚胎着床后很短时间内，临床上没有典型的停经、确认早孕、继而胚胎停育的过程。近年研究显示，用敏感的β-HCG在月经的后半期检测已婚妇女，发现30%~40%的受精卵在着床后月经前发生流产，称为隐形流产。这类患者仅仅表现为月经稍延迟、月经量稍多或正常，有些患者甚至没有任何月经周期或月经量方面的异常表现。因此，统计自然流产的真实发生率较为困难，目前比较一致的看法为自然流产的发病率为50%~60%。

2. 自然流产复发率及相关因素 自然流产发生的危险随着妊娠丢失次数的增加而增加。第1次妊娠流产的危险性是11%~13%，第2次妊娠流产的危险性是13%~17%，连续2次流产后第3次流产的危险性则高达80%。

如按连续发生2次流产计算，复发性流产的发生率为5%；按连续发生3次流产计算，复发性流产的发生率为0.5%~3%。

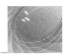

流产的复发率受多种因素影响，如年龄、病因、生育史等。自然流产的危险性随妇女年龄增长而升高。年龄≤30岁的妇女再次妊娠的流产率为7%～15%，年龄为30～34岁妇女为8%～21%，而年龄为35～39岁妇女和年龄≥40岁的妇女流产危险性急剧升高，流产发生率分别为17%～28%和34%～52%。

流产的胚胎核型正常、无大体畸形的复发率较核型异常或有畸形者高。有活产史者，复发率不足30%。流产发生越晚，复发率越高。月经稀发者复发率高，可能与孕妇内分泌异常有关。

三、复发性流产的病因

复发性流产的病因极为复杂，主要的病因包括：遗传因素（流产夫妇或胚胎染色体异常）、生殖道解剖结构异常、内分泌异常、生殖道感染、血栓前状态、免疫因素以及不明原因。其他尚有男方因素、环境因素、生活习惯、身体疾患、心理因素、药物因素等。

1. 遗传因素 占RSA的3.5%～5%，包括染色体异常和基因病。

（1）父母双方染色体异常：在普通人群出现概率约0.2%，在RSA夫妇中高达4%。最常见的异常为染色体平衡易位。

（2）胚胎染色体异常：RSA患者流产后胚胎染色体异常的发生率为50%～60%，主要类型为常染色体非整倍体及结构畸变。

2. 生殖道解剖结构异常 占RSA患者的10%～15%。最常见的为子宫纵隔、宫颈内口松弛、宫腔粘连、子宫肌瘤、子宫内膜异位症和子宫腺肌症等。

3. 内分泌因素 占RSA患者的17%～20%。最常见的为黄体功能不全（LPD）、PCOS、高泌乳素血症（HPRL）和甲状腺功能异常等。

4. 感染因素 约占RSA流产患者的5%。常见的感染病原体有衣原体、弓形虫（TOX）、巨细胞病毒（HCMV）、人微小病毒B19（HPVB19）等。

5. 免疫因素 占RSA流产患者的50%～60%。最常见的有自身免疫型复发性流产，约占免疫型复发性流产的1/3。同种免疫型复发性流产，约占免疫型复发性流产的2/3。

6. 原因不明性RSA 使用目前的技术无法查出的致病因素，称为原因不明性RSA。随着相关研究的不断深入，研究人员发现免疫学异常是以往认为不明原因流产的重要病因；原因不明自然流产80%以上都与免疫因素有关，主要与妊娠免疫耐受相关。

林其德等对资料完整的1 105例复发性流产患者进行病因分析发现，夫妻染色体异常占1.18%，子宫解剖结构异常占10.77%，内分泌异常占10.59%，生殖道感染占3.53%，血液高凝状态占8.23%，早期胎盘位置过低占1.9%，自身免疫

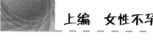

异常占12.85%，原因不明占48.33%，其他因素占2.62%。

四、复发性流产的免疫流行病学

在所有复发性流产病因中，封闭抗体缺乏占了病因构成的大部分，而且可能是原发性流产和继发性流产的共同病因。流产次数越多的患者，其体内封闭抗体缺乏的可能性越大。

1. 原发性复发性流产　李大金研究发现，封闭抗体缺乏占31.4%，透明带抗体阳性占20.4%，磷脂抗体阳性占8.5%，ABO血型抗体阳性占8.4%，尚有31.3%的患者原因不明。

2. 继发性复发性流产　封闭抗体独特型-抗独特型抗体网络紊乱占39.4%，磷脂抗体阳性占31.3%，ABO血型抗体阳性占22.4%，6.8%的患者原因不明。

五、复发性流产免疫因素检查适应证

免疫因素检查不仅仅限于自然流产≥2次的患者，凡具备以下临床表现的患者，需要做免疫因素检查。

（1）2次或2次以上自然流产。

（2）对不明原因的2次或2次以上试管婴儿（IVF-ET）反复着床失败或流产。

（3）婚后多年不孕、久治无效而原因不明。

（4）免疫紊乱史，如抗核抗体阳性、风湿性关节炎、系统性红斑狼疮（SLE）等。

（5）不明原因胎儿生长受限（FGR）、羊水过少妊娠史。

六、复发性流产检查项目

1. 遗传因素检查　包括夫妇外周血及流产胚胎绒毛染色体核型分析，夫妇双方珠蛋白生成障碍性贫血、葡萄糖-6-磷酸脱氢酶（G-6-PD）缺乏的筛查及基因检测。

2. 生殖道解剖结构检查

（1）12%～15%的RSA妇女有子宫畸形，包括纵隔子宫、单角子宫、鞍状子宫、双角子宫等，其中以纵隔子宫最常见；其他如宫腔粘连、子宫肌瘤等。目前主要采用B超、宫腔镜、子宫输卵管造影、腹腔镜检查。

（2）宫颈机能不全的检查：可选择宫颈扩张试验、宫颈气囊牵引试验、子宫输卵管造影（HSG）、B超检查。

3．内分泌检查 导致流产的主要疾病有多囊卵巢综合征（PCOS）、黄体功能不全（LPD）、高泌乳素血症（HPRL）、甲状腺功能障碍和糖尿病等。常规做性激素、雄激素分类检查，黄体期孕酮（P）检测、甲状腺功能检查、胰岛素及血糖测定。

4．感染因素检查 包括衣原体、支原体、淋菌、李氏杆菌、疱疹病毒、风疹病毒、弓形虫、巨细胞病毒和B19微小病毒的检查。

5．血栓前状态相关因素检查 血栓前状态（PTS）是指多种因素引起的凝血、抗凝和纤溶系统功能失调或障碍的一种病理过程，有易导致血栓形成的多种血液学改变。血栓前状态可分为遗传性和获得性两种。常用检测项目有：

（1）凝血常规4项：包括凝血酶时间（TT）、活化部分凝血活酶时间（APTT）、凝血酶原时间（PT）及纤维蛋白原（FIB）。

（2）血栓前状态分子标志物：凝血酶原片段（F1+2）、血栓调节蛋白（TM）、凝血酶-抗凝血酶复合物（TAT）、抗凝血酶-Ⅲ（AT-Ⅲ）、血小板α颗粒膜蛋白140（GMP-140）、血栓烷B2（TXB2）、D-二聚体（D-Ⅱ）、纤溶酶原激活物抑制物-2（PAI-2）等。

6．免疫因素检查

（1）自身抗体检查：主要包括抗心磷脂抗体（ACA）、抗核可抽提抗原抗体、抗核抗体（ANA）、狼疮抗凝因子（LAC）、抗脱氧核蛋白抗体（RNPAb）、抗双链脱氧核糖核酸抗体（dsDNA）、抗β2-糖蛋白-1抗体（抗β2-GP-1Ab）、抗甲状腺抗体（ATA）、ABO血型抗体和Rh血型抗体。其中ACA至少检查3次，每次间隔6周，结果2次或2次以上阳性者才能确诊。

（2）生殖细胞相关抗体：抗精子抗体、抗卵巢抗体、抗子宫内膜抗体、抗HCG抗体、抗卵细胞透明带抗体、抗滋养层细胞膜抗体。

（3）封闭抗体（APLA）检查：多数采用单项混合淋巴细胞培养及补体依赖性淋巴细胞毒试验。封闭抗体阴性表示女方血清中缺乏此封闭抗体，容易发生流产。

（4）淋巴细胞检查：CD16[+]、CD56[+]（NK细胞表面标志），CD19[+]（B淋巴细胞标志），CD3[+]、CD4[+]、CD8[+]（T淋巴细胞亚群）。

七、复发性流产的免疫学病因分类及治疗

国内外学者根据流产的发病机制及病理改变，对与免疫有关的复发性流产有3种分类法。

（一）自身免疫型复发性流产和同种免疫型复发性流产

1．自身免疫型复发性流产 约占免疫型复发性流产的1/3。主要与抗磷脂

抗体综合征（APS）、系统性红斑狼疮（SLE）及干燥综合征等自身免疫病和相关自身抗体有关。

治疗以免疫抑制剂和抗凝剂为主，主要采用泼尼松、阿司匹林和肝素治疗。

2. 同种免疫型复发性流产　约占免疫型复发性流产的2/3，是复发性流产的主要病因类型。主要与妊娠免疫耐受失衡、封闭抗体缺乏有关。

治疗宜采用淋巴细胞主动免疫治疗及免疫球蛋白被动免疫疗法。免疫抑制剂抑制封闭抗体产生，削弱对胚胎的免疫保护作用，不适合这种类型的治疗。

（二）母胎免疫识别低下型、过度型和紊乱型

1. 母胎免疫识别过度型（自身免疫型）　包括自身免疫异常型（如透明带抗体、磷脂抗体等）及同种免疫异常型（母胎ABO血型不合）两类。

治疗以免疫抑制剂和抗凝剂为主，主要采用泼尼松、阿司匹林或（和）肝素治疗。

2. 母胎同种免疫识别低下型（同种免疫型）　这种类型主要呈现封闭抗体缺乏，是复发性流产的主要病因类型。原发性流产常表现为封闭抗体及封闭抗体的独特性抗体共同缺乏，而继发性流产仅表现为封闭抗体的独特性抗体缺乏。

治疗宜采用淋巴细胞主动免疫治疗及免疫球蛋白被动免疫疗法。免疫抑制剂抑制封闭抗体产生，削弱对胚胎的免疫保护作用，不适合这种类型的治疗。

3. 母胎免疫识别紊乱型（自身免疫型和同种免疫型）　小部分复发性流产患者一方面表现为封闭抗体缺乏，显示母胎同种免疫识别低下，另一方面又表现出自身免疫及同种免疫损伤作用异常增高。此类复发性流产不多见，但其病因复杂，是临床十分棘手的一种病因类型。

治疗首先选择免疫抑制剂及抗凝剂疗法，待自身免疫恢复正常后，再选择淋巴细胞主动免疫治疗及免疫球蛋白被动免疫疗法。

（三）免疫病理学分类

Ⅰ类：白细胞抗原（HLA）相容性升高，妊娠封闭抗体缺乏。

此类患者以封闭抗体缺乏为主要特征。

（1）原发性流产：封闭抗体及封闭抗体的独特性抗体共同缺乏。

（2）继发性流产：封闭抗体的抗独特性抗体缺乏。

Ⅰ类免疫紊乱不仅损伤胎盘和滋养细胞，还能诱发以下的Ⅱ、Ⅲ、Ⅳ、Ⅴ类免疫异常。

选择淋巴细胞主动免疫治疗。

Ⅱ类：抗磷脂抗体（+）。

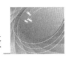

此类患者病理表现主要是APS导致的胎盘病理损伤。

选择阿司匹林和低分子肝素治疗。

Ⅲ类：抗DNA抗体或抗DNA裂解产物抗体（+）。

此类患者检查可以发现：

（1）ANA阳性（斑点式）。

（2）抗DNA抗体引起胎盘炎症。

（3）妇女自身免疫疾病筛选阴性（没有SLE或风湿性关节炎的证据）。对抗胎儿和胎盘DNA的抗体ANA阳性导致胎盘炎症，包括绒毛炎、绒毛间质炎和蜕膜炎症等。

选择泼尼松治疗。

Ⅳ类：ASA和（或）抗磷脂抗体（APA）（+）。

此类患者由于同时存在Ⅱ类或Ⅲ类的自身抗体，因此往往存在夫妇不能正常受孕（受孕困难），而一旦受孕则存在前述的Ⅱ类和Ⅲ类病理变化。

选择泼尼松、阿司匹林和肝素治疗。必要时 人工授精（IUI）、IVF-ET。

Ⅴ类：CD56$^+$NK细胞和CD19$^+$5$^+$细胞升高：

（1）妨碍胚胎种植。

（2）损伤胎盘细胞，引起蜕膜坏死，损害孕囊，导致流产。

（3）妊娠以后胎心变慢，孕囊内不规则变形，孕囊小于正常，羊水量过少。

（4）引起绒毛下出血，导致阴道少许流血，通过超声可观察到。

（5）影响一些妇女的卵DNA，使细胞分裂缓慢，导致胚胎质量不良。

CD19$^+$5$^+$细胞对维持妊娠发育所必需的激素产生抗体（抗雌激素、黄体酮和HCG抗体），这些抗体降低激素水平，可以引起：

（1）黄体功能不全。

（2）妊娠时HCG水平升高的不够。

（3）在诱导排卵周期中刺激不良，内膜发育不良。这种细胞还产生抗神经转移因子抗体，包括复合胺（serotonin）：改变子宫肌细胞以适应妊娠的需要，其抗体使子宫不能适应妊娠期的变化。

选择淋巴细胞主动免疫治疗和免疫球蛋白被动免疫治疗。

第二节 自身免疫型复发性流产

一、自身免疫型复发性流产概述

自身免疫是指机体免疫系统产生针对自身抗原和（或）自身致敏性淋巴细

胞所产生的免疫反应，导致胚胎停止发育而流产。

生理性自身免疫现象主要功能是清除降解自身抗原和体内衰老、凋亡或畸变的细胞成分，并调节免疫应答平衡，从而维持机体的自身稳定。如果自身抗体和（或）自身反应性T细胞攻击自身组织、细胞，导致其产生病理改变和功能障碍时，即为病理性自身免疫，形成自身免疫病。

目前已知的与RSA有关的自身抗体有非器官特异性抗体和器官特异性抗体。前者主要有抗磷脂抗体（APA）、抗核抗体（ANA）、抗可抽提的核抗原抗体、抗β2-糖蛋白-1抗体（抗β2-GP-1Ab）等；后者主要有抗平滑肌抗体（SMA）、抗甲状腺抗体（ATA）、抗心肌抗体（HRA）等。其中与复发性流产关系较为密切的自身抗体是APA。当具有APA相关的血栓形成、血小板减少、复发性流产等临床表现时，统称为抗磷脂综合征（APS）。APS是严重的血液凝固疾病，导致危及生命的动、静脉血栓形成，胎儿丢失或顽固的血小板减少症。多见于年轻人，60%～80%为女性患者，并与妊娠密切相关。

二、与RSA相关的自身抗体

（一）非器官特异性抗体

临床上常用的有抗心磷脂抗体（ACA）、抗β2-GP-1抗体、狼疮抗凝因子（LAC）、抗核抗体（ANA）、类风湿因子（RF）。

1. 抗磷脂抗体与RSA

（1）APA成分：目前已发现的APA有20余种，其中以抗心磷脂抗体（ACA）、抗β2-GP-1抗体和狼疮抗凝因子（LAC）最有代表性和临床相关性。

ACA是针对血管内皮细胞膜和血小板上的磷脂的自身抗体，有IgG、IgA、IgM等3种类型，以IgG类最具临床意义。

LAC是在系统性红斑狼疮（SLE）患者体内发现的，因此称为狼疮抗凝因子。

（2）APA与RSA的关系：APA是引起流产和不孕症最主要的自身抗体。APA阳性并伴有血栓形成或者病理妊娠的一组临床征象，称为抗磷脂抗体综合征（APS），主要包括两类抗体：一类抗体作用于磷脂，主要为ACA和LAC；另一类抗体作用于磷脂结合蛋白，主要是抗β2-GP-1抗体。作用于APS患者中ACA出现率是LAC的5倍以上。ACA是中国人群中自身免疫型复发性流产的最主要的自身抗体，而LAC少见。APA阳性的女性患者复发性流产、先兆子痫、胎儿宫内发育迟缓等的风险增高，而不孕和流产的妇女APA阳性率高于健康妇女。林其德等研究显示，排除SLE的RSA病例检测，ACA阳性率为14.29%，而正常妇女ACA阳性率仅为6.37%。另有报道认为，ACA在RSA患者中阳性率为5%~51%，LAC在RSA患者中的阳性率为0~20%，而APA阳性率在RSA患者中则高达50%~60%，正常人群其阳性率仅4%。不管是否有SLE等原发疾病，APA阳性如不予治疗，70%以上将发生自然流产或胎死宫内。即使给予治疗，再次妊娠流产率也较高。

（3）APA导致RSA的机制：正常情况下，磷脂分子带负电荷位于细胞膜脂质双层的内层，不被免疫系统识别。但磷脂分子一旦暴露于机体免疫系统，即可产生各种抗磷脂抗体。抗磷脂抗体不仅是一种强烈的凝血活性物质，激活血小板，促进凝血功能导致血小板聚集，血栓形成，同时可直接造成血管内皮细胞损伤，加剧血栓形成，引起蜕膜血管病变和胎盘血栓形成、梗死，损伤胎盘母儿单位的功能，从而使胚胎缺血死亡而流产。近来研究还表明，抗磷脂抗体可能直接与滋养细胞结合，抑制滋养细胞的功能，影响胚胎着床过程。APA使胎盘不能紧密附着或不能完全附着，另外，也使滋养细胞不能变成合体滋养细胞，使胎儿营养供应不足。

（4）APA损害受孕能力的主要机制：

1）与卵巢组织磷脂成分结合形成复合物，干扰卵子形成和排出。

2）APA可结合精子的磷脂成分，导致精子获能和穿透入卵功能下降。

3）APA与子宫内膜磷脂成分结合形成复合物，破坏受精卵着床。

4）抑制滋养细胞增殖、分化和侵蚀，阻止受精卵的发育、成熟和种植。

2. 抗β2-GP-1抗体与RSA　β2-GP-1分子量为50kD，与带阴性电荷的磷脂有高的亲和力，是血清中APA与磷脂结合的协同因子。β2-GP-1广泛存在于人类血浆中，参与凝血及抗凝过程。抗β2-GP-1抗体与β2-GP-1结合后扰乱抗凝血过程，导致血栓形成。此外，抗β2-GP-1抗体也可能直接损害滋养层，在合体细胞分化时，滋养层表达的细胞膜带阴离子磷脂可与带阳离子的β2-GP-1结合，这种结合蛋白与抗β2-GP-1抗体或APA发生免疫反应后，抑制胎盘滋养细胞生长，促进细胞凋亡。

国外报道β2-GP-1抗体在RSA中的阳性率为22.2%，对照组仅为2.2%；国内报道β2-GP-1 IgA、IgG、IgM型抗体在RSA者阳性率分别为13.1%、9.1%和15.6%，对照组阳性率分别为1%、0和1%。

3. ANA与RSA

（1）ANA的成分与分类：ANA是一种自身抗细胞核内DNA、RNA、蛋白或这些物质的分子复合物的抗体的总称。主要有以下几种：①抗ENA抗体；②抗DNA抗体：又分抗单链DNA抗体（ssDNA）、抗双链DNA抗体（dsDNA），后者对诊断SLE有特异性，并可作为治疗的评估；③抗组蛋白抗体；④抗着丝点抗体；⑤抗核仁抗体。

（2）ANA与RSA：在RSA患者中ANA阳性率为8%～50%；连续2次流产患者则为38.1%，流产≥3次或死胎患者ANA的阳性率是43.5%。妊娠丢失次数越多，ANA阳性率越高，ANA抗体效价也越高。ANA阳性患者的流产通常发生在妊娠前3个月或最后3个月。另有研究认为ANA阳性可能与RSA关系不大，研究组与对照组的差异无显著性。

（3）ANA造成流产的机制：ANA与抗原产生的免疫复合物可沉着于蜕膜血管，使蜕膜血管受损，影响胎盘发育而导致流产。此外，ANA与RNA相关抗原结合可能引起RNA转录的障碍，并影响DNA复制；ANA尚可干扰细胞的分裂过程。ANA的形成是机体活跃的自身免疫状态所致，针对身体任何器官、组织的自身免疫反应均有可能产生ANA。因此在几乎所有的自身免疫性疾病或自身免疫活跃相关的状态下，都可以发现ANA。ANA阳性在许多情况下仅表示机体当时自身免疫比较活跃，但这种自身免疫异常不一定导致流产，与胎儿安危无明显相关。因此，ANA并非是RSA的较好筛查指标。

4．系统性红斑狼疮（SLE）与RSA　SLE是一种自身免疫性疾病，是一种多基因遗传病，发病和多种易感基因有关。SLE的病理特征为患者体内有多种自身抗体，这些抗体单独存在或形成复合体，介导炎症和组织损伤。

SLE好发于育龄妇女，妊娠妇女中发病率约为1∶1 660。SLE是与RSA最为密切的自身免疫疾病。SLE患者血清内存在大量自身抗体，这些自身抗体可沉积于胎盘，胎盘绒毛可见IgG、IgM、IgA、C3免疫复合物沉着，绒毛血管内血栓形成，导致胎盘缺血、缺氧和胎儿发育受阻，使流产、死胎、早产、胎儿生长受限（FGR）等的发生率明显上升。SLE妇女自然流产率可达20.55%。

（二）组织器官特异性抗体与RSA

临床上常用的组织器官特异性抗体有抗甲状腺抗体（ATA）、抗平滑肌抗体、抗子宫内膜抗体（EMAb）、抗卵巢抗体（AOAb）等。

1．抗甲状腺抗体（ATA）与RSA

（1）ATA分类：ATA是一种器官特异性自身抗体，可出现在正常人群中，更常见于育龄期妇女。ATA主要分3种，抗甲状腺过氧化物酶抗体（TPOAb）、抗甲状腺球蛋白抗体（TGAb）、抗促甲状腺素受体抗体，与RSA关系密切的为前2种。

（2）ATA与RSA：ATA可能是自身免疫激活的标志，与流产相关。SLE女性的ATA阳性率高达45%。Bussem和Steck报道，RSA妇女中ATA阳性率为36%，远高于对照组的9%。ATA阳性的妇女较易发生自然流产，ATA的存在标志着流产危险的增加。ATA阳性的孕妇自然流产率为10.4%，而在使用生殖辅助技术成功受孕的妇女中，ATA阳性的妇女流产发生率高达32%，ATA阴性的仅为16%，故认为，ATA可能是预测流产的敏感指标。Pratt等的研究显示，RSA伴ATA阳性的病例ACA阳性率并不增加，认为ATA可作为预测RSA的一个独立的指标。

（3）ATA与甲状腺功能：自身免疫性甲状腺炎患者血清中ATA升高可引起甲状腺组织形态和功能损害，其中4%~5%患者血清中存在ATA但甲状腺功能正常；50%患者血清中存在ATA表现为甲状腺功能低下；另外45%患者血清中存在ATA，虽为甲低但无明显临床症状。自身免疫性甲状腺炎极少数表现为甲状腺功能亢进。英联邦国家对2万名生育期妇女的流行病学调查结果显示，ATA可疑阳性者在3年内28%出现甲低症状，12年内58%出现甲低症状。TPOAb阳性的妇女，产后甲状腺功能异常发生率为50%，永久性甲低发生率为25%~30%。妊娠期暂时性甲状腺功能异常者，7年后进展为甲低的概率为50%。

（4）ATA造成流产的机制：ATA导致流产的机制目前尚不清楚。ATA阳性反映体内有可能存在导致妊娠失败的异常免疫反应，是自身免疫亢进的继发标志。检测ATA可作为T细胞功能异常的外周血标志物。

2. 抗平滑肌抗体　在不明原因不孕症患者中的阳性率为49%，而在正常妊娠女性为17%。该抗体与RSA的研究较少。少数报道显示自然流产患者中抗平滑肌抗体阳性率有所增加。持续的病毒感染是产生该抗体的原因。

3. 抗子宫内膜抗体、抗卵巢抗体、抗精子抗体、抗透明带抗体等详见各有关章节。

三、自身免疫型复发性流产的诊断

APS是一种非炎症性自身免疫病，临床上以动、静脉血栓形成、复发性流产和血小板减少等症状为表现，血清中存在APA，上述症状可以单独或多个共同存在。APS可分为原发性抗磷脂综合征（PAPS）和继发性抗磷脂综合征（SAPS）。PAPS的病因目前尚不明确，可能与遗传、感染等因素有关。SAPS多见于系统性红斑狼疮或类风湿关节炎等自身免疫病。自身免疫型RSA是APS的一种表现。

1999年日本Sappora国际研讨会发布"关于APS的初步分类诊断标准的国际共识声明"和中华医学会风湿病学会2005年对APS的诊断指南，确诊APS至少需同时存在1条临床标准和1条实验室标准。APS的初步分类诊断标准和诊断指南内容如下：

1. 血管栓塞

（1）发生在任何组织或器官的1次或1次以上的动、静脉或小血管栓塞的临床事件。

（2）除浅表静脉栓塞之外的由造影、多普勒超声或组织病理学证实的栓塞。

（3）经组织病理学证实有血管栓塞，但无明显的血管壁炎症。

2. 病理妊娠

（1）发生1次或1次以上无法解释的、经超声或直接胎儿检查证实的形态正常胎儿于怀孕10周或超过10周时胎死宫内。

（2）发生1次或1次以上形态正常胎儿于怀孕34周或不足34周时因严重的先兆子痫或严重的胎盘功能不全而早产。

（3）3次或3次以上连续的在怀孕10周之内发生无法解释的自发流产，除外母亲在解剖和内分泌的异常及父母亲染色体方面的原因。

3. 实验室标准

（1）至少间隔6周的2次或2次以上发现血中存在中滴度或高滴度的IgG型和（或）IgM型抗心磷脂抗体（ELISA法检测出β2-GP-1依赖型抗心磷脂抗体）。

（2）至少间隔6周的2次或2次以上发现血浆中存在狼疮抗凝物（检验根据"国际血栓与止血协会指南"进行）。

目前可检测的APA有20余种，以ACA和LAC较为标准化。鉴于5%的健康人群也会出现低滴度ACA，因此中、高滴度的ACA更具诊断价值。某些感染性疾病也会出现APA一过性阳性，这种因感染引起的短暂的APA阳性并不会引起APS的临床症状。因此，按照目前的通用诊断标准，至少间隔6周的2次或2次以上发现血中存在中、高滴度的IgG型和（或）IgM型ACA，或存在LAC才有诊断价值。

ACA与磷脂的免疫病理反应是通过β2-GP-1而起作用的。近年来研究发现，一些APS患者ACA呈阴性，抗β2-GP-1抗体呈阳性。抗β2-GP-1抗体比ACA敏感的原因是心磷脂没有抗原性，只有与其辅助作用蛋白如β2-GP-1抗体结合才可成为易识别和稳定的抗原。抗β2-GP-1抗体也能够通过与β2-GP-1结合发挥与ACA相似的病理作用。作为磷脂结合蛋白的β2-GP-1对于引发APA的产生是非常重要的，所以，为提高复发性流产患者的ACA的检测率，常规增加抗β2-GP-1抗体的检测更具特异性。

关于APS的诊断标准仍有待完善。临床上APS孕妇的病理妊娠表现是多样化的，不仅限于早产、流产，还可出现先兆子痫、FGR等等。国外报道在胎儿死亡病例的研究中，发现在很大程度上是伴随有APS。大约1/3的APS妇女，在妊娠期间发生子痫前期，伴有APS的孕妇有发生显著的早发型严重子痫前期（<34周）、子痫或HELLP综合征的危险。APA还可以通过胎盘进入胎儿，沉积在胎儿的心脏，引起胎儿的房室传导阻滞或心脏发育异常。

妊娠期本身是一种高凝状态，加上APA影响了各种凝血与抗凝血因子的功能，导致动、静脉血栓反复形成，因此对有血栓形成病史的孕妇将有危险。

四、自身免疫型复发性流产的治疗

目前治疗自身免疫型RSA主要策略为免疫抑制加抗凝治疗，主要方案包括：单独口服阿司匹林或合用泼尼松、单独使用肝素或合用泼尼松、大剂量使用免疫球蛋白。

根据2008年北京人类生殖医学国际研讨会——复发性流产免疫学诊断和治疗规范共识，自身免疫型复发性流产的治疗宜采用小剂量、短疗程、个体化免疫抑制和抗凝疗法，具体用法如下：

（一）免疫抑制疗法

对抗磷脂抗体持续阳性或呈中、高水平，采用小剂量泼尼松，5 mg/d，确定妊娠即开始用药。泼尼松孕期用药属于食品和药物管理局（FDA）B类。用药疗程长短根据抗磷脂抗体水平而变化：频繁出现阳性或持续阳性者用药至妊娠结束；用药期间抗体水平转阴1~2个月可考虑停药。合并SLE者，泼尼松用药剂量及用法根据SLE治疗方案。

（二）抗凝疗法

由血栓前状态引起的复发性流产中，抗凝治疗被公认为有效的治疗方法，包括小剂量阿司匹林和低分子肝素等。

1. 阿司匹林　适用于血小板激活状态者［血小板聚集试验和（或）GMP-140水平增高］；从确定妊娠开始用药至产前3天，药物起始剂量为25 mg/d，后继用量根据控制血小板聚集试验在每毫升35%~75%时所需要的剂量调节，一般用量为25~75 mg/d。

2. 低分子肝素　适用于D-二聚体水平≥1.0 μg/mL的高凝状态者。从确定妊娠开始用药至产前3天，妊娠期间密切检测D-二聚体水平变化，药物起始剂量为5 000 U/d，后继剂量为根据D-二聚体水平维持在0.2~0.4 μg/mL，进行剂量调整，一般用量为5 000 U/d到每8~12 h 1次，皮下注射。

3. 抗凝疗法方案

（1）抗心磷脂抗体呈偶发阳性和（或）伴有血小板聚集性增高，应用阿司匹林。

（2）抗心磷脂抗体呈偶发阳性并伴有高凝状态，应用低分子肝素。

（3）抗心磷脂抗体呈偶发阳性伴有血小板聚集性增高和高凝状态，应用阿司匹林和低分子肝素。

（4）抗心磷脂抗体呈频繁出现阳性或持续阳性，不伴有血小板聚集性增高和高凝状态，应用泼尼松。

（5）抗心磷脂抗体呈频繁出现阳性或持续阳性并伴有血小板聚集性增高，应用泼尼松和阿司匹林。

（6）抗心磷脂抗体呈频繁出现阳性或持续阳性并伴有高凝状态，应用泼尼松和低分子肝素。

（7）抗心磷脂抗体呈频繁出现阳性或持续阳性并伴有血小板聚集性增高和高凝状态，应用泼尼松、阿司匹林和低分子肝素。

4. 抗凝药物的作用机制、用法及不良反应

（1）阿司匹林。

1）阿司匹林治疗APS的机制：主要是能抑制血小板凝集、降低PG合成酶的活性，有抗血栓形成和缓解血管痉挛的作用；可升高血液中白细胞介素-3（IL-3）含量，而IL-3有助于滋养细胞增生和浸润。

2）阿司匹林不良反应：最常见的不良反应是消化道溃疡、出血倾向、过敏反应、血管神经性水肿。妊娠期使用阿司匹林的关键在于一定要控制在小剂量，才可有效发挥其生理作用，而不导致异常出血。

阿司匹林孕期用药属于FDA C类。阿司匹林对胎儿是否致畸，曾有争议。有文献报道妊娠早期使用阿司匹林可致畸胎，如脊柱裂、头颅裂、面部裂、腿部畸形，以及中枢神经系统、内脏和骨骼发育不全；妊娠晚期长期使用可能致胎儿动脉导管收缩或过早关闭，导致新生儿持续性肺动脉高压及心力衰竭。因该药通过胎盘，有报道可致新生儿颅内出血。目前认为在妊娠期服用小剂量阿司匹林（<150 mg/d）对产妇和胎儿都安全，不会增加先天畸形发生率，哺乳期使用阿司匹林对新生儿不会造成不良影响。尽管孕期服用小剂量阿司匹林是安全的，但专家建议，必须是使用抗凝剂的复发性流产患者，妊娠前服用阿司匹林，妊娠后停药，改用低分子肝素。

另有研究发现，阿司匹林可通过抗血小板凝集，减少APS患者发生动、静脉血栓的风险，减少心脏及脑缺血疾病的发作，并可预防产后血栓形成。高浓度的华法令并不优于阿司匹林，反而增加出血危险，故采用阿司匹林更安全有效。

（2）低分子肝素（LMWH）

1）低分子肝素治疗APS机制：β2-GP-1与磷脂的结合促成APA的产生，磷脂一旦失去与β2-GP-1的结合，即失去抗原性，同时容易裂解而被清除。肝素能直接结合β2-GP-1，其结合位点正是APA与β2-GP-1的结合位点，因此肝素能竞争性抑制β2-GP-1与APA的结合。体外试验显示，肝素可恢复因APA作用而受损的滋养细胞侵蚀能力，也可升高因APA作用而下降的胎盘分泌HCG的水平。低浓度肝素有抗凝血酶原激酶作用，高浓度肝素可抑制凝血酶，阻止血小

板凝集；LMWH不但能抑制高凝状态，而且还减少血小板减少性紫癜和骨质疏松等并发症。LMWH不能通过胎盘，目前尚未发现有胎儿致畸作用。

2）低分子肝素用药方法：低分子肝素孕期用药属于FDA B类。用药时间从早孕期开始。对有血栓形成史或死胎史的患者，在血β-HCG诊断妊娠即开始用药。一般用10 000 IU/d，分两次下腹部皮下注射。如果胎儿生长发育良好，与孕周相符，凝血-纤溶指标检测项目恢复正常即可停药，但停药后必须每2~4周复查凝血-纤溶指标，有异常时重新用药。用药可持续整个孕期，一般在终止妊娠前24 h停止使用。

3）低分子肝素治疗监测指标：D-二聚体、APTT每2~4周复查1次，根据实验室指标调整剂量，D-二聚体≤0.3 mg/L或APTT延长1.5倍停药。

4）低分子肝素不良反应：过敏反应、出血、血小板减少、骨质疏松。

5. 使用抗凝剂的注意事项　新型的低分子肝素较普通肝素抗血小板、诱发出血的作用大为减弱，生物利用度高达98%，量效关系明确，抗凝效果易于预测。肝素和阿司匹林对于有或无血栓形成的APS患者均是安全的。

理论上抗凝剂孕前即可使用，但临床上抗凝剂多在血β-HCG诊断妊娠或者超声确定宫内妊娠后开始用药，持续至分娩前结束。如血β-HCG诊断妊娠后用药，则治疗时间相对较早，可尽早处理血栓前状态。如超声确定宫内妊娠后方才用药，则能排除异位妊娠及同时判断胚胎宫内发育情况，两者各具优点。

长期使用肝素和阿司匹林可致某些不良反应，应该间隔2~4周检测血小板数量、血小板凝集试验及其他相关出凝血功能指标，随时改变药物的剂量。药物用量根据使患者APTT值保持为正常人群均值的1.5倍这一原则调节。为预防骨质疏松，进行肝素治疗的妇女应当每天服用钙剂1 000 mg和600 IU维生素D。

6. 低分子肝素新用途　近年国外研究发现，LMWH还具有抗炎和免疫调节的功能。LMWH可以抑制NK细胞的功能，抑制粒细胞的游走和渗出，抑制补体的激活，调节母胎界面的细胞因子网络向Th2型优势转化等。除此之外，研究还发现LMWH对滋养细胞的发育以及侵袭功能也具有影响。LMWH对滋养细胞增殖存在双向作用和剂量依赖。在治疗剂量范围内，LMWH对滋养细胞的增殖有正向调节作用，但在显著高于体内用药浓度的时候，LMWH对滋养细胞的增殖则有抑制作用。LMWH可以影响滋养细胞分泌HCG的水平，体外试验治疗剂量的LMWH可以促进滋养细胞增长。目前，已有学者对RSA血β-HCG上升缓慢的患者注射LMWH保胎，临床效果良好。

（三）静脉注射免疫球蛋白

1. 免疫球蛋白治疗机制　免疫球蛋白治疗可能减少了自身抗体的产生并提高了其清除率，可降低Th1型细胞因子的产生，增强Th2型细胞因子生成，维持

Th1/Th2型细胞因子的平衡，抑制NK细胞毒性和自身抗体等多种途径促进胚胎着床和早期妊娠维持，改善妊娠结局。孕期用药属于FDA C类。

2. 静脉注射免疫球蛋白（IVIG）方案 确定妊娠后立即注射。

（1）首剂量静脉注射5%免疫球蛋白30 g（0.5 g/kg），以后每3周输注20 g，至妊娠22～24周。

（2）免疫球蛋白0.4～1 g/（kg·d），每个月1个疗程，每个疗程连用5～7天，直到孕28～32周或足月。

（3）免疫球蛋白0.5 g/kg，连用2天，每4周重复1次，至孕33周。

（4）免疫球蛋白20 g/d，连续5天，以后每2～3周1次，至孕26～30周。

（5）免疫球蛋白10 g，每周1次，孕10周后每2周1次，孕20周后每3周1次，至孕26～30周。

IVIG治疗开始的时间一般在妊娠试验阳性后即开始应用，愈早应用效果愈好。

由于静脉滴注免疫球蛋白费用较昂贵，并有潜在血源性感染的危险，并且缺乏明确的免疫指标来确定使用免疫球蛋白的复发性流产患者，也无统一的治疗方案，目前还没有在临床上得到广泛使用。

第三节 同种免疫型复发性流产

一、同种免疫型复发性流产概述

同种免疫型复发性流产是指母体对胚胎之父系抗原识别异常而产生免疫低反应性，导致母体封闭抗体（APLA）缺乏和其他细胞免疫及体液免疫异常，使得胚胎遭受异常免疫系统的攻击而造成的复发性流产。

二、维持正常妊娠的免疫学作用机制

在一定意义上说，妊娠相当于一次成功的同种异体移植。胎儿所携带的父系白细胞抗原（HLA）刺激母体免疫系统，产生各种免疫细胞参与的排斥反应，但实际上母体却对胎儿形成免疫耐受。这种耐受状态的形成机制复杂，涉及体液免疫、细胞免疫、免疫遗传、子宫免疫防护等方面，如母胎间存在解剖和免疫屏障、胚胎抗原的免疫学特性、胚胎滋养细胞表面HLA的表达模式。母胎界面的免疫活化与抑制之间的平衡调控对胚胎及胎儿的生长发育起着至关重要的作用。各种免疫因素通过有机协调形成网络，达到母胎间免疫关系的平衡，从而使妊娠得以维持。如果这种免疫平衡遭到破坏，则胚胎遭受免疫攻击

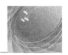

而流产。

　　封闭抗体存在于正常孕产妇的血清中。封闭抗体从妊娠初期开始产生，至妊娠头3个月水平最高，以后逐渐下降，分娩时又增高；分娩后3~6周又上升，以后持续存在。

　　95%以上的复发性流产妇女封闭抗体检查结果为阴性，而对照组仅23%为阴性。但不少封闭抗体阴性的妇女并不发生流产。

三、同种免疫型复发性流产的发病机制

（一）白细胞抗原与同种免疫型复发性流产

　　1. HLA与RSA　正常妊娠时，夫妇HLA不相容，胚胎所带的父系HLA能刺激母体免疫系统并产生抗配偶淋巴细胞的特异性IgG抗体，它能抑制混合淋巴细胞反应，并与滋养细胞表面的HLA结合，覆盖来自父方的HLA，从而封闭母体淋巴细胞对滋养层细胞的细胞毒作用，保护胚胎或胎儿免受排斥，被认为是维持妊娠所必需的封闭抗体。反之，当妻子在遗传学上与其丈夫是纯合子时，与丈夫共有HLA，特别是D/DR抗原系的相似性高，则不能刺激母体产生维持妊娠所需要的封闭抗体，母体免疫系统容易对胎儿产生免疫学攻击，将胎儿作为异物排斥而造成流产。配偶间D/DR抗原的相容性越高，复发性流产的发生率也越大。大量证据表明，复发性流产的夫妇具有共同HLA的频率较正常对照组显著增高，并发现与复发性流产相关的抗原主要表现在HLA-DR位点及HLA-DQA1位点上。另外，也有研究发现当夫妇高度共有HLA-A、HLA-B位点时，复发性流产的发生率也明显高于正常对照组。

　　尽管大多数学者的研究支持HLA共容性增加与RSA相关，但也有相反的报道。Johnson及Tomnson等研究并未发现RSA夫妇间HLA-A、HLA-B、HLA-C、HLA-DR、HLA-DQA1位点的共容率有增加。有学者提出，夫妇间HLA本身并不重要，可能因为与HLA密切连锁的隐形致死因子连锁不平衡，导致致死基因的共容性增加，一旦夫妇间共容致死基因，则胚胎不可避免地发生死亡流产。

　　大部分研究认为HLA-Ⅱ类分子共容导致的流产主要发生在围着床期，使流产发生在6周以前甚至更早，以致临床上难于确认。HLA-Ⅰ类分子共容性增大发生的流产较晚，多数能被临床确认。

　　2. 易感基因单元型和易感基因与RSA　众多研究发现RSA患者存在易感基因和易感基因单元型，且不同种族间的基因位点存在差异。这种易感基因单元或单元型可能存在于HLA复合体内或与其紧密连锁的基因组内，导致母体对胚胎抗原呈低反应状态，不能产生封闭抗体，或产生不适当的免疫反应，最终造

成T细胞抗原识别异常和免疫反应异常，使胚胎遭受母体免疫系统的排斥而发生流产的概率增加。

众多研究发现RSA患者存在易感基因和易感基因单元型。Christiansen对63例RSA患者进行家谱分析，发现与患者共有全部2个单元型的姐妹流产率高达59.1%，有一个单元型相同者流产率为25%，而无相同单元型流产率仅为6.3%，因此推测RSA可能是由HLA基因决定与免疫调节有关的遗传性疾病。

目前认为HLA–Ⅱ类基因的DQ和DR区为不明原因复发性流产（URSA）的易感基因区，但各国报道的流产易感基因或单体存在的位点或部位有所不同，这可能与种族特异性有关。黄色人种（中国汉人）URSA的易感基因为HLA–DQB1*0604/0605，易感单元为DQA1*01–DQB1*0604/0605。

3. HLA–G免疫调节学说　近年来HLA–G在母胎免疫耐受中的作用已引起广泛重视，被视为来自胎儿一方的调节母胎免疫耐受的重要武器。HLA–G对母胎免疫耐受机制的调节主要是通过对NK细胞和T细胞的作用实现的。

在移植免疫中，移植物表达与受者不同的HLA–Ⅰ和HLA–Ⅱ抗原，因此移植物的存活与供受者之间HLA相容性密切相关，两者的组织相容性越高则移植成功的机会越大。而在母胎之间同样存在HLA差异的现象。与胎儿组织不同，母胎界面的滋养细胞有独特的HLA表达模式，即合体滋养细胞和滋养细胞表面都缺乏经典的HLA–Ⅰ和HLA–Ⅱ类分子的表达，但绒毛外滋养层有非经典的HLA–G分子表达，这种独特的HLA表达模式尤其是HLA–G的表达可能在维持正常妊娠和导致病理妊娠的机制中发挥重要作用。如果母胎界面缺乏HLA–G表达或表达降低，或在接触HLA–G时释放细胞因子异常，则会对滋养层产生免疫攻击，导致流产、妊娠期高血压疾病等。

研究认为，HLA–G表达可提供一种免疫保护及调节作用，使母胎界面保持一种特赦区、免疫耐受区，有利于滋养细胞生长和发育及胎盘的形成和发育。但HLA–G与胚胎的生长、发育无直接关系。HLA–G在母胎界面中的作用可归纳为以下4点：

（1）HLA–G高度表达在与母体蜕膜接触的滋养层细胞上，使滋养层细胞能向子宫蜕膜内浸润，完成胎盘形成和重铸的过程。

（2）HLA–G可以直接或间接抑制自然杀伤细胞的杀伤作用，从而降调母体的免疫反应。

（3）HLA–G与Tc（细胞毒性T细胞）结合，抑制Tc的杀伤作用。

（4）调节蜕膜和外周单核细胞的细胞因子释放，使TNF（肿瘤坏死因子）–α和IFN（干扰素）–γ降低，IL（白细胞介素）–4升高，促使Th1/Th2型细胞因子的平衡并向Th2型偏移，有利于妊娠的进行。

（二）细胞免疫紊乱与同种免疫型复发性流产

人类蜕膜组织中存在大量淋巴细胞，最为重要的是NK细胞和T细胞。在正常情况下，这些免疫细胞的免疫活性受到抑制，在受到某些细胞因子的刺激后，这些淋巴细胞可对滋养层细胞产生细胞毒性作用。RSA患者体内可观察到免疫职能细胞亚群格局异常变化、Th1/Th2型细胞因子及Th17型/Treg（调节性T细胞）细胞因子平衡失调等情况。

1. 自然杀伤细胞（NK细胞）与同种免疫型RSA

（1）NK细胞：又称大颗粒淋巴细胞（LGL），是一种骨髓源性细胞，是机体天然免疫系统非常重要的组成部分，是一类既不需要抗原刺激，又不需抗体参与即能杀伤某些靶细胞的非T非B类淋巴细胞，其数量约占淋巴细胞总数的5%。$CD56^+$是人类NK细胞最具代表性的表面标志，目前临床检测中将表型为$CD3^-CD56^+CD16^+$的淋巴细胞定性为NK细胞。

正常子宫内膜NK（uNK）细胞数量较少，uNK细胞数量在月经周期及妊娠前后的变化最为显著，在围着床期迅速增加，从增生晚期到分泌晚期NK细胞的比例由26.4%上升到83.2%，但在孕20周后滋养层细胞完成向蜕膜的侵蚀时，uNK细胞数量开始明显减少，至孕晚期完全消失。妊娠期间uNK细胞在底蜕膜部位含量最为丰富，这是妊娠早期特有的现象，可能与子宫内膜的蜕膜化以及胚胎滋养层的侵入有关。uNK细胞在着床和妊娠时起着较T细胞更为重要的作用。

（2）NK细胞可分为两种亚群：根据NK细胞表面表达分子的不同可分为$CD56^+CD16^+$及$CD56^+CD16^-$两个亚群。$CD56^+CD16^+$具有免疫杀伤作用，$CD56^+CD16^-$对胚胎有免疫保护作用。

1）妊娠外周血中NK细胞：主要为$CD56^+CD16^+$细胞亚群，妊娠时总数明显增加，而$CD56^+CD16^-$细胞亚群变化不明显。NK细胞起自然杀伤肿瘤细胞、病毒感染细胞等异常细胞的作用，具有免疫调节作用。

林其德等的研究发现，正常妊娠时外周血NK细胞的活性受到抑制，而在RSA患者孕前及孕期外周血$CD56^+$NK细胞与正常者相比，数量及活性均明显增加。

Beer等于1996年提出NK细胞百分比＞12%是RSA的危险因素，且NK细胞增多与抗磷脂抗体密切相关。徐丽清等按照该标准对68例RSA患者进行病因筛查，发现外周血NK细胞升高者高达84.4%。

2）妊娠蜕膜中的NK细胞：主要为$CD56^+CD16^-$亚群，通过分泌细胞因子和生长因子等来诱导局部免疫抑制反应以及营养胚胎细胞，对胚胎有免疫防护作用。

赵卫秀等发现难免流产患者蜕膜中$CD56^+CD16^+$NK细胞数量明显增加，而

CD56$^+$CD16$^-$NK细胞数量明显减少，CD56$^+$CD16$^+$NK细胞/CD56$^+$CD16$^-$NK细胞比例明显上升。表明蜕膜CD56$^+$CD16$^+$NK细胞/CD56$^+$CD16$^-$NK细胞比例失衡与RSA关系密切。

（3）NK细胞在着床期和妊娠期的作用：

1）促进胚胎黏附、植入及胎盘发育。

2）调控滋养细胞的入侵。

3）胎盘血管重建。

4）免疫识别和保护。

2. T淋巴细胞与同种免疫型RSA　T淋巴细胞（T）简称T细胞，来源于骨髓淋巴样干细胞，占外周血淋巴细胞总数的65%～70%，在胸腺发育成熟，于外周淋巴组织发挥功能，主要功能是介导细胞免疫应答和调节免疫。

正常增生期子宫内膜中T淋巴细胞占45%，分泌期及妊娠早期由于uNK细胞数量的增加T淋巴细胞的数量相对减少，占5%～10%。RSA外周血T淋巴细胞亚群中CD3$^+$T细胞的数量与正常非孕妇比较无差异，而CD8$^+$T细胞的比例显著上升，CD4$^+$T细胞无明显变化，CD4$^+$/CD8$^+$比例显著上升。

CD4$^+$CD25$^+$调节性T细胞（CD4$^+$CD25$^+$Tr）和NKT细胞是近年来被广泛研究的两种新的T细胞亚群。CD4$^+$CD25$^+$Tr细胞主要来源于胸腺，具有多种特征，是一种具有免疫调节功能的细胞群，在体内发挥着强大的免疫抑制作用。CD4$^+$CD25$^+$Tr细胞可识别自身抗原肽、分泌抑制型细胞因子等，在维持机体内环境的稳定，诱导移植耐受、阻止同种免疫以及自身免疫性疾病的发生中起着重要作用。正常妇女外周血存在一定数量的CD4$^+$CD25$^+$Tr细胞，在保护胎儿免遭母胎界面同种异体免疫攻击中发挥重要作用，在妊娠时诱导母胎免疫耐受，使妊娠获得成功。流产妇女外周血和蜕膜中CD4$^+$CD25$^+$Tr细胞数量减少，其诱导母胎免疫耐受的作用减弱，从而使胚胎遭受免疫攻击而流产。淋巴细胞主动免疫治疗后，患者CD4$^+$CD25$^+$Tr细胞数量较治疗前明显增加，IL-2活性明显下降，促进母体对胚胎的免疫保护及抑制母体对胚胎的免疫损伤，有利于妊娠成功。

李大金等研究结果显示，围着床期单次应用环孢素A（CsA）显著降低自然流产模型孕鼠胚胎吸收率的同时，伴有CD4$^+$CD25$^+$调节性T细胞亚群的显著扩增，大部分扩增的脾脏CD4$^+$CD25^{++}的细胞表达细胞内Foxp3。

NKT细胞具有NK细胞的表面标志物——NK1.1，故其被命名为NKT细胞，为CD3$^+$CD4$^-$CD8$^-$细胞，这是明显区别于传统T淋巴细胞、B淋巴细胞和NK细胞的另一种淋巴细胞群。围着床期NKT细胞数目增加40倍。有关NKT细胞的研究报道很少，NKT细胞在器官特异性免疫微环境中参与某种作用，能调节母体免疫反应，在诱发流产过程中起重要作用。

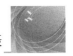

3. 巨噬细胞与同种免疫型RSA　巨噬细胞有非常重要的生物学作用，不仅参与非特异性免疫防御，而且是特异性免疫应答中一类关键细胞，其广泛参与免疫应答、免疫效应与免疫调节。巨噬细胞如不能及时清除凋亡的滋养细胞，则凋亡的滋养细胞蓄积，可促使胎儿抗原"泄露"，引发针对胎儿抗原的免疫攻击，并影响细胞因子的合成、释放，促进Th1型反应，抑制Th2型反应，并可进一步促使细胞凋亡。分泌期及妊娠早期受高水平激素的影响，子宫内膜巨噬细胞数量从增生期的10% ~ 15%增加至20% ~ 25%，同时分泌多种细胞因子，这些因子参与子宫局部细胞因子的网络形成，调节细胞的代谢、生长、分化，尤其是滋养细胞的功能，抑制免疫反应，松弛子宫平滑肌，从而影响胚胎的着床及其后的生长发育。巨噬细胞在母胎界面的免疫耐受形成中起枢轴作用。

（三）Th1/Th2型细胞因子平衡与同种免疫型复发性流产

与自然流产关系较大的CD4$^+$Th细胞根据所分泌的细胞因子和功能不同，又分为Th0型、Th1型、Th2型等3种亚型。Th0型细胞为Th1型、Th2型的前体细胞，当Th0型细胞接受抗原刺激后，短期内即可产生多种细胞因子，随后Th0型向Th1型或Th2型分化。

Th1型细胞因子包括IL-2、IL-12、IFN-γ、TNF-α、TNF-β等细胞因子（Th1型因子），与抑制迟发型变态反应T细胞（TDTH）和Tc细胞的增殖、分化、成熟有关，可促进细胞介导的免疫应答，即细胞免疫，表现为免疫杀伤，如激活巨噬细胞，参与急性超排反应、迟发超敏反应和器官特异性自身免疫反应。

Th2型细胞因子包括IL-4、IL-5、IL-6、IL-10、转化生长因子β（TGF-β）等细胞因子（Th2型细胞因子），与B细胞增殖、成熟以及抗体生成有关，介导同种排斥反应的免疫耐受，即体液免疫，抑制Th1型细胞因子反应，表现为免疫防护或免疫营养。人类成功的妊娠与局部或外周的Th2型细胞因子有关。如Th2型细胞因子IL-4可单独维持Th2型细胞的增殖，在一定浓度范围内对绒毛组织分泌HCG有明显的促进作用，还可抑制淋巴因子对杀伤细胞的激活。

正常情况下Th1/Th2型免疫反应维持在平衡状态，使胚泡乃至胎儿不被母体所排斥。在胚胎植入时及以后的妊娠过程中，母胎界面的细胞因子以Th2型为主，有利于母胎免疫耐受的产生和妊娠的维持。Th2型细胞因子是维持同种异体免疫耐受的核心。Th2型细胞因子通过负反馈效应抑制Th1型细胞因子的产生，抑制TDTH及细胞毒性T淋巴细胞（CTL）细胞活性，从而抑制母胎排斥反应。

在妊娠晚期，母胎界面的细胞因子以Th1型为主，与分娩的启动关系密切。因此，不同妊娠阶段界面上的细胞因子种类和功能是动态变化的。Th1/Th2型细胞亚群相互制约，维持着机体细胞免疫与体液免疫间的动态平衡。

适量的Th1型细胞因子的表达有助于胚胎早期发育，某些Th1型细胞因子也参与胚泡植入和胎盘形成，还可有限地介导细胞免疫应答，预防宫内感染，尤其是预防胞内微生物的感染，又不至于危害胎儿及胎盘。但过高浓度的Th1型细胞因子对胚胎着床、滋养细胞生长、胚胎发育和胎儿生长是有害的，可抑制胚胎发育而导致流产。例如Th1型细胞因子可直接作用于滋养细胞，增加前血栓素酶的含量并促使其转化为血栓素酶；一方面致凝血阻断母胎血供，另一方面激发子宫内膜细胞产生IL-8，趋化并激活中性粒细胞进入母胎界面，局部攻击胚胎及胎盘，引发流产。

自然流产与Th1型细胞因子增多或Th2型细胞因子减少有关。当Th1/Th2型免疫反应平衡偏向Th1型时，则可能影响胚胎及胎儿的生长发育，严重时可导致免疫型流产。研究显示流产患者Th1/Th2型比例显著高于正常早孕者，自然流产妇女未孕时外周血Th1/Th2型细胞因子的改变不明显。

Th2型细胞因子可促进胚胎的生长发育。妊娠期母体产生大量的雌激素、孕激素，能有效地抑制Th1型细胞反应，促进Th2型细胞反应。如黄体酮可促进Th2型样细胞的优先增殖和Th2型细胞因子高水平表达。

淋巴细胞主动免疫治疗可促使Th1型类细胞因子IL-2、IFN-γ出现下降，而Th2型类细胞因子IL-10则明显升高，Th1/Th2型平衡从Th1型向Th2型转化，从而诱导母胎免疫耐受，使妊娠获得成功。

（四）Th17型、Treg细胞因子平衡与同种免疫型复发性流产

研究发现，有Th2型免疫反应通过免疫细胞分泌的细胞因子占主导的RSA病例，Th1/Th2型体系已不足以解释妊娠期母胎免疫耐受的机制。目前，Th1/Th2型体系已扩展到Th1/Th2/Th17型以及调节性T细胞（Treg）体系。

正常妊娠时T调节性细胞升高，复发性流产T调节性细胞下降。Treg细胞数量减少可能通过阻碍胚胎成功着床而导致原因不明型不孕。

（五）滋养叶淋巴细胞交叉反应抗原与同种免疫型RSA

除HLA外，滋养叶淋巴细胞交叉反应抗原（TLX）也是刺激封闭抗体产生的重要抗原之一。妊娠时胚胎滋养层与母体直接接触，合体滋养层细胞表面无HLA，却存在着大量的滋养层细胞膜抗原（TA），TA的抗血清能与淋巴细胞发生交叉反应，故也称为TLX。妊娠过程中伴随合体滋养层细胞的脱落，TLX进入母体循环，引起免疫识别和免疫反应，母体首先产生具有细胞毒性的抗体（TLXAb1），继而产生抗独特型抗体（TLXAb2），前者诱导淋巴细胞毒反应，后者刺激母体产生封闭抗体BA（抗TLX封闭抗体）。BA可通过母体反应性淋巴细胞结合，或直接与相应的抗原结合而阻断免疫反应。如果BA封闭了TLX，使其不被母体免疫系统识别，妊娠得以维持。当夫妇间具有相同的TLX时，则不能激发母体产生BA，从而使滋养细胞TLX暴露，遭受母体免疫系统攻

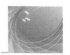

击而流产。

胚泡着床和胎儿发育需要母体对TLX进行免疫识别，而TLX免疫反应受自身抗独特型网络调节，这种网络调节是正常妊娠期母体的保护性反应。

RSA患者胚胎滋养叶细胞TLX呈低表达，还有部分患者虽然表达TLX抗原，但夫妇间TLX具有一致性，不能有效刺激母体产生抗TLX抗体。

四、封闭抗体

1. 封闭抗体定义　封闭抗体是HLA、滋养层及TLX等刺激母体免疫系统所产生的一类IgG抗体；它能抑制混合淋巴细胞反应，并与滋养细胞表面的HLA结合，覆盖来自父方的HLA，从而封闭母体淋巴细胞对滋养层细胞的细胞毒作用，保护胚胎或胎儿免受排斥。

2. 封闭抗体作用

（1）中和同种异体抗原，使胎儿不受排斥。

（2）抗体直接作用于具有免疫能力的细胞，如细胞毒性T细胞（Tc细胞）、自然杀伤细胞等。

（3）直接结合到靶细胞的抗原上，从而降低它们对受体细胞参与的免疫反应的敏感性。

封闭抗体产生不足，将引发母体对胎儿产生强烈的排斥现象，发生于孕早期可出现复发性流产，发生于孕晚期则可出现妊娠高血压综合征、胎儿宫内生长迟缓，甚至出现胎死宫内。

3. 封闭抗体类型　正常孕妇血清中的封闭抗体主要有以下几种类型：

（1）抗温B细胞抗体：为抗胎儿B细胞表面HLA-D/DR抗体。

（2）抗冷B细胞抗体：系非HLA冷B细胞抗体。

（3）抗特异性抗体：为母体辅助性T细胞表面HLA-D/DR受体的基因抗体。

（4）抗TLX抗体：是对绒毛及淋巴细胞共同抗原的抗体，可封闭混合淋巴细胞反应。

（5）抗Fc受体的抗体：为封闭丈夫B细胞上Fc受体的非细胞障碍性抗体。

（6）抗父系的补体依赖性抗体（APCA）。

4. 封闭抗体及其独特性抗体的检测方法

（1）补体依赖性淋巴细胞毒试验（CDC）。

（2）EA玫瑰花环抑制试验。

（3）单项混合淋巴细胞反应封闭试验（MLR）。

（4）封闭抗体独特型抗体活性分析。

（5）流式细胞仪（FCM）分析封闭抗体对CD抗原的作用。

五、同种免疫型复发性流产的诊断特点

免疫型自然流产虽然可以分为自身免疫与同种免疫型自然流产，但临床上自然流产的免疫型病因既可单独存在，也可与其他病因合并发生。而且同种免疫型RSA尚无明确的病因可以归类。因此免疫型复发性流产的诊断是排除性诊断。必须在确切排除其他可能导致自然流产的病因，才能做出免疫型流产或"不明原因自然流产"的诊断。

对有2次或2次以上的自然流产病史，除了详细询问病史和常规妇科检查外，必须排除染色体异常、生殖道解剖结构异常、内分泌失调、生殖道感染、自身免疫等疾病，并且排除患者身体因素、心理因素、环境因素和男方因素后，患者封闭抗体检查阴性，方可诊断为同种免疫型复发性流产。

六、同种免疫型复发性流产的治疗

根据RSA免疫学分类，封闭抗体缺乏的流产属于母胎同种免疫识别低下型，这种类型是复发性流产的主要病因类型。治疗主要选择淋巴细胞主动免疫治疗和免疫球蛋白被动免疫治疗。

（一）淋巴细胞主动免疫治疗

1. 主动免疫治疗的作用机制　主动免疫治疗是用丈夫或无关个体的淋巴细胞、单个核细胞、合体滋养细胞膜等作为免疫原，通过皮内注射淋巴细胞、静脉注射浓缩白细胞、静脉注射小剂量全血等免疫途径，注入复发性流产患者的体内，刺激机体产生免疫应答，诱导保护性抗体的产生，从而防止胚胎父系抗原被母体免疫系统识别和杀伤，使胚胎得到保护并生长发育；并且通过反复刺激患者的免疫系统，提高其免疫记忆有利于下次妊娠的成功。

研究结果显示，经3～5次主动免疫治疗后，患者封闭抗体及其独特性抗体水平明显升高。其升高的封闭抗体主要作用于母胎界面局部，而且在体循环中与那些对胎儿-胎盘单位有害的免疫活性细胞（如Tc及NK细胞等）及有关因子（如IL-2等）产生作用，进而构成胎儿-胎盘单位的重要免疫保护网络，使患者$CD4^+CD25^+$调节性T细胞及CD4/CD8比例较治疗前明显上升，IL-2活性明显下降。促进Th1型反应向Th2型反应转换；血清γ巨噬细胞集落刺激因子（M-CSF）的水平提高，诱发母体对胚胎的免疫耐受状态；降低外周血$CD56^+NK$细胞水平，下调外周血$CD56^+CD16^+$ NK细胞的百分比；抑制HCG抗体的活性或减少HCG抗体的产生。说明主动免疫治疗有可能是通过外来抗原激活母体调节性T细胞，进而诱导对胎儿这一外来抗原的耐受，促进母体对胚胎的免疫保护及抑制母体对胚胎的免疫损伤，最终有利于妊娠成功。

2．主动免疫疗法的适应证

（1）流产次数达2次或2次以上，封闭抗体阴性。

（2）遗传、内分泌、感染、生殖道解剖、血栓前状态五方面筛查检测正常。

（3）夫妇间HLA抗原相容性大，有2个或2个以上相同的HLA抗原。

（4）不明原因的复发性流产。

（5）夫妻双方同意接受主动免疫疗法。

3．淋巴细胞主动免疫（LIT）的实施方法

（1）免疫原：可采用丈夫或无关第三个体的淋巴细胞、浓缩白细胞、全血和滋养细胞膜成分等。供血者首选患者丈夫。由于使用丈夫的淋巴细胞简便、副作用少，且患者心理上容易接受，故临床上绝大多数使用丈夫的淋巴细胞作为免疫原。如果患者丈夫因患乙型肝炎、丙型肝炎等血液传染疾病不能供血，可选用无关第三个体供血治疗，优先选择与患者没有血缘关系的健康人。用丈夫的淋巴细胞治疗同采用无关第三个体淋巴细胞治疗的效果比较，差异无显著性。

（2）主动免疫治疗前检查：严格按照输血有关规定检查。患者与供血者双方检查血常规、ABO及Rh血型、丙型肝炎IgM和IgG、乙型肝炎二对半、艾滋病抗体（HIV）、梅毒血清实验（RPR/TRUST/TPPA）、肝功能，检查结果无异常方可做免疫治疗。首次检查结果3个月内有效，3个月后仍需免疫治疗，供血者需要复查丙型肝炎、乙型肝炎表面抗原、梅毒和艾滋病等。以后如需加强免疫，配偶供血每6个月复查1次，第三方供血必须3个月复查1次。

（3）新鲜淋巴细胞主动免疫治疗方法：主要在妊娠前、妊娠后免疫，一般主张从妊娠前开始免疫。抽取供血者20～30 mL全血，分离提取淋巴细胞，调至淋巴细胞浓度为20×10^6～120×10^6，将分离出的淋巴细胞在患者的上臂外侧皮内注射，注射3～6个点，每点注射0.1～0.2 mL。注射时间不受月经期影响。每个疗程4次免疫，间隔2～3周。第1个疗程完成后2周复查封闭抗体。如果阴性，重复免疫治疗1个疗程，直至封闭抗体转阳。封闭抗体转阳性后力争3个月内怀孕。

林其德等改进主动免疫治疗方法，每次注射淋巴细胞总数为20×10^6～40×10^6，每个疗程免疫次数由4次改为2次，疗程间隔3周。第1个疗程结束后鼓励患者在3个月内妊娠，如获妊娠则再进行1个疗程。如3个月后仍未妊娠，则在排除不孕症的情况下重新进行1个疗程。虽然免疫次数减少，但取得疗效相同。

李大金等抽取供血者50 mL新鲜血，分离淋巴细胞浓度20×10^6～30×10^6，对女方多点皮内注射，间隔4周1次，3次为1个免疫疗程。末次免疫后2周复查封

闭抗体。如仍未升高者，加强免疫1次，直至产生较高封闭抗体水平。

张建平采用孕前进行4次主动免疫治疗，每次免疫治疗间隔4周。治疗结束后半个月复查封闭抗体，如由阴性转为阳性或弱阳性，指导其受孕，于孕后再进行3次主动免疫治疗，每次免疫治疗间隔4周。如复查封闭抗体为阴性，则暂不宜受孕，加多4次主动免疫治疗；治疗结束后半个月第2次复查封闭抗体，如由阴性转为阳性或弱阳性，指导其受孕。若第2次复查封闭抗体仍为阴性，则在指导受孕同时使用免疫球蛋白。

（4）冷冻活化淋巴细胞主动免疫治疗方法

张建平开展的冷冻活化淋巴细胞主动免疫治疗研究，是抽取丈夫或者第三方供血者的血液，分离淋巴细胞，并用细胞因子进行体外刺激，使其活化并增殖，得到纯度更高、活性更强的淋巴细胞，注入患者体内后更容易刺激封闭抗体的产生。注射后将剩余的淋巴细胞冻存备用，可以维持1年左右，注射10次以上。

适应证：同淋巴细胞主动免疫治疗。特别适合因为时间、交通、抽血恐惧等原因，不方便每次治疗时前来抽血的供血者；或丈夫患有乙型肝炎等传染病不宜供血时，活化淋巴细胞可以解决找不到第三者供血的难题。

冷冻活化淋巴细胞主动免疫治疗优点如下：

（1）不需要供血者每次治疗时前来抽血。

（2）丈夫患有乙型肝炎、丙型肝炎、艾滋病、梅毒、肿瘤等疾病，不适宜供血，用自愿供血者的活化淋巴细胞可以解决供血多次抽血的难题。

（3）疗效更佳。活化的淋巴细胞纯度更高，活性更强，更易激起患者体内封闭抗体的产生。

（4）1次少量抽血，够用全疗程。抽取丈夫或第三者血液40 mL分离淋巴细胞，经体外活化增殖，用增殖的淋巴细胞行免疫注射，将剩余的淋巴细胞冻存备用，可以保存1年左右，注射10次以上。

4．主动免疫治疗的注意事项　封闭抗体转阳性后未妊娠，可每2～3个月主动免疫治疗1次，巩固疗效。怀孕后尽早再进行1个疗程主动免疫治疗，每2周1次，共4次，妊娠16周后一般不需要加强免疫。

对复发性流产封闭抗体阴性未治疗或治疗后封闭抗体未转阳而再次妊娠者，建议孕后做淋巴细胞主动免疫治疗4～6次。有条件者可选择淋巴细胞主动免疫治疗联合免疫球蛋白被动免疫治疗，可明显提高保胎成功率。

封闭抗体阴性孕前淋巴细胞主动免疫治疗转阳者，孕后继续主动免疫治疗保胎成功率较高；封闭抗体阴性孕前未做淋巴细胞主动免疫治疗，孕后才做主动免疫治疗者，保胎成功率降低。

5．主动免疫治疗的临床效果　淋巴细胞主动免疫治疗在全球应用30余

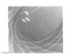

年，获得较好的疗效。注射1个疗程封闭抗体转阳率为85%～95%，保胎成功率为73%～90%，临床效果显著。但淋巴细胞主动免疫治疗缺乏随机分组、大样本、多中心的临床研究数据。国外有学者研究认为，父系白细胞免疫法用于原因不明性复发性流产无明显临床疗效。

淋巴细胞主动免疫治疗后4～8周体内出现封闭抗体。临床发现，部分患者淋巴细胞主动免疫治疗封闭抗体转阳并生育后，封闭抗体可持续存在数月至数年。

由于同种免疫型RSA的诊断是建立在排除其他病因基础上的，因此，对于治疗后封闭抗体转阳而再次流产的患者，应重新进行详细的病因筛查，尤其要排除胚胎染色体核型异常。妊娠后采用免疫治疗和内分泌治疗等综合保胎措施。

6. 主动免疫治疗的安全性　主动免疫治疗对于母体副作用较少，偶有荨麻疹和局部反应发生，包括注射部位疼痛、水泡、发热、红肿及局部感染等，多可自行消退。笔者曾遇到一位患者患血小板减少性紫癜已愈，注射丈夫淋巴细胞后血小板减少性紫癜复发，全身散在皮肤瘀点，更换供血者后，再未发生血小板减少性紫癜。

因淋巴细胞属于血液成分，接受注射存在感染血液传播疾病的可能，如肝炎、梅毒、艾滋病等。故对于供血者和受血者在治疗前按照输血检查规定进行严格的相关检查，防止血液传染病的发生。治疗前向患者详细告知治疗程序、治疗效果、副作用及接受血液制品可能带来的不良后果，并签署知情同意书。

关于其对母体免疫功能的影响，到目前为止尚未见有易感染和恶性肿瘤的报道；未见主动免疫对母体及子代产生明显副作用。主动免疫的后代在出生体重、体格生长发育和智力，包括个人-社会、语言、精细动作-适应性、大运动4个能区方面与同龄儿童比较差异无显著性意义。综合国内外文献，多数学者报道认为主动免疫疗法是较为安全的。

（二）免疫球蛋白被动免疫治疗

被动免疫治疗即使用含有多效价的免疫球蛋白IVIG，利用其中的抗胎盘滋养层抗原的独特性抗体及抗独特性抗体，弥补RSA患者保护性抗体的不足，同时与NK细胞受体结合，封闭其杀伤功能，维持母胎免疫耐受。

1. 免疫球蛋白治疗机制　治疗机制是多样和复杂的。免疫球蛋白含有多种特异型抗体，能够中和病理性抗体（甚至是HLA-抗体），减少血液循环中自身抗体的滴度，从而保护胚胎。能够灭活参与免疫反应的活性T细胞和多克隆性B淋巴细胞，选择适合妊娠的免疫反应。可降低Th1型细胞因子的产生，减少外周血NK细胞数量，降低NK细胞毒性和抑制自身抗体产生，诱导外周血免疫细胞的Th2型细胞因子的释放，维持Th1/Th2型细胞因子的平衡，多种途径促进胚胎着床和早期妊娠维持，改善妊娠结局。

2. 免疫球蛋白治疗适应证　流产次数≥2次，封闭抗体缺乏，淋巴细胞紊乱，尤其是NK细胞数量及毒性异常，RSA封闭抗体阴性未治疗或治疗后封闭抗体未转阳而再次妊娠者，母胎免疫识别紊乱型RSA，胚胎反复着床失败者。

3. 免疫球蛋白治疗方案

（1）孕前治疗：

1）LIT+IVIG治疗。受孕周期前3个月IVIG治疗，每个月经周期第6～8天静脉滴注IVIG 25 g。确定妊娠后，立即静脉滴注IVIG 0.5 g/kg，连用2天，每4周重复1次，至孕33周。

2）促排卵周期月经第6～8天静脉滴注5%免疫球蛋白10～25 g，妊娠后改为每2～3周同剂量免疫1次，至妊娠26～30周。

（2）孕后治疗：

1）首剂量静脉滴注5%免疫球蛋白25～30 g（0.5 g/kg），以后每2～3周静脉滴注20 g，至妊娠22～24周。

2）免疫球蛋白0.5 g/kg，连用2天，每4周重复1次，至孕33周。

3）免疫球蛋白20 g/d，连续5天，以后每2～3周1次，至孕26～30周。

4）免疫球蛋白10 g，每周1次，孕10周后每2周1次，孕20周后每3周1次，至孕26～30周。

5）IVF移植前1～2天静脉滴注免疫球蛋白10 g，1周后再静脉滴注10 g。确定妊娠后每周静脉滴注10 g，妊娠10周后每2～3周1次，至孕26～30周。

4. 被动免疫治疗的疗效　据文献报道，对复发性流产封闭抗体检测阴性已妊娠者，立即给予免疫球蛋白10～30 g静脉滴注，每2～3周1次，至妊娠26～30周。孕后注射4次约76.2%的孕妇封闭抗体转阳。保胎总成功率约84%。

实验结果证明，对合并HLA相容性过高（夫妇间≥3个HLA位点相同）的胚胎反复着床失败患者，在卵泡募集阶段和超声探及胎心搏动时分别给予IVIG 30 g静脉滴注，结果发现再次ET妊娠率明显提高。

但国外有学者研究认为，静脉注射免疫球蛋白用于原因不明性复发性流产无明显临床疗效。

免疫球蛋白被动免疫治疗与淋巴细胞主动免疫治疗相比不具备优势，联合应用可取得较好疗效，增加活产率。

IVIG治疗开始的时间一般在妊娠试验阳性后即开始应用，愈早效果愈好。

5. 被动免疫治疗副作用及注意事项　IVIG应用安全性较高，很少发生严重不良反应。主要的不良反应有头痛、肌痛、发热、发冷、头晕、胸闷、恶心、呕吐等。尚未发现对胎儿有致畸作用。

IVIG中含有少量IgA，IgA缺乏症患者输入IVIG后可产生过敏反应，少数可发生溶血，因此IVIG禁用于IgA缺乏症患者。但IgA缺乏症患者并不常见，故目前临床暂无常规筛查IgA。

由于静脉滴注免疫球蛋白费用较昂贵，并有潜在血源性感染的危险，应用此种治疗方法还存在争议。目前尚缺乏明确的免疫指标来识别和筛选适合应用免疫球蛋白的复发性流产患者，也无统一的治疗方案，IVIG还没有在临床上得到广泛应用，因而其疗效有待进一步观察。

七、复合性免疫型流产的治疗

同时伴有ACA阳性和封闭抗体阴性的复发性流产不多见，但其病因复杂，是临床十分棘手的一种病因类型，亦称为母胎免疫识别紊乱型复发性流产。一方面呈现母胎免疫识别低下，另一方面呈现母体自身免疫及同种免疫功能异常增高。上述两方面的变化实际上体现了母体对胚胎免疫保护作用的削弱及母体对胚胎免疫损伤作用的增强，可能是临床上最难处理的一种类型。

由于免疫抑制剂能抑制封闭抗体产生，因而削弱对胚胎的免疫保护作用，故对此类患者孕前应先使用肾上腺皮质激素治疗，待磷脂抗体阴转后，再进行淋巴细胞主动免疫治疗。母胎免疫识别紊乱型复发性流产孕前未治疗已妊娠者，孕后治疗宜联合用药。泼尼松+阿司匹林+低分子肝素+淋巴细胞主动免疫治疗+免疫球蛋白。李大金等研究发现，淋巴细胞免疫治疗能使部分阳性磷脂抗体阴转，并获得继续妊娠的预后，因此淋巴细胞免疫治疗仍然适合这类RSA患者。

八、其他治疗方法

（一）自体外周血单核细胞（peripheral blood mononuclear cells，PBMC）治疗

受到某些母体免疫细胞有利于胚胎植入的启发，将淋巴细胞免疫治疗试用于着床障碍的患者。对≥4次移植失败患者，在取卵日抽取自体外周血单核细胞，以HCG培养48 h后与新鲜获得的PBMC共同注入患者宫腔内，取卵后5天进行囊胚移植，结果治疗组的临床妊娠率、着床率和活产率（41.2%、23.4%和35.3%）显著高于未治疗组（11.1%、4.1%和5.5%）。推测宫腔内注射PBMC可能成为改善反复植入失败患者胚胎植入的一种有效途径，但其确切机制仍然不清楚，值得深入探索。

（二）脂肪乳剂

免疫球蛋白是血源性制品，价格昂贵，并存在血源性传染疾病的可能，临

床使用范围不大。因此，研究人员寻找可以替代免疫球蛋白进行治疗的新药物。

脂肪乳（intralipid）能够活化免疫系统。动物和人类试验都证实静脉注射脂肪乳能够增加种植成功率并能维持妊娠。Roussev RG等发现静脉注射20%脂肪乳剂能够在体外成功抑制反复生育失败的妇女的外周血异常NK细胞的细胞毒性作用。脂肪乳剂价格便宜，因为不是血制品，使用相对安全。如果脂肪乳剂的治疗效果可以得到最后的肯定，将会在临床获得更广泛应用。

1. 适应证

（1）免疫型复发性流产：NK细胞、B细胞检验值＞12%，母胎免疫识别紊乱型复发性流产，胚胎反复着床失败者。

（2）其他疾病：适用于需要高热量的患者（如肿瘤及其他恶性病），肾损害、禁用蛋白质的患者和由于某种原因不能经胃肠道摄取营养的患者，以补充适当热量和必需脂肪酸。

美国FDA妊娠分级脂肪乳为C级。国内外已有报道证明妊娠妇女使用10%和20%的脂肪乳是安全和成功的。

2. 禁忌证　严重肝损害、脂肪代谢紊乱、脂质肾病、严重高脂血症、严重凝血障碍、脂肪栓塞、急性血栓栓塞及休克等禁用。

3. 治疗方案　参照免疫球蛋白治疗方法。

（1）孕前治疗：LIT+脂肪乳治疗。受孕周期前3个月LIT+脂肪乳治疗，每个月经周期第6~8天静脉滴注20%脂肪乳250 mL。

（2）孕后治疗：尿或血HCG确定为宫内妊娠后尽早注射脂肪乳。早孕时每周静脉滴注20%脂肪乳250 mL，孕10~16周每2周静脉滴注20%脂肪乳250 mL。孕16~28周如果病情需要每3周静脉滴注20%脂肪乳250 mL。

4. 副作用　可引起体温升高，偶见发冷畏寒以及恶心、呕吐、静脉炎、头痛、血管痛及出血倾向

（1）静脉滴注速度最初10 min为每分钟20滴，如无不良反应出现，以后可逐渐增加滴数，30 min后维持在每分钟40~60滴。

（2）为了保持脂肪乳注射液稳定状态，除可与等渗葡萄糖注射液、氨基酸注射液配伍外，本品不得同其他药物、营养素或电解质溶液混合。不可将电解质溶液直接加入脂肪乳剂，以防乳剂破坏而使凝聚脂肪进入血液。

（3）注射4~6次脂肪乳复查NK细胞和B细胞。如检验值降至12%以下，再注射1次后停药，1个月后复查NK细胞和B细胞。如未降至正常值，继续按原方案治疗。

（4）长期使用，应定期检测肝功能、血胆固醇、血脂及游离脂肪酸，每周

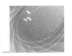

应做血常规、血沉、凝血功能等检查。

（三）恩利（Enbrel）

恩利为肿瘤坏死因子TNF受体，是一种新型的重组蛋白药物，最初的适应证是类风湿关节炎。它主要的作用机制是抑制由活化NK细胞分泌的内膜毒性因子TNF-α。最近有研究显示Enbrel在阻断TNF-α释放的同时还可以灭活活性NK细胞。如果今后的研究能够获得证实，那么Enbrel将可能替代IVIG对升高的毒性NK细胞水平进行治疗。已经有部分试验证实Enbrel确实在治疗复发性自然流产中发挥作用。

（四）环孢素A

自从20世纪70年代初环孢素A问世并应用于临床以来，其作为选择性免疫抑制剂使得器官移植取得划时代进展，并在某些自身免疫性疾病方面取得一定的疗效。李大金等研究表明：低浓度环孢素A对母胎界面可能具有双向调节作用，即对滋养细胞生物学功能具有升调节作用，可抑制母体内过度的免疫细胞激活，诱导耐受形成，从而有利于妊娠维持，提示环孢素A可能成为一种新型保胎剂。

（陈建明）

第四节 复发性流产主动免疫治疗质量控制

近年来，随着基础免疫学及免疫遗传学的发展，越来越多的研究发现一些不明原因的复发性流产（RSA）病因与母胎免疫调节紊乱有关。从免疫角度讲，正常妊娠犹如半同种异体移植，胎儿与母体间存在着复杂而又特殊的免疫平衡关系，妊娠是否成功与母体免疫抑制的作用机制有着重要的联系，有赖于妊娠妇女对妊娠半同种抗原所表现的一种免疫耐受。

研究认为，反复流产患者夫妻间白细胞抗原（HLA）相容性增强，由此导致妊娠妇女对胚胎父系同种抗原呈低识别或低反应，以致无法产生足够的保护性抗体或封闭抗体，使胎儿遭受免疫打击而流产。而RSA夫妇间HLA含有过多的共同抗原，阻止对方妊娠物作为异体抗原的识别，不能刺激母体产生维持妊娠所需的抗体。由于缺乏抗体调节作用，母体免疫系统对胎儿产生免疫攻击，致流产发生。

采取皮内注射丈夫的淋巴细胞治疗RSA患者，免疫治疗诱导出的暂时的免疫调节弥补了蜕膜局部免疫抑制的不足，使得封闭抗体产生增加，它通过与胎儿滋养层抗原的结合或母体淋巴细胞的结合，增加母体的免疫耐受，防止了胚胎被母体免疫系统的杀伤而发生流产，使胎儿易于存活，妊娠成功率提高。这一点同样支持RSA的发病机制与免疫反应低下有关，有力地佐证了主动免疫治疗的合理性。

文献报道，反复流产患者中封闭抗体阴性者占20%～35%，1981年由Taylor和Beer首次将主动免疫治疗应用于早期复发性流产（URSA）患者。用丈夫的外周血淋巴细胞进行主动免疫治疗会使封闭抗体水平提高，因而促进妊娠向成功方向发展，这一疗法的建立为URSA的治疗开辟了新的手段。1987年由林其德、张世训等先后采用皮内注射丈夫淋巴细胞的主动免疫方法治疗URSA，取得良好的治疗效果，并在全国逐步推广。目前，主动免疫疗法被认为是治疗RSA的一种有效手段，多家医疗机构相继开展了复发性流产的主动免疫治疗。

虽然主动免疫治疗URSA已应用于实践20多年，但免疫治疗目前仍没有统一的标准，不同的研究者对于治疗对象的界定标准不一；同时由于免疫治疗方案、免疫时机、免疫途径、细胞用量等方面的差异造成了免疫治疗疗效的差异。

免疫治疗技术用于治疗复发性流产操作较为复杂，要求精细。免疫治疗前适应证的把握，免疫治疗过程中淋巴细胞提取的任何一个环节缺乏完善的监督、记录及规范操作，免疫治疗后没有完善的评估及随访制度，都容易导致各种差错的发生。为了保证免疫治疗的有效性，避免过度治疗，同时为了防止流产的再次发生，应该强调规范化主动免疫治疗复发性流产。通过加强免疫治疗各个环节的质量控制，有利于建立专业质控标准，达到操作常规化、评估标准化。因此，免疫治疗质量控制是免疫治疗一个极其重要的环节。

一、免疫治疗前的质量控制

（一）从事免疫治疗人员的质量控制

门诊医生均需经过专业的培训，包括免疫治疗的基本知识、咨询的沟通技巧、免疫治疗的伦理原则以及法律法规、免疫治疗工作规范等。

（二）免疫治疗前诊断、知情同意

尊重患者的知情同意权，详细解答患者的疑问。医务人员事先需告知患者：免疫治疗目的、性质和意义，免疫治疗的局限性及优势，主动免疫治疗和被动免疫治疗两者之间的关系以及不同之处。在充分知情同意的基础上签署知情同意书/拒绝申明。

（三）免疫治疗适应证

复发性流产的病因复杂，为多因素导致流产，极少是单因素所致，如染色体异常、解剖结构异常、内分泌失调、生殖道感染、自身免疫疾病等病因，还有一些不明原因的流产与同种免疫有关。因此，在主动免疫治疗前要严格掌握

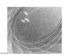

适应证，入选的对象应全面筛查病因，排除其他流产原因后方可施行，不可滥用。目前认为，接受免疫治疗的患者需要符合以下几点：

（1）连续发生2次及2次以上的早期自然流产。

（2）夫妇双方染色体核型正常。

（3）盆腔B超、宫腔镜排除生殖道器质性病变。

（4）宫颈分泌物检查排除生殖道感染。

（5）生殖内分泌激素测定无异常，无内分泌疾病史。

（6）抗磷脂抗体、抗核抗体等自身免疫抗体阴性。

（7）男方精液常规检查正常或治疗后恢复正常。

（四）患者基本资料的正确采集

1．一般资料　患者的姓名、年龄、职业、生活习惯、生活环境等。准确的联系方式、住址、电话，可以同时写固定电话和移动电话，便于有资料问题随时沟通和病例召回。以上病案资料必须如实详细填写，并妥善长期保存。

2．月经史与婚育史　详细了解初婚、再婚，以往人工流产、药物流产次数，对自然流产详细询问流产次数、孕周，超声检查胚胎大小、有无胚芽或胎心，血β-HCG及血P水平、保胎用药、有无胚胎染色体检查等情况。

3．既往病史　糖尿病病史、甲状腺功能异常史。有无不良生活习惯，如抽烟、酗酒情况。

（五）复发性流产检查项目及诊断特点

免疫性自然流产虽然可以分类为自身免疫与同种免疫型自然流产，但临床上自然流产的免疫性病因既可单独存在，也可与其他病因合并发生。因此免疫型复发性流产的诊断是排除性诊断。对有2次或2次以上的自然流产病史，必须排除染色体异常、生殖道解剖结构异常、内分泌失调、生殖道感染、自身免疫等疾病，并且排除了患者身体因素、心理因素、环境因素和男方因素后，患者封闭抗体检查阴性，可诊断为同种免疫型复发性流产。

1．遗传因素检查　包括夫妇外周血及流产胚胎绒毛染色体核型分析。

2．生殖道解剖结构检查　根据病情可选择B超、宫腔镜、子宫输卵管造影、腹腔镜检查。

3．内分泌检查　月经周期第2～3天检查性激素5项（FSH、LH、E2、PRL和T），黄体期血P检测，甲状腺功能检查。

4．感染因素检查　包括衣原体、支原体、淋菌、李氏杆菌、疱疹病毒、风疹病毒、弓形虫、巨细胞病毒和B19微小病毒的检查。

5．血栓前状态相关因素检查　包括TT、APTT、PT及FIB、D-二聚体（D-Ⅱ）等。

6. 免疫因素检查

（1）自身抗体检查：主要包括抗心磷脂抗体（ACA）、抗核抗体（ANA）、抗脱氧核蛋白抗体（RNP）、抗双链脱氧核糖核酸抗体（dsDNA）、抗β2-糖蛋白-1抗体（抗β2-GP-1Ab）、抗甲状腺抗体（ATA）、ABO血型抗体和Rh血型抗体。其中ACA至少检查3次，每次间隔6周，结果2次或2次以上阳性者才能确诊。

（2）生殖细胞相关抗体：抗精子抗体、抗卵巢抗体、抗子宫内膜抗体、抗HCG抗体、抗卵细胞透明带抗体、抗滋养层细胞膜抗体。

（3）封闭抗体（APLA）检查：封闭抗体阴性表示女方血清中缺乏此封闭抗体，容易发生流产。

（4）淋巴细胞检查：$CD16^+$、$CD56^+$（NK细胞表面标志），$CD19^+$（B淋巴细胞标志），$CD3^+$、$CD4^+$、$CD8^+$（T淋巴细胞亚群）。

（六）患者及供血双方血液传染病检查

患者与供血双方检查血常规、ABO及Rh血型，丙型肝炎IgM和IgG、乙型肝炎二对半、艾滋病抗体（HIV）、梅毒血清实验（RPR/TRUST/TPPA）及肝功能，检查结果无异常方可做免疫治疗。首次检查结果3个月内有效，3个月后仍需治疗，供血者需要复查丙型肝炎、乙型肝炎表面抗原、梅毒和艾滋病。以后如需加强免疫，配偶供血每6个月复查1次，第三方供血必须3个月复查1次。

二、实验室质量控制

（一）标本采集与保存

抽取供血者抗凝静脉血20~30 mL，标本在运输过程中要避免高温（<37 ℃）。

（二）无菌操作以及淋巴细胞提取技术

用淋巴分离液采用Ficon密度梯度离心法无菌分离PBMCs，分离离心后获淋巴细胞层，生理盐水稀释制成淋巴细胞悬液。

（三）免疫治疗（lymphocyte immunotherapy，LIT）方法

提取淋巴细胞在患者前臂内侧或上臂外侧处作皮内多点接种，每点注射0.1~0.2 mL。每个疗程注射2~4次，每次间隔2~3周。注射时间不受月经期影响。第1个疗程完成后2周复查封闭抗体。如果阴性，重复免疫治疗1个疗程，直至封闭抗体转阳。

（四）免疫治疗后随访

发放记录图表，培训患者自行测量注射反应的大小，如注射部位有无红肿、瘙痒、化脓，皮肤有无过敏性皮疹或瘀斑，有无发热及其他不适。下一次治疗前交给主管医生进行初步评估。

（五）规范的实验室操作程序

具有书面的实验记录（过程和结果），规范的实验室、实验设备、实验试剂，对每次实验检测结果进行审查、评估。

（六）室内质控和室间质量评价

建立严格全面的实验室标准操作程序文件（SOP），并认真落实。加强实验室人员的再培训和资格认定，长期严格开展室内质控活动，参加室间质评活动，定期评估免疫治疗的效果。

三、免疫治疗后的质量控制

（一）免疫治疗后疗效的评估

免疫治疗1个疗程后，于最后一次注射淋巴细胞后2周返院复查封闭抗体是否转为阳性，如果转为阳性鼓励怀孕或促排卵治疗。封闭抗体转阳后如未妊娠，每隔2~3个月免疫加强1次。如果6个月仍未受孕，门诊就诊检查并指导受孕，同时按期追加免疫治疗。

（二）妊娠后加强免疫治疗的质量控制

怀孕后再免疫加强2~3次，每2周1次，随访再次妊娠结局。对孕期治疗2次后仍有先兆流产症状的患者，再增强治疗2~4次。妊娠16周后一般不需要加强免疫。

四、妊娠结局随访的质量控制

（一）免疫治疗质量评估

随访是免疫治疗质量评估的重要内容，正确评估免疫治疗质量的高低，发现问题，解决问题，提高免疫治疗的水平。

（二）妊娠结局随访的质量控制

妊娠后根据流产病史及目前状况，每1~3周检测孕酮（P）、β-HCG、雌二醇（E2），凝血4项、D-二聚体等，并行超声检查核实孕囊着床部位、大小及孕周，酌情检测抗心磷脂抗体、NK细胞及B细胞活性。妊娠>14周认为免疫治疗成功。记录患者联系方式，随访妊娠分娩结局以及新生儿情况。

随着对疾病的深入了解，主动免疫治疗复发性流产质量控制标准需要不断完善，同时也需要建立完善的质量保证体系，使患者得到更加有效的治疗。

（苗竹林）

参 考 文 献

［1］林其德. 原因不明复发性流产的基础与临床研究进展［J］. 中华妇产科杂志，2003，38（8）：481-483.

［2］张建平. 复发性流产的诊断与治疗［J］. 现代妇产科进展，2006，15（7）：481-492.

［3］杨仁美，柳露，许金菊，等. 淋巴细胞免疫治疗原发性习惯性流产. 实用妇产科杂志，2000，16（1）：44-45.

［4］Wilczynski JR. Immunological analogy between allograft rejection，recurrent abortion and preeclampsia the same basic mechanism．Hum Immunol，2006，67（7）：492-511.

［5］Abbas A，Tripathi P，Naik S，et al. Analysis of human leukocyte antigen（HLA）-G polymorphism in normal women and in women with recurrent spontaneous abortions．Eur J Immunogene，2004，31（6）：275-278.

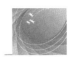

第十三章　免疫性不孕

免疫性不孕是相对概念，是指免疫功能紊乱使生育力降低，暂时导致不孕。不孕状态能否持续取决于免疫力与生育力间的相互作用，若免疫力强于生育力，则不孕发生，如后者强于前者则妊娠发生。不孕常有多种因素同时存在，免疫因素也可作为不孕的唯一原因或与其他病因并存。

正常机体具有自身免疫调节功能，产生极弱的自身抗体，帮助清除体内衰老变性的自身成分，一旦由于某种原因导致免疫系统对自身组织产生过度免疫应答，则会发生过强的免疫反应，致使所侵及的组织免疫活性细胞增多，免疫复合物沉积，而导致功能改变。因此，免疫因素导致的不孕症包括同种免疫性和自身免疫性不孕及流产。

人体的免疫系统主要有三大功能，即抵御外来的致病微生物侵袭，清除自身衰老死亡的细胞以及识别并清除突变的细胞，因而是维持机体内环境稳定的必不可少的生理性防御机制。当免疫系统防御功能发生异常，则会导致一系列免疫病理过程，如感染、免疫缺陷、自身免疫性疾病以及肿瘤等的发生，也可能导致生殖过程的障碍。一般自身组织不成为抗原，但在有些情况下也会产生抗体，如感染、经血倒流、烧灼或药物作用等，能使组织细胞中的蛋白质发生质的变性而成为自身抗原，这种物质一旦进入血液循环，刺激机体则可产生免疫反应。

第一节　抗精子抗体与不孕

抗精子抗体（ASAb）是一个复杂的病理产物，男女均可罹患。人类精子具有抗原性，可作为自身或同种抗原刺激机体而产生免疫应答，由于正常的精浆中存在有免疫抑制因子，并且女性生殖道内的酶系统能降解进入的精子抗原，可保护精子顺利进行受精而不至于刺激机体产生抗精子抗体。正常机体的血清中不应检出抗精子抗体。若某个环节异常，如精浆中免疫抑制因子缺乏，或女性生殖道内的酶系统缺陷，或生殖道损伤、月经期、子宫内膜炎时接触精子，该精子就可以作为抗原进入血液循环引起免疫反应，产生抗精子抗体，这种抗体可循环至宫颈黏液中，导致精子凝集或制动，造成不孕。

一、男性抗精子抗体产生原因及导致不孕的机制

5%～9%不育男性体内存在ASAb。正常情况下，男性不产生ASAb，当血睾屏障受到破坏如手术、外伤等，精子漏出或巨噬细胞进入生殖道吞噬、消化精子细胞，其携带的精子抗原激活免疫系统就会产生ASAb。泌尿生殖道感染也是男性产生ASAb的重要原因。支原体、衣原体等病原体的感染可导致前列腺炎及附睾炎，特别是支原体、衣原体与精子表面有共同抗原均可引起免疫损伤，使血睾屏障受到破坏，使抗体产生并进入精液内，导致精子质量下降。另外输精管手术创伤，发生炎症反应，导致血睾屏障破坏，精子及可溶性抗原漏出，生成抗精子抗体，精子凝集，精子活动度下降或影响顶体酶释放，干扰精子获能，引起精子的自身免疫，导致生育能力下降。

二、女性抗精子抗体产生原因及导致不孕的机制

精子进入女性生殖道后，由于精浆中存在一些免疫性因素和女性生殖道某些蛋白成分包裹精子的保护作用，正常情况下仅少部分人产生ASAb。如果女性生殖道有感染、子宫内膜损伤、局部炎性渗出增加等导致黏膜免疫防御机制削弱，增加了精子抗原与免疫相关细胞接触机会，感染因子刺激了免疫系统，摆脱上述免疫抑制因素，精子抗原可被女性宫颈上皮或子宫内膜免疫细胞识别，引起生殖道局部或全身免疫性反应，产生ASAb。

研究表明，ASAb可降低精子活力及精子穿透宫颈黏液和透明带的能力，干扰精子获能、受精及胚泡植入，是造成不孕及流产的原因之一。ASAb抗体检测对临床诊断与治疗不孕不育患者有重要的应用价值。宫颈黏液中的ASAb，使精子在宫颈管内凝集，不能进入宫腔，产生不孕。

三、ASAb检测方法

抗精子抗体可存在于血清、精浆（宫浆黏液）和精子表面，血清内的ASAb主要是IgG和IgM，精浆内的ASAb主要是IgG和IgA。目前临床上用于检测ASAb的方法很多，各有优缺点，常用的方法有免疫珠试验（IBT）、混合抗球蛋白反应（MAR）试验、ELISA、精子凝集和固定试验等方法，根据其不同的用途简单介绍如下：

1. 检测精子凝集和精子制动的方法　用于检测精子凝集抗体的Friberg微孔板凝集试验（17AT）和用于检测补体依赖性精子毒性抗体的Lsojima精子制动试验可用于检测男性或女性患者血清、精液及宫颈黏液中的抗精子抗体。

2. 检测精子表面抗体的方法　混合抗球蛋白反应（MAR）试验，是一种

扩大的Coomb's试验方法，用于检测精子表面的凝集素。

3. 免疫珠试验（IBT） 在检测精子表面抗体的同时还可以鉴定抗体的种类（IgG、IgA或IgM）。

4. 检测宫颈黏液中抗体的方法 ASAb可以出现在女性阴道黏液的分泌物中，可应用精子–宫颈黏液接触试验（SCMC）检测，与IBT方法结合，可提高检测的准确性。阴道黏液分泌物中的抗体主要是IgG和IgA；IgA与血清中补体依赖的精子制动抗体有关，如果宫颈黏液中IgA抗体阳性，则明显地抑制精子的穿透力和移动性。

5. 精子–毛细管穿透试验 Kremer试验。

6. 血清ASAb检测 采用酶联免疫吸附试验（ELISA），可用于大批量标本的测量。

抗体在精子上结合部位的不同，对生育力的损害也不同。结合于精子头部的抗精子抗体对生育力的影响较大，而结合于尾尖部的抗体对生育力影响不明显。由于血液循环中的ASAb与生殖道局部抗体的存在并不一致，故血液中的ASAb是否对生育有影响尚存在争议；而在生殖道局部尤其是精子表面的抗体对生育力有直接影响，故检测生殖道局部包括宫颈黏液、精子表面的抗精子抗体有很重要的临床意义。

第二节 抗子宫内膜抗体与不孕

抗子宫内膜抗体（anti-endometrium antibody，EMAb）属于自身抗体，在正常育龄妇女中可以检测到，但在不孕症人群中，特别是患有子宫内膜异位症（EMT）的妇女中更多见。有报道表明在子宫内膜异位症及不育妇女血中EMAb的阳性率比正常对照有显著性增高，其中在子宫内膜异位症血清中，EMAb的检出率为70%~80%。在不明原因不孕的复发性流产妇女中也有30%~40%为阳性。

一、EMAb产生原因

子宫内膜是胚胎着床和生长发育之地，但在病理状态下，如子宫内膜炎、EMT及子宫腺肌症等，可转化成抗原或半抗原，刺激机体自身产生相应的抗体。此外，人工流产吸宫时，胚囊也可能作为抗原刺激机体产生抗体。一旦女性体内有EMAb存在，便会导致不孕、停育或发生流产。部分女性因在初次妊娠时做了人工流产手术，术后发生继发不孕，这种继发不孕症患者部分是因为体内产生了EMAb。

EMAb的靶抗原是一种子宫内膜腺上皮中的孕激素依赖糖蛋白，EMAb以子宫内膜为靶抗原并引起一系列免疫反应的自身抗体，与靶抗原结合可干扰受精卵植入导致不孕。

二、EMAb导致不孕原因

当这种EMAb由于反复刺激而大量产生达到一定的含量时，可与自身的子宫内膜组织发生抗原抗体结合反应，并激活免疫系统引起损伤性效应，造成子宫内膜组织细胞生化代谢及生理功能的损害，干扰和妨碍精卵结合及受精卵的着床和胚囊的发育而导致不孕或流产。

正常机体具有自身免疫调节功能，产生极弱的自身抗体，帮助清除体内衰老变性的自身成分，一旦由于某种原因导致免疫系统对自身组织产生过度免疫应答，则会发生过强的一系列免疫反应，致使所侵及的组织免疫活性细胞增多，免疫复合物沉积，而导致功能改变。

三、EMAb检测方法

目前常用的检测血清EMAb方法为酶联免疫吸附试验（ELISA）。

第三节　抗卵巢抗体与不孕

抗卵巢抗体（anti-ovary antibody，AOAb）是一种靶抗原在卵巢颗粒细胞、卵母细胞、黄体细胞和间质细胞内的自身抗体。抗卵巢自身免疫可影响卵巢的正常发育和功能，可导致卵巢衰竭或卵泡成熟前闭锁而导致不孕。有卵巢抗体的女性卵泡发育不正常，影响优势卵泡的发育，使成熟卵泡无法自然排出，从而导致原发性不孕和继发性不孕。

一、抗卵巢抗体产生的原因

1. 自身免疫功能异常　可能与免疫细胞、抗体、激素3个因素有关。细胞因素包括T细胞、NK细胞及巨噬细胞破坏卵巢结构，损伤及溶解各级卵泡。患者血清中可能存在一种类似IgG的球蛋白，如抗FSH抗体或抗FSH受体的抗体，可导致生殖细胞减少、卵泡闭锁加快、生殖细胞破坏。卵巢内生殖细胞、粒层细胞、膜细胞和透明带的自身抗体存在，产生显著的抗生育效应。自身免疫型卵巢炎是以患者卵巢组织作为抗原而引起的一种罕见的自身免疫性疾病，为卵巢早衰的病因之一。

2. 卵巢组织中抗原成分复杂　每一种成分都可能因感染、手术等原因使其

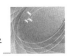

抗原表达异常，从而导致抗卵巢抗体的产生。

3．与体外人工授精时多次穿刺取卵有关　在IVF-ET不孕妇女中，AOAb的阳性率可达28.8%，可能是卵泡的穿刺促使AOAb合成增加有关。

4．多囊卵巢综合征（PCOS）、卵巢早衰（POF）及其他排卵障碍者，AOAb阳性率分别是46.76%、45.16%和42.86%。

5．病毒感染　病毒进入卵巢组织的细胞内，使其细胞膜上既有来自细胞的自身抗原又携带有病毒抗原。当机体对病毒的抗原发生免疫反应时，往往同时也破坏了卵巢的细胞，发生免疫性卵巢炎，最后导致卵巢功能的衰竭。

6．一些患有阿狄森病、甲状腺炎、甲亢患者也可为阳性。正常妇女体内可以存在一定量的非致病性的AOAb。

抗卵巢抗体的产生可影响卵巢和卵泡的发育及功能，导致卵巢早衰、经期不规律。在不明原因不孕妇女中AOAb活性明显高于有明确原因者。

二、AOAb导致不孕机制

1．包裹卵细胞，影响其排出或阻止精子穿入。

2．AOAb在补体作用下产生细胞毒作用，破坏卵巢细胞，还能干扰孕卵破壳而妨碍受精和着床。

3．引起自身免疫性卵巢炎，可能引起卵巢功能衰竭。

4．影响卵巢内分泌功能，引起下丘脑-垂体-卵巢轴功能紊乱，间接影响卵泡发育、成熟和排出，使得雌激素、孕激素分泌减少，导致不孕。抗颗粒细胞抗体可导致内分泌功能异常；抗卵泡内膜细胞抗体及抗FSH受体的抗体影响卵巢内分泌和生殖功能。

第四节　抗HCG抗体与不孕

一、抗人绒毛膜促性腺激素抗体产生的原因

人绒毛膜促性腺激素（HCG）是维持早期妊娠的主要激素。有自然流产史、人工流产史及生化妊娠史的女性在流产过程中，绒毛组织中的HCG可能作为抗原刺激母体产生抗体。另外，曾接受过HCG注射以促进排卵的女性，体内的抗HCG抗体也有可能为阳性。此类患者可能在临床上表现为不孕或习惯性流产等。

目前认为HCG在配子着床和维持妊娠中有重要的作用。HCG还能阻止胎儿滋养细胞与母体血清中的抗体结合或被母体淋巴细胞识别。绒毛膜促性腺

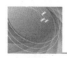

激素可被特异性抗绒毛膜促性腺激素抗体（anti-human chorionic gonadotropin antibody，AHCGAb）灭活。AHCGAb有肯定致不孕作用，可作为不孕症的临床诊断指标之一。

二、抗人绒毛膜促性腺激素抗体检测方法

目前常用的检测血清AHCGAb方法为酶联免疫吸附试验（ELISA）。

第五节　抗透明带抗体与不孕

透明带（ZP）是一层包绕着卵母细胞及着床前孕卵的非细胞性明胶样酸性糖蛋白膜，主要由3种糖蛋白组成且内含特异性精子受体，是卵母细胞及颗粒细胞分泌的，覆盖于卵母细胞及着床前受精卵外的一层基质。在受精过程中及早期孕卵发育方面具有重要作用：调节精卵识别，激活精子，导致顶体反应的发生；阻断多精受精，并能保护受精卵。

一、透明带的生物学特征

透明带是包绕哺乳动物卵细胞外的一层非细胞结构，受精时，精子首先必须穿过透明带。受精前，精子首先与在ZP的精子特异受体位点结合，精子与ZP结合后，依靠精子的酶系统产生局部溶解作用，受精后ZP恢复完整性，保护受精卵的发育，防止受精卵在输卵管内溶解，并保证受精卵向宫腔内的运送。受精后ZP的结构发生改变，受精卵膜的皮质颗粒释放某些物质，抵制ZP蛋白再被精子的透明质酸酶溶解，ZP不再次发生反应，抑制再次受精作用。

二、抗透明带抗体产生原因

ZP有着很强的免疫原性，能诱发机体产生全身或局部的细胞与体液免疫反应，产生抗透明带抗体（AZPAb），近年来抗AZPAb在不孕不育症中的意义逐渐受到关注。

AZPAb产生的机制尚不完全清楚。目前推测认为育龄妇女透明带在每次排卵和卵泡闭锁后的机体局部反复吸收，当机体遭受与透明带有交叉抗原刺激或各种致病因子使透明带蛋白结构变形，及体内免疫识别功能障碍时，可刺激机体产生透明带抗体，最终产生损伤性抗透明带免疫，使生育力降低；或由于感染致使透明带变性，刺激机体产生抗透明带抗体。透明带抗体可导致卵母细胞加速破坏和耗竭而导致卵巢早衰。此外，也可能抗透明带抗体是自身免疫型卵巢炎的表面现象。

三、AZPAb导致不孕的机制

1. AZPAb与ZP上的精子受体结合，或抗透明带抗体遮盖了位于透明带上的精子受体，使精子不能认识卵子，也就无从与卵子结合，阻止精卵结合。

2. AZPAb能使ZP结构加固，即使精卵结合，受精卵被包裹在坚固的ZP内，不能脱壳着床。

3. 抗体可以稳定透明带表面结构，因而能抵抗精子顶体酶对透明带的溶解作用，使精子穿透不了透明带。

4. 卵子如已受精，因透明带结构的稳定，致胚胎被封固在透明带内而无法着床。

第六节 抗滋养层细胞膜抗体与不孕

对孕妇而言，胎儿是一个半非己的同种异体移植物。对胎儿而言，它具有来自父方和母方的基因，胎儿之所以不被排斥，主要依赖于母体对胎儿特殊的免疫调节，这种调节可以制止或改变对胚胎不利的免疫因素，以达到新的免疫平衡，如平衡失调即可导致流产。胚胎的外层即合体滋养层是直接与母体循环相接触的部分，免疫组化证实合体滋养层不表达任何HLA或ABO抗原，这点被认为是确保胎儿成活的保护性机制之一，但是合体滋养层浆膜上却明显存在有抗原系统，并且可被母体识别。至于这些抗原的性质尚无统一定论，但它们却不容置疑地影响着孕妇与胎儿之间的免疫平衡。

在合体滋养层浆膜上有可被母体识别的抗原系统，它们的存在影响着孕妇与胎儿之间的免疫平衡，研究表明在不明原因流产的妇女血清中，抗滋养层细胞膜抗体（TAAb）比正常孕妇明显增高，这种抗体的增高与流产之间有着密切联系。

一、抗滋养层细胞膜抗体的产生以及与封闭抗体的关系

滋养层细胞表面有大量的滋养层细胞膜抗原（trophoblastioantigen，TA），其抗血清能和淋巴细胞发生交叉反应，称为滋养层-淋巴细胞交叉反应性抗原（trophoblast-lymphocyte cross reaction antigen，TLX）。正常妊娠时，脱落的滋养层细胞或胎儿细胞通过胎盘进入母体血液循环，刺激母体针对胚胎的HLA-Ⅱ类抗原和TLX产生免疫识别和免疫反应，生成特异性的抗体。这些特异性抗体通过与胎儿胎盘滋养叶抗原或母体淋巴细胞结合，遮盖来自父源的HLA或干扰淋巴细胞介导的细胞毒作用，防止胚胎父系抗原被母体免疫系统识

别和杀伤，使胎儿、胎盘不致受损，发挥一种保护性免疫增强反应，被称为"封闭抗体（blocking antibody，BA）"。TA分为TA1和TA2，这两种抗原的作用相互拮抗，前者位于滋养层细胞上，诱导产生细胞毒性淋巴细胞反应，后者位于滋养层细胞、淋巴细胞、内皮细胞上，实质就是TLX，刺激母体产生封闭抗体，封闭TA1，使其不被免疫系统识别，正常妊娠得以维持。当夫妇间具有相同的TLX时，不能激发母体产生抗TLX封闭抗体，从而使滋养细胞TA1暴露，遭受母体免疫攻击而流产。因此，TAAb的存在从某种程度上提示封闭抗体不足。

研究报道有免疫性流产史的未孕妇女外周血TA-IgG阳性率为28.81%～65.3%，显著高于无流产史的未孕妇女，后者TA-IgG阳性率为2.9%～3.33%，且随着流产次数的增多，TA-IgG阳性率也升高，二者成正相关。如果是曾经有流产史的女性结果属于阳性，应该在转阴之后考虑怀孕。

二、抗滋养层细胞膜抗体检测方法

目前常用的检测血清TAAb方法为酶联免疫吸附试验（ELISA）。

第七节 免疫性不孕的诊断

一、病史

详细询问患者有无生殖道感染、外伤、手术史。

二、体格检查

重点在生殖器官的检查。注意检查宫颈有无糜烂，子宫的位置、大小、形态、质地、活动度、有无压痛；附件有无增厚，有无包块、压痛；子宫骶韧带和直肠陷窝有无结节、触痛等。

三、实验室检查

1. 免疫学检查 局部（如宫颈、精液、子宫内膜等）抗体浓度的检测临床意义较大，血液中抗体的检测（如ASAb、AOAb、ACA、EMAb等），只能作为间接证据。

2. 性交后试验（PCT） 检测精子对宫颈黏液穿透性和相容性的试验。PCT呈阴性者，应检测宫颈黏液中的ASAb。

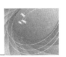

四、免疫性不孕的诊断标准

1. 不孕期超过2年。
2. 除外致不孕的其他原因。
3. 可靠的检测方法证实体内存在抗生育免疫。
4. 体外实验证实抗生育免疫干扰精卵结合。

上述4项标准中，满足前3项可作出免疫性不孕症的临床诊断；若同时满足4项标准则肯定临床诊断。

第八节　免疫性不孕的治疗

一、消除致病诱因

积极治疗生殖道炎症，避免不必要的手术操作。

二、避免抗原接触

女性抗精子抗体阳性，可用避孕套隔绝6～12个月，待抗体转阴或抗体滴度明显下降后排卵期过性生活。但是，因为患者本身存在不孕，因此，应该详细了解不孕原因，针对血清抗精子抗体阳性的患者，排除其他引起不孕的原因后，与其他疗法联合应用治疗不孕症。

三、治疗合并症

治疗子宫内膜异位症及其他自身免疫性疾病。

四、免疫抑制剂

主要用类固醇类激素。皮质激素对抗体的消除不具特异性，不因多种抗体并存而增加用量，治疗作用可保持半年。对免疫性不孕患者的方法有局部疗法、低剂量持续疗法、大剂量间歇疗法。使用类固醇激素虽能抑制抗体，但副作用较明显。

1. 泼尼松　5 mg/d，连用3～12个月，停药时逐渐减量。
2. 地塞米松　2.25 mg/d，3天后改用1.5 mg/d，2天后改用0.75 mg/d，2天后再改用2.25 mg/d，反复交替使用数周至6个月。
3. 大剂量皮质激素　泼尼松60 mg/d×7天。甲基泼尼松龙32 mg，每天3次，共3～7天，每个月1个疗程。副作用大，目前较少使用。

五、局部疗法

用氢化可的松栓置于阴道内，用于宫颈黏液中ASAb阳性者。

六、中药治疗

中药药理研究证实，活血化瘀中药和部分滋阴中药有抑制异常的免疫反应、消除抗体和抑制抗体形成等作用。如熟地黄、女贞子可抑制免疫功能亢进；当归、丹参、桃仁等有消炎、降低毛细血管通透性、减少炎症渗出及促进吸收的作用；甘草有类激素样作用；甘草粗提物是溶于水的多糖体，为抗体抑制因子，能抑制抗体的产生。

中药的免疫调节作用是一种整体调节，其疗效确切，作用较持久，毒副作用轻微，具有显著的优势。罗颂平等研究表明，中医补肾活血法治疗免疫性不孕安全、有效、简便，并能显著缩短疗程，可广泛应用于临床。

针对ASAb和EMAb阳性患者，中药消抗灵治疗效果良好。组方：丹参20 g，赤芍10 g，红花3 g，枸杞子15 g，熟地黄15 g，当归12 g，白芍10 g，益智仁10 g，黄芪15 g，党参15 g，菟丝子12 g，鹿角霜10 g，山茱萸肉10 g，香附10 g，牡丹皮6 g，泽泻6 g，甘草3 g，并结合辨证施治随证加减。每天1剂，水煎服，早晚空腹服用，30天为1个疗程。辨证：分为肝肾阴虚型，知柏地黄汤合左归饮加减；阴虚夹瘀型：四物汤加减。

针对抗卵巢抗体阳性患者，抗卵衰冲剂效果良好。药物组成：熟地黄20 g，山药15 g，山茱萸15 g，茯苓15 g，泽泻15 g，牡丹皮10 g，女贞子15 g，墨旱莲15 g，仙茅15 g，淫羊藿20 g，紫河车3 g，菟丝子15 g，桃仁10 g，红花15 g，川芎15 g，当归15 g，香附15 g，赤芍20 g，柴胡15 g，知母10 g，黄柏10 g，黄芪20 g等，每天3次冲服。

七、中西医结合治疗

免疫性不孕症是临床难治性疾患，单用免疫抑制剂难以奏效，且产生干扰生殖功能的副作用。李大金认为滋阴降火中药有调低免疫功能的作用。应用知柏地黄丸治疗免疫性不孕症，精子抗体阴转率为81.3%，妊娠成功率为25.0%。因此，采用中药复方，配合辅助生殖技术，不失为免疫性不孕症的有效治疗手段。

八、维生素E及维生素C

维生素E可减少抗原的产生，加速抗体的消除。维生素C可加强维生素E的作用。因此，在免疫性不孕症的治疗中，应常规应用。

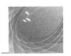

维生素C 100 mg，2~3次/d；维生素E 100 mg，1~2次/d。

九、人工授精

1. 丈夫精液人工授精（AIH）　将丈夫精液洗涤后注入宫腔。新鲜精液用4%人白蛋白稀释液反复洗涤3次将去除大部分精子抗体。最近报道用特异性IgA蛋白酶体外处理精子使结合抗体的精子数从90%降至10%以下，可能是一种有潜力的方法。

2. 供精人工授精（AID）　确诊男方为免疫性不孕，经夫妇双方同意可行AID。

十、IVF-ET和ICSI

明显提高ASAb和抗透明带抗体阳性患者的妊娠率，但是对其他抗体阳性者，效果不佳。

十一、主动免疫和（或）被动免疫治疗

针对抗滋养层细胞膜抗体阳性的流产患者，在完善流产相关原因检查后，行主动免疫或被动免疫治疗。详见有关章节。

（苗竹林）

参 考 文 献

［1］李大金．免疫性不孕症的诊断和治疗［J］．中国中西医结合杂志，2000，20（7）：488．

［2］罗颂平．免疫性不孕的中西医结合诊疗［J］．中国中西医结合杂志，2000，20（7）：488-489．

［3］李海燕，梁占光．免疫性不孕的诊治进展［J］．国外医学：妇幼保健分册，2002，13（6）：245-246．

［4］林其德．现代生殖免疫学［M］．北京：人民卫生出版社，2006：305-319．

［5］叶亚智，韩连玉，张涛，等．抗卵衰冲剂治疗卵巢早衰患者抗卵巢抗体阳性45例疗效观察［J］．河北中医，2010，32（4）：515-516．

［6］张建平．流产基础与临床［M］．北京：人民卫生出版社，2012：218-245．

［7］黄玉青，田丹．益肾活血法联合中医周期疗法治疗抗精子抗体阳性不孕患者的临床观察［J］．广州中医药大学学报，2012，29（3）：236-238．

［8］Tuohy VK, Altuntas CZ. Autoimmunity and premature ovarian failure［J］. Curr Opin Obstet Gynecol，2007，19（4）：366-369．

第十四章 异位妊娠与不孕

异位妊娠（EP）是指受精卵种植并发育在子宫体腔以外部位的妊娠，又称宫外孕。异位妊娠包括输卵管妊娠、卵巢妊娠、腹腔妊娠、宫颈妊娠及子宫残角妊娠等。异位妊娠中以输卵管妊娠最多见，占95%左右。

输卵管妊娠50%~70%发生在壶腹部，峡部为30%~40%，间质部及伞部最少见，占1%~2%。

一、发病率

自20世纪70年代以来，异位妊娠发病率在国内外均呈急剧上升趋势。在过去的20年里，美国异位妊娠的发病率增加了6倍，英国增加了4倍。美国异位妊娠与正常妊娠之比由1970年的1∶222上升至1995年的1∶51。国内异位妊娠则由1∶167上升至（1∶56）~（1∶63），占妊娠总数的1%~2%。

二、病因

1. **盆腔感染与性传播性疾病** 为输卵管妊娠的常见病因。支原体、衣原体、淋球菌、巨细胞病毒、单纯疱疹病毒、人乳头瘤病毒等微生物感染与异位妊娠的发生紧密相关。结核性输卵管炎、阑尾炎、腹膜炎、子宫内膜异位症等均可增加异位妊娠的危险率。

盆腔感染尤其是输卵管感染后，输卵管黏膜破坏，纤毛受损，病变部位管壁粘连、纤维化和瘢痕形成，使管腔狭窄、不规则，肌肉蠕动能力降低，或输卵管部分闭塞，均可改变受精卵的运行，使受精卵不能顺利进入宫腔，造成异位妊娠。输卵管周围的炎性粘连，造成管腔扭曲，使孕卵的运行受到影响，受精卵在输卵管中被阻滞，从而就地着床发育，发生输卵管妊娠。伞端粘连还会影响捕捉孕卵的功能。

2. **放置宫内节育器（IUD）** 世界卫生组织支持的多中心前瞻性研究表明，长期使用IUD并不增加盆腔感染的机会。大多数观点认为使用IUD并不直接增加异位妊娠的危险，但一旦带器妊娠则输卵管妊娠的可能性增加。

3. **盆腹腔手术史** 人工流产术、剖宫产术、卵巢手术及阑尾炎穿孔手术对异位妊娠有明显的正相关。

4. **输卵管手术史** 输卵管绝育术后如再通或形成瘘管，均有导致输卵管妊

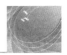

娠的可能。输卵管吻合术、输卵管成形术或输卵管妊娠保守性手术，亦可因瘢痕使管腔狭窄、通畅不良而致病。

5. 输卵管发育和功能异常 输卵管发育异常如输卵管过长、肌肉发育不良、黏膜纤毛缺乏、输卵管憩室、副伞等，或盆腔肿瘤的压迫和牵引使输卵管变得细长、迂曲，阻碍孕卵通过，均易发生输卵管妊娠。

6. 既往异位妊娠史 重复异位妊娠发病率为8%～16%，其中多数为药物治疗和保守手术患者。

7. 现代生殖技术 用促排卵药、体外受精–胚胎移植（IVF–ET）后异位妊娠的发生率上升，尤其是宫内与宫外同时妊娠的发病率明显增高。IVF–ET后异位妊娠发病率为2%～5%，是总体人群发病率的2～3倍。促排卵药物可能增加输卵管妊娠的危险，使用促排卵药物者发病率2倍于对照组。促排卵周期的围排卵期雌激素、孕激素水平高可导致输卵管功能异常，可能是发生异位妊娠的原因。但有研究认为，上述异位妊娠发病增加可能与潜在的输卵管病变有关。

8. 其他 精子畸形、胚胎本身缺陷、生殖道畸形、黄体功能不全、雌孕激素避孕、吸烟、吸毒等可能与异位妊娠发生率增加有关。

三、输卵管妊娠的结局及病理变化

受精卵在输卵管种植后开始生长，输卵管壁即出现蜕膜反应，由于输卵管壁薄，且蜕膜反应差，孕卵直接侵蚀输卵管肌层，绒毛侵及肌壁微血管，引起局部出血，进而由蜕膜细胞、肌纤维及结缔组织形成包膜。输卵管的管壁薄弱，管腔狭小，不能适合胎儿的生长发育，当输卵管膨大到一定限度，可能发生下列后果：

1. 输卵管妊娠流产 多发生在输卵管壶腹部。其生长发育多向管腔膨出，因包膜脆弱，常在妊娠6～12周破裂，出血使整个胚囊剥离，落入输卵管腔内，由于接近伞端易被挤入腹腔。如胚胎全部完整地剥离流入腹腔，形成输卵管完全流产，腹腔内出血一般较少。如胚囊剥离不完全，尚有部分绒毛附着于管壁，则为输卵管不全流产。此时滋养细胞继续侵蚀输卵管壁，使之反复出血，形成输卵管血肿或输卵管周围血肿。由于输卵管肌壁薄、收缩力差，开放的血管不易止血，可形成盆腔血肿或盆腔、腹腔积血。

2. 输卵管妊娠破裂 多发生在输卵管峡部。由于管腔狭窄，孕卵绒毛向管壁方向侵蚀肌层及浆膜，最后穿透浆膜，造成输卵管破裂。输卵管峡部和间质部不易扩张，发生破裂的机会较多。输卵管峡部发生破裂的时间在妊娠6周左右，壶腹部妊娠破裂在妊娠8～12周，间质部妊娠破裂在妊娠12～16周。

输卵管肌层及系膜内血管丰富而粗大，因此输卵管妊娠破裂所致的出血远较输卵管流产时为剧。如在短时间内大量出血，患者迅即陷入休克；如为反复出血，则腹腔内积血形成血肿，周围由大网膜、肠管包绕，日久后血肿可逐渐机化吸收，亦可继发感染化脓。

输卵管间质部妊娠比较少见，但后果严重，其结局几乎全为输卵管妊娠破裂。间质部为子宫血管和卵巢血管的汇集区，血运丰富，破裂时症状极为严重，往往在极短时间内发生致命性腹腔内出血。

3. 继发性腹腔妊娠　输卵管妊娠流产和破裂后胚胎从输卵管排出到腹腔或阔韧带内，多数死亡，但偶尔也会有存活者，若存活胚胎的绒毛仍附着于原位或排至腹腔后重新种植获得营养，可继续生长发育形成继发性腹腔妊娠。若破裂在阔韧带内，可发展为阔韧带妊娠。

4. 子宫内膜的变化　输卵管妊娠时，子宫肌肉受内分泌的影响，使子宫大于正常，且较软，但小于闭经月份。子宫内膜受HCG的影响而出现蜕膜反应。当输卵管滋养层细胞的活力减少时，蜕膜变质，自阴道排出，呈细小的碎片脱落，偶尔可见蜕膜呈管型完整排出。输卵管妊娠时，子宫内膜亦可呈现A-S反应。此现象并不仅见于异位妊娠，在早期宫内孕流产时也可见到。

输卵管妊娠时，胎儿一旦死亡，不成熟的绒毛及黄体所分泌的激素迅速下降，子宫蜕膜退化，子宫内膜可恢复正常月经周期的变化，所以子宫内膜可以呈增生期、分泌期或月经期变化。

四、临床表现

异位妊娠的临床表现与孕卵的着床部位、有无流产或破裂、腹腔内出血量多少及发病时间长短有关。在异位妊娠未破裂前，一般没有明显的临床症状，尿HCG阳性。有的患者有早期妊娠反应，如食欲不振、恶心、呕吐、偏食等。血清 β-HCG<1 000 IU/L时阴道超声无法诊断妊娠部位。

（一）症状

1. 输卵管妊娠流产　停经时间长短不一，尿HCG阳性，少或中量不规则阴道出血，无或轻微下腹痛，个别病例腹痛较重。血清 β-HCG>2 000 IU/L时阴道超声可能显示妊娠着床部位。

2. 急性输卵管妊娠破裂　发病急剧，严重者可威胁患者的生命。最常见的三大症状是停经、腹痛和不规则阴道出血。

（1）停经：输卵管妊娠往往有闭经史，闭经时间长短大多与输卵管妊娠部位有关。典型病例有6～10周停经史或月经延期数天的病史，约20%的患者无明显停经史。有时尚未达行经日期或延迟数天出现少量不规则阴道出血，易被误为月经。

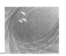

（2）腹痛：患者多因突发性腹痛就诊，其发生率在90%以上。破裂时可突发下腹部剧烈疼痛，如撕裂感或绞痛，持续或间歇出现，一侧或双侧，随即波及全腹。疼痛的性质和内出血的量及速度有关。内出血多而迅速，刺激腹膜而产生剧烈疼痛，且向全腹扩散。血液刺激腹膜引起恶心、呕吐，若血液积聚在子宫直肠陷凹时，肛门有坠胀、便意感；约1/4患者血液流至上腹部，刺激膈肌引起上腹部及肩疼。

（3）阴道出血：50%的异位妊娠妇女可在预期的月经前后发生阴道出血，量比正常月经少，淋漓不净，出血量多者罕见，5%~10%患者伴有蜕膜管型排出。

（4）晕厥与休克：由于腹腔内急性出血，可引起血容量减少及剧烈腹痛。1/3患者有头晕眼花、出冷汗、心悸甚至晕厥，重者出现休克，其严重程度与腹腔内出血速度和出血量成正比，但与阴道出血量不成正比。

（二）体征

1．一般情况　大量出血时面色苍白、四肢湿冷、脉搏快而细弱及血压下降等休克前或休克症状。异位妊娠破裂时，体温一般正常。

2．腹部检查　由于内出血患者有腹膜刺激症状，下腹部有明显的压痛及反跳痛，尤以患侧为剧，但腹肌紧张较腹膜炎时之板状腹为轻。如果出血较多，则可能出现蛙腹和移动性浊音的体征。出血缓慢或就诊较晚者形成血肿，可在腹部摸到半实质感、有压痛的包块。

3．盆腔检查　在异位妊娠破裂或近破裂时，几乎所有的患者有宫颈明显举痛。半数患者附件侧或子宫后方可触及包块，边界不清，触痛明显。1/3的患者子宫稍大。内出血多时，子宫有漂浮感，阴道后穹隆饱满。

五、诊断

急性异位妊娠已发生破裂、流产，临床症状典型，诊断并不困难。诊断有困难时，应严密观察病情变化，注意生命体征，及时处理。早期异位妊娠患者尚未破裂流产前，无明显的症状、体征，诊断比较困难。对生育年龄有异位妊娠高危因素的妇女停经后，无论是否避孕、绝育，应高度警惕异位妊娠的发生。早期诊断，可以避免过多的出血，避免过多的输卵管的损伤，保留生育功能。可及时、正确地应用各种辅助诊断方法，尽早地明确诊断。

（一）后穹隆穿刺

穿刺前将患者臀部放低片刻，用18号长针或9号腰穿针自阴道后穹隆迅速刺入子宫直肠陷凹，边抽边退长针，抽出暗红色不凝血，含细小凝血块，显微镜下观察可见散在陈旧皱缩的红细胞为阳性结果，说明有血腹症存在。后穹隆穿刺阳性提示腹腔内存在游离的血液，异位妊娠占血腹症中的85%，其他原因还有黄体破裂出血或内脏破裂引起的出血。输卵管妊娠流产或破裂型有临床症状时，后穹隆穿刺的阳性率达90%以上。如抽出脓液或浆液性液体，则可排除输卵管妊娠。后穹隆穿刺如未抽出血液，亦不能排除输卵管妊娠，因内出血量少，血肿位置高、与周围组织粘连或穿刺位置不对，均可造成假阴性。早期未破裂型异位妊娠可不做后穹隆穿刺。陈旧性异位妊娠时，后穹隆穿刺陈旧的血即可与其他盆腔包块鉴别。

（二）人绒毛膜促性腺激素检查

受精卵着床后由绒毛滋养层的合体细胞分泌人绒毛膜促性腺激素（HCG），在受精7~10天（着床2~3天）在孕妇血清可测出HCG的存在，在受精9~16天尿中可测出HCG的存在。由于异位妊娠患者体内的HCG水平较正常妊娠时低，尿妊娠试验的敏感性不如血HCG测定高，前者为定性实验，后者为定量试验，血HCG测定更为准确和更有意义。

在妊娠最初3周内，HCG分泌量增加极快，倍增时间仅需1.7天；4~6周倍增时间需要3天左右；孕60天升高速度变慢，倍增时间为5天；60天后倍增时间延长到20天。妊娠8~10周血液中HCG可达最高水平，10~16周其浓度逐渐下降。宫内孕<6周，多数病例间隔48 h血β-HCG升高>66%；宫内孕40~60天血β-HCG每2~5天升高1倍，且是直线上升。

宫外孕的HCG特点：有症状的异位妊娠，血β-HCG隔天倍增<66%者占70%~80%，而无症状者血β-HCG升高曲线64%与正常宫内孕相同，二者难以区别。2~4天测1次血β-HCG，若几次血β-HCG<2 000 IU/L，而阴道B超未发现宫内妊娠，应高度怀疑异位妊娠。若血β-HCG>2 000 IU/L，宫内无妊娠存在，说明绒毛生长良好，有穿破种植部位、引起大出血可能。血β-HCG接近8 000 IU/L的异位妊娠患者，应视为有破裂高危的病例，要及时手术。

（三）孕酮测定

异位妊娠患者血中孕酮水平低已被公认，可将其作为早期诊断异位妊娠的一项指标。血P水平预示妊娠的绝对值目前还缺乏统一标准，一般认为血P>80 nmol/L为正常宫内孕，血P<45 nmol/L为异常妊娠。宫外孕的血P水平在孕4周、5周、6周的临界值分别为16 nmol/L、32 nmol/L、45 nmol/L。血P对异位妊娠与正常宫内孕及先兆流产筛选的价值大，但对异位妊娠与难免流产筛选特异性差。

（四）血清妊娠相关蛋白A（PAPP-A）

PAPP-A主要由胎盘滋养层合体细胞和蜕膜细胞所分泌。孕早期PAPP-A浓度上升比血β-HCG显著，随孕周增加而增多，孕7周后增加更加明显，直至孕末期达高峰，产后即开始下降。PAPP-A可以作为异位妊娠（ectopic

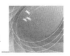

pregnancy，EP）的诊断辅助指标，用于临床对可疑EP的早期诊断。当孕周＜10周时以PAPP-A为55.4 U/L作为诊断EP的最佳分界值，其诊断的灵敏度为87%，特异度为55.8%。PAPP-A不能作为单一的检测指标，需与HCG检测、阴道超声联合应用，进一步提高可疑EP的早期确诊率，减少漏诊和误诊。

（五）超声波检查

阴道超声检查准确率较高。彩色多普勒阴道超声，在解剖结构的基础上增加了血流显像，提高了鉴别组织结构的能力等。

1. 子宫显像　超声见到宫内胎囊是可靠的妊娠征象，可以排除宫外孕，但必须注意与假胎囊鉴别。宫外孕时子宫内膜有蜕膜反应，亦可有积血，在10%～20%的患者中可有假胎囊样改变。真正的胎囊一般偏中央种植，埋于一侧的子宫内膜中，外围有绒毛膜和蜕膜层，即有"双环征"。而假胎囊常位于宫腔中央，即两侧子宫内膜间，外仅围有薄壁蜕膜，内无胎芽，且无"双环征"。还需注意的是宫内胎囊的出现与血β-HCG和孕周有关。在无阴道流血的患者，当血β-HCG＞2 000（阴道B超）～6 500 IU/L（腹超），B超未在宫腔内探到孕囊，可诊断为异位妊娠。

2. 附件区显像　异位妊娠显像取决于异位包块的大小，有无破裂、流产及腹腔内出血。早期未破裂型异位妊娠患者附件区可见完整的妊娠囊，妊娠周数较大者可见胎芽和胎心搏动。多数患者附件区呈囊性或混合性包块，需仔细辨别卵巢，以与卵巢囊肿、巧克力囊肿或肠袢鉴别。出血多时两髂窝及腰部可见液性暗区。

（六）诊断性刮宫

诊断性刮宫是帮助诊断早期未破裂型异位妊娠一个很重要的方法，常能起决定性的作用。当患者有不规则阴道流血，血β-HCG升高＜2 000 IU/L，血清孕酮＜15 ng/mL时，若阴道超声未发现宫内或宫外胎囊，不能确定妊娠部位，可行诊断性刮宫送病理检查。刮宫若有绒毛，基本可排除异位妊娠，宫内孕合并宫外孕的可能性仅为三万分之一；仅见蜕膜而无绒毛，或内膜呈A-S反应则有可能为异位妊娠。诊刮后24 h血β-HCG继续升高，可以诊断为异位妊娠。

（七）腹腔镜

对不典型的病例应用腹腔镜诊断和治疗异位妊娠价值较大，可以直视盆腔器官作出明确的诊断；但腹腔镜检查毕竟是一种创伤性检查，不能列为常规的检查方法。在部分诊断比较困难的病例或异位包块较大等，估计药物治疗困难，决定同时行腹腔镜下手术时应用。

（八）早期未破裂型输卵管妊娠诊断

1. 闭经、无或有不规则阴道流血、无或轻微下腹胀通，血β-HCG＞2 000

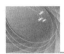

（阴道B超）~6 500 IU/L（腹超），β-HCG隔天倍增<66%，血P<45 nmol/L（15 ng/mL），宫腔内未见孕囊，附件区包块或"双环征"（妊娠囊）及子宫后方液性暗区，可确诊为异位妊娠。

2．对有阴道流血的早期妊娠流产，血β-HCG<2 000 IU/L，隔天倍增<66%，血P<45 nmol/L，根据β-HCG、P及阴道B超尚不能确定异位妊娠流产或宫内孕流产时，可行诊刮送病检。在诊刮术前当天以及诊刮术后24~48 h各抽血1次测HCG以作对比。刮宫后，如刮出物无绒毛，且HCG下降不明显或继续上升，说明宫外有滋养组织存在，可诊断为异位妊娠；刮宫后见绒毛或虽未见绒毛，但刮宫后β-HCG下降>15%，可确诊为宫内孕流产。

3．无阴道流血的患者，血β-HCG>2 000（阴道B超）~6 500 IU/L（腹超），B超未在宫腔内探到孕囊，血β-HCG隔天倍增<66%，则不必刮宫，即可诊断为异位妊娠。

（九）陈旧性异位妊娠诊断

陈旧性异位妊娠多见于输卵管妊娠流产或破裂后，病情已稳定的情况。此时胚胎死亡，绒毛退化，内出血停止，腹痛减轻，所形成的血肿逐渐机化变硬，且与周围组织及器官粘连。正常月经可以恢复。陈旧性宫外孕患者病程长，仔细询问曾有停经、腹痛、不规则阴道出血、低热，结合盆腔包块应高度怀疑，后穹隆穿刺抽出陈旧凝血，即可与其他盆腔包块鉴别诊断。

六、鉴别诊断

异位妊娠应与宫内妊娠流产、黄体破裂、卵巢囊肿蒂扭转、卵巢巧克力囊肿破裂、出血性输卵管炎、急性阑尾炎、肾绞痛、胃肠穿孔等鉴别。

七、治疗

输卵管妊娠治疗的方法包括手术治疗、药物治疗和期待疗法。手术治疗方法的选择主要根据患者有无生育要求、输卵管妊娠部位、输卵管破裂状况、对侧输卵管情况、手术者技术和手术条件等因素综合考虑。

（一）手术治疗

异位妊娠一旦因流产或破裂出现内出血较多时，应立即进行手术治疗。严重内出血并发休克的患者，应在积极纠正休克、补充血容量的同时，进行手术抢救。手术途径有经腹腔镜或开腹手术两种。腹腔镜手术创伤小，术后粘连少，患者康复快，尤其对术前可疑异位妊娠的患者，腹腔镜还有诊断意义。绝大多数异位妊娠患者经腹腔镜手术是最好的手术途径，即使是严重内出血的患者，也不是手术禁忌，主要取决于术者对腹腔镜操作的经验。对于严重内出

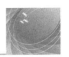

血、子宫残角妊娠等，腹腔镜下缝合等操作困难时，应立即开腹手术。

1. 保守性手术治疗 对未破裂型输卵管妊娠有生育要求的年轻妇女，如对侧输卵管已切除或有明显病变，原则上是去除输卵管内妊娠物，尽可能保留输卵管的解剖与功能。根据患者的全身情况、孕卵着床部位及输卵管病变程度选择术式，如伞端妊娠时行孕囊压出术，壶腹部及峡部妊娠行切开或造口术取出孕囊，峡部妊娠还可行病灶切除及断端吻合术，采用显微外科技术可提高妊娠率。

保守手术后的主要并发症是持续性异位妊娠，其发生率为3%~20%，明显高于开腹手术的3.9%。保守手术后应立即测定血β-HCG并设定为初始值，以后每周测2~3次，直至正常。术后7天血β-HCG下降<15%，术后12天血β-HCG下降<10%，可诊断为持续性异位妊娠。保守手术后应预防性应用甲氨蝶呤（MTX）或米非司酮（RU486），监测血β-HCG、血P，此举能显著降低持续性异位妊娠的发生率，必要时仍需手术治疗。

2. 输卵管切除术 对破裂型输卵管妊娠一般采用输卵管切除术，可及时止血挽救生命。有绝育要求者可同时结扎对侧输卵管。在多数情况下可行自体输血，是抢救严重内出血伴休克的有效措施之一，尤其在缺乏血源的情况下。为防止枸橼酸中毒，凡自体输血500 mL以上者，应给10%葡萄糖酸钙10~20 mL。

对诊断不明确，附件包块较大，消逝缓慢的陈旧性异位妊娠，尤其是伴有血β-HCG值未降到正常者，可酌情考虑行腹腔镜检查或手术治疗。陈旧性异位妊娠迁延时间较长，腹腔内多有粘连，有时致密粘连给手术带来困难。若血β-HCG已降至正常水平，即使血肿包块较大，均可随访观察其是否完全吸收。

（二）药物治疗

未破裂型异位妊娠的早期诊断为药物治疗创造了条件和时机。药物治疗途径有经全身（静脉、肌内注射或口服），也有经腹腔镜、超声波引导下的局部治疗、介入治疗等。药物包括甲氨蝶呤、前列腺素（PG）、米非司酮、氯化钾、高渗葡萄糖及中药天花粉等。

1. 适应证

（1）未育患者或一侧输卵管切除后对侧输卵管妊娠，渴望将来生育者，为了保留生育功能，是保守治疗的主要对象。

（2）输卵管妊娠包块<4 cm，未破裂或破损很小，无活动性出血，腹腔中血液<100 mL，或子宫直肠窝积液深度<3 cm。

（3）隔天血β-HCG<3 000 IU/L，且呈下降型，血P<45 nmol/L。若隔天血β-HCG呈上升型，且上升速度较快，无论隔天血β-HCG数值高低，药物治疗疗程明显增加，失败率上升。

（4）脉搏、血压等生命体征稳定，血常规检查血红蛋白（HGB）、白细胞（WBC）和血小板（PLT）正常。

（5）对输卵管妊娠保守性手术失败，绒毛组织残留者，药物治疗可避免再次手术。

（6）对其他类型异位妊娠如宫颈妊娠、宫角妊娠等，手术治疗会造成术后不孕或需切除子宫，应用药物治疗可能治愈并保留生育能力。对确诊为异位妊娠但未发现妊娠部位者，可以试用药物治疗。

（7）对剖宫产瘢痕妊娠可以先用药物治疗，待血β-HCG降至正常，在严密监测、备好输液输血的条件下可行吸宫术。

2. 禁忌证

（1）相对禁忌证

1）非早期病例，异位妊娠囊内可见胚芽及胎心波动，或有内出血者。

2）连续两次宫外孕的患者，其治疗后宫内孕机会只有20%，而再次异位妊娠率高达66.7%，故对这种患者保守治疗价值不大，仅会增加再次异位妊娠的机会。

（2）绝对禁忌证：严重肝、肾疾病或凝血机制障碍，血白细胞$< 3 \times 10^9$/mL，不能使用化疗药物，或对治疗药物过敏。

3. 输卵管妊娠评分

1991年Fernundez等提出以孕龄、血HCG水平、血P水平、腹痛、腹腔出血量及输卵管血肿直径为指标，每项定为1~3分的评分方法，以确定保守治疗的可能性。

表14-1　Fernundez输卵管妊娠药物治疗评分标准

项目	1分	2分	3分
孕龄（闭经周）	<6	7~8	>8
HCG（IU/L）	<1 000	1 000~5 000	>5 000
孕酮水平（ng/mL）	<5	5~10	>10
腹痛	无	诱发性	自发性
输卵管血肿直径（cm）	<1	1~3	>3
腹腔出血量（mL）	0	1~100	>100

注：≤12分药物治疗的成功率>80%，>12分药物治疗的成功率仅50%，因而更适宜于腹腔镜保守性手术。

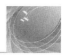

4. 药物选择及方法

（1）甲氨蝶呤（MTX）：MTX为最常用、最有效的药物。MTX为一种抗代谢类药物，在细胞周期中抑制二氢叶酸还原酶，干扰嘌呤核苷酸的合成，从而抑制DNA的合成及细胞复制。MTX能够抑制滋养细胞增生，破坏绒毛，使胚胎停止发育、坏死、脱落，最终吸收，对以后的妊娠无毒副作用，也不增加流产率或胎儿畸形率以及其他肿瘤的发生率。滋养细胞对MTX极其敏感，应用MTX几分钟后即可使滋养细胞内叶酸在无活性的氧化状态下积储，1～24 h内抑制细胞内胸腺嘧啶核苷酸和嘌呤核苷酸的合成，致滋养细胞死亡。妊娠期滋养细胞增生活跃，对MTX的抑制作用更加敏感。

1）肌内注射：MTX 1 mg/kg，用药后4～7天血β-HCG下降<15%或继续升高，第7天再注射MTX 1 mg/kg。

多数病例仅需注射1次MTX，部分需注射2次。单次注射与多次注射疗效相似，但不良反应明显减少。注射1～2次MTX不需注射甲酰四氢叶酸钙（CF）解毒对抗。MTX单次注射或注射2次疗效明显优于大剂量米非司酮。对口服米非司酮治疗效果差或无效者，改用MTX后仍然可能治愈。

2）输卵管妊娠部位注射：在腹部或阴道B超引导下长针穿刺进入输卵管妊娠囊内，先抽尽囊内淡黄色或血浆样液体，注入MTX 12.5～50 mg（抽吸与囊内液等量的或稍大量的生理盐水稀释MTX）。注药完毕应卧床休息片刻，B超监测直肠窝积液无增加表明无内出血，可结束治疗。隔3～5天复查血β-HCG，若1周后血β-HCG不下降，可追加肌内注射1次MTX 1 mg/kg。

3）宫腔镜下输卵管插管注药：插管于患侧输卵管间质部后，拔出内芯，用内导管吸药液10 mL（MTX 25～50 mg），插入外导管内并超出外导管1.5～2 cm，推注药液后等待1～3 min，拔出外导管，卧床休息4～6 h。

4）选择性子宫动脉内灌注：在X线影像监视下，经股动脉穿刺后，送入导管至患侧子宫动脉，将MTX 50 mg用生理盐水稀释至50 mL注入动脉内。

（2）米非司酮：米非司酮为孕激素受体（PR）拮抗剂，与PR的结合力是P的5倍，米非司酮主要通过竞争子宫内膜的PR而阻断P的作用，使富含PR的蜕膜组织变性、水肿、充血，绒毛变性坏死，HCG下降，黄体溶解，P减少，内源性PG释放，引起蜕膜与绒毛膜板的分离，从而使依赖黄体发育的胚囊坏死而发生流产，最后局限在输卵管腔内吸收或与输卵管分离出血，造成输卵管妊娠流产。由于米非司酮有直接抗孕酮的作用，靶组织主要是含有高浓度孕酮受体的蜕膜组织，对其他组织细胞作用较弱，不会引起子宫、输卵管平滑肌的强烈收缩而导致妊娠的输卵管破裂，因此，将其应用于异位妊娠的保守治疗。

1）米非司酮50～150 mg，每天2次，用3～4天。

2）大剂量米非司酮：每天250 mg顿服，服药后隔3~5天监测血β-HCG变化，5~7天后血β-HCG下降＞15%，继续原有治疗剂量；血β-HCG下降＞30%，可减1/3剂量；服药7天后血β-HCG下降＜15%，联合使用甲氨蝶呤。血β-HCG＜30 IU/L停药观察。

3）米非司酮加中药：当归、川芎、赤芍、三棱、莪术、乳香、没药各10 g，延胡索6 g，水煎，分2次服，每天1剂，直至痊愈。

（3）米非司酮＋MTX：MTX与米非司酮治疗异位妊娠的作用机制各不相同，作用点不同，两者互不抵触，联合用药疗效增高。对隔天血清β-HCG浓度上升型，或隔天血β-HCG＞3 000 IU/L、P≥31.7 nmol/L的异位妊娠，联合使用二药成功率较单用MTX或米非司酮更好。

（4）天花粉结晶蛋白（TCS）：天花粉是传统中药制剂，从中药栝楼块根中提取的一种碱性植物蛋白，具有抗原性，可引起变态反应，严重者可出现过敏性休克。提纯的天花粉结晶蛋白，减少了致敏成分，具有选择性的损伤合体滋养层细胞的专一性，能够迅速引起胎盘的滋养层细胞变性坏死，阻断胚胎血液循环，加速了绒毛及蜕膜组织变性及进一步坏死，导致胎儿死亡；能提高前列腺素水平，导致子宫收缩，使胎儿排出体外，胎盘胎膜较为完整地剥离，出血减少。

天花粉治疗异位妊娠效果良好，副作用小，价格便宜，使用方便。治疗异位妊娠的成功率与甲氨蝶呤无差异，但天花粉蛋白注射液起效比甲氨蝶呤快，联合地塞米松和布洛芬治疗副作用发生率较低，易为患者接受。使用前应详细了解患者的过敏史，做好皮试，

用药方法：天花粉蛋白注射液（上海金山制药）0.1 mL皮试，阴性者肌内注射试探剂量0.45 mL（0.045 mg），观察2 h无过敏，深部肌内注射治疗量1.8~2.4 mL，同时肌内注射地塞米松10 mg。

（5）药物治疗效果监测

1）β-HCG监测：用药初期隔3~5天监测血β-HCG。血β-HCG每周下降＞15%，视为有效，继续治疗。如每周血β-HCG下降＜15%，应加大米非司酮剂量或再注射MTX 1次。每周血β-HCG下降＞30%，可减1/3米非司酮剂量；血β-HCG≤30 IU/L停药观察，直至β-HCG降为正常范围。

治疗过程中，血β-HCG并非都呈持续下降趋势，有可能先升高再下降，这是因为MTX在注射后1~4天内抑制快速增长的滋养细胞，摧毁胚胎及胎盘绒毛，使异位妊娠流产，在此过程中加快了HCG的释放，致使HCG在一段时间内有所增高，以后才逐渐下降。如果4~7天后血β-HCG仍然持续上升，应追加用药。

2）B超监测：观察有无内出血，直肠窝积液有无增多。无胚芽、胎心者，每周B超复查1次，观察孕囊是否萎缩消失。有胎心者每2～4天监测1次，观察胎心消失情况。

（6）异位妊娠药物治疗效果预测及疗效评价

1）大剂量米非司酮治疗：国内关于米非司酮治疗输卵管妊娠报道众多，无统一治疗标准，治疗结果差异较大，某些报道的方法重复应用时效果较差。输卵管部位的血运不如子宫，输卵管组织中的孕激素受体（PR）远比子宫内膜与肌层中PR少，只有较高浓度（总量2 700 mg）的米非司酮才能与体内的P竞争输卵管上的PR，使输卵管妊娠灶失去P的支持发生坏死、吸收。故用宫内早孕药物流产的剂量治疗异位妊娠，难以达到理想的效果。笔者每天使用米非司酮200～250 mg治疗异位妊娠，用药时间3～30天，平均治疗12.54天；服米非司酮18～186片（4 650 mg），人均用米非司酮71.31片。血β-HCG降至正常最短6天，最长35天，治愈率为87%。

2）隔天检测血β-HCG浓度与疗效：文献报道血β-HCG＞5 000 IU/L者，药物治疗成功率仅44%，血β-HCG＜5 000 IU/L，药物治疗成功率为88%，故国外将血β-HCG水平＞5 000 IU/L作为药物保守治疗相对禁忌证。但近年一些资料都提示以血β-HCG绝对值作为监测指标很可能有一定局限性。临床基础研究已发现正常妊娠、滋养细胞疾病的血HCG成分不同，提示血β-HCG绝对值仅能反映滋养细胞数量，而不一定提供质的信息。药物治疗异位妊娠效果与首次血β-HCG浓度高低无关，而与首次血β-HCG与隔天血β-HCG浓度之比有关。首次血β-HCG＞隔天血β-HCG的病例治愈率高（下降型）；隔天血β-HCG＞首次血β-HCG的病例治愈率降低（上升型）；隔天血β-HCG上升＞66%，用MTX后继续升高，输卵管破裂的可能为20%。因此，对隔天血β-HCG＞初始血β-HCG的异位妊娠患者，一般需注射1～2次MTX；即使上升型患者的血β-HCG浓度较低，也应及时、大量、足疗程药物治疗。

3）滋养细胞侵入输卵管肌层深度与疗效：国内外报道认为，药物治疗异位妊娠效果与滋养细胞侵入输卵管肌层深度有关。血清β-HCG水平与滋养细胞侵入输卵管壁的深度呈正相关，当血清β-HCG＜2 000 IU/L时，滋养细胞主要侵入输卵管壁的黏膜层；当血清β-HCG＞2 000 IU/L时，绝大部分滋养细胞侵入输卵管肌层甚至浆膜层的可能性逐渐增加。当血清β-HCG＞8 000 IU/L时，预示着输卵管有随时破裂的可能。故当血清β-HCG＜2 000 IU/L时，可选择药物治疗。血清β-HCG 2 000～8 000 IU/L时，尽量避免选择药物治疗。血清β-HCG＞8 000 IU/L时，应尽早手术切除患侧输卵管，减少重复性和持续性异位妊娠的发生。

4）P浓度与疗效：文献报道米非司酮的疗效与血P水平有明显的数量相关性。高血P浓度反映了滋养细胞活力在量方面的信息，而且常伴随孕囊很可能会继续发育成长。血P＞31.7 nmol/L是高危因素，血P水平越高说明胚胎生长越活跃，药物不易杀灭。滋养细胞活力的判断还应该根据超声或动态血β-HCG值来监测。血P水平的高低亦可预示药物治疗的预后。异位妊娠药物治疗有效者血P值明显降低，血P值下降至正常水平的速度比血β-HCG快。

研究发现，单独使用MTX和MTX配伍米非司酮治疗异位妊娠疗效无差异。但对于血P＞31.7 nmol/L的患者，两组的成功率分别为38.5%（5/13）和83.3%（15/18），即二药合用的成功率高于单独使用MTX。因此，对于血β-HCG或者P水平较高的患者，二药合用可以减少MTX的用量。

药物治疗期间，血β-HCG、P水平下降和超声波检查均不能准确预测治疗结果。即使血β-HCG水平如期下降，并不表明治疗已成功，仍然有输卵管妊娠破裂的情况发生。故药物治疗前尚无方法可预测药物治疗能否成功，需要在治疗过程中密切观察，必要时选择手术治疗。

5. 药物治疗改为手术的指标

（1）HCG不下降或持续上升，提示妊娠囊有破裂倾向。

（2）B超提示输卵管包块增大或积液增加，输卵管妊娠部位出现胎心搏动。

（3）腹痛剧烈难忍者。

（4）要求生育者，在破裂之前手术或保守性手术，争取时间，减少过多的不规则的输卵管破损。

6. 期待疗法 一些早期异位妊娠患者可以通过输卵管妊娠流产或退化自然吸收消退，无腹腔内出血，无临床症状和体征，对这类患者，只需要严密观察，无需任何治疗，称之为期待疗法。

期待疗法的适应证：无临床症状或症状轻微；异位妊娠包块直径＜3 cm；隔天血β-HCG＜200 IU/L并持续下降或下降速度较快，腹腔内无游离液体，患者要求期待观察。

期待疗法观察期间，应密切注意临床表现、生命体征、血β-HCG、血球比积、超声波检查。异位妊娠破裂是无法预测的，虽然血β-HCG＜100 IU/L，破裂概率会降低，但破裂随时有发生的可能；已有血β-HCG降至正常范围以内，仍然出现异位妊娠破裂出血的报道。血β-HCG是监测滋养细胞消退的一个很好指标，如连续2次血β-HCG不降或升高，不宜观察等待，可用药物或手术治疗。期待疗法存在一定风险，临床上现在已很少使用。

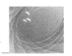

八、输卵管妊娠后对再次妊娠的影响

对既往有过输卵管妊娠保守性治疗史，无论是经药物或保守手术治疗者，经腹腔镜矫正和（或）宫腔镜疏通治疗后，再次输卵管妊娠尤其是患侧保留输卵管妊娠的异位妊娠发生率将明显增高。

腹腔镜手术治疗后再次异位妊娠发病率（同侧和对侧输卵管均有发生）约7%，剖腹手术后再次异位妊娠发生率约17%。药物治疗后再次异位妊娠发生率约为5%。

初次妊娠即为输卵管妊娠者，保守治疗后再次异位妊娠率约为6.5%；第二次为输卵管妊娠者，保守治疗后再次异位妊娠率约为16.7%。对于输卵管、盆腔病变严重，尤其是输卵管管壁僵硬、增厚、黏膜破坏、广泛粘连致密或积水过大者，手术造就的输卵管黏膜分解术后的复通并不等于其正常摄取、运送功能的恢复，因此其疏通治疗后的异位妊娠发生率也明显增多。这类患者试管婴儿是一种可供选择的方法。尤其是输卵管积水或病变严重的输卵管先予以切除或近端结扎，以提高IVF-ET的成功率。

异位妊娠后受孕能力降低，主要原因是输卵管受损。患侧输卵管流产后的状态对宫内再次妊娠的影响十分重要。如胚囊未完全吸收，可残留在输卵管内，导致输卵管阻塞或管腔粘连。对侧输卵管是否正常，将直接影响能否妊娠和是否再次异位妊娠的重要因素。对侧输卵管正常者，术后宫内妊娠率及活产率较高，再次异位妊娠率较低。对侧输卵管异常者，宫内妊娠率较低，再次异位妊娠率可高达50%以上。一侧输卵管通畅与双侧输卵管通畅的宫内妊娠率及再次输卵管妊娠率比较无明显差异。输卵管周围粘连和通畅度受损是引起输卵管妊娠的主要原因。

（陈建明）

参 考 文 献

［1］苏放明. 米非司酮治疗未破裂型异位妊娠剂量的探讨［J］. 中国误诊学杂志，2003，11（3）：1629-1631.

［2］林俊. 异位妊娠［M］. 北京：人民卫生出版社，2003：101-103.

［3］张健，赵右更. 应用血标记物预测持续性异位妊娠［J］. 中华妇产科杂志，2004，39（5）：357.

［4］李雪英，张怡，聂长庆，等. 输卵管妊娠时血β-HCG水平与滋养细胞侵入输卵管壁深度关系的研究［J］. 中国实用妇科与产科杂志，2006，22（1）：40-42.

［5］刘尧芳，黄薇. 甲氨蝶呤在异位妊娠保守治疗中的应用［J］. 中国实用妇科与产科杂

志，2006，22（11）：869-872.

［6］姜风云. 甲氨蝶呤联合米非司酮治疗输卵管妊娠的临床观察［J］. 实用妇产科杂志，2007，23（3）：181-183.

［7］许剑利，徐克惠，王晓东. 血清β-HCG浓度变化类型与异位妊娠药物保守治疗方案的关系［J］. 实用妇产科杂志，2007，23（5）：290-295.

［8］朱亚飞，何林生. 与药物保守治疗输卵管妊娠相关的循证医学证据和评价［J］. 中国实用妇科与产科杂志，2007，23（11）：880-883.

［9］罗欣，漆洪波. 盆腔炎性疾病与不孕不育的关系［J］. 中国实用妇科与产科杂志，2008，24（4）：256-257.

［10］高淑凤，姬明杰，杨小杰，等. 血清妊娠相关蛋白A对可疑异位妊娠早期诊断的价值［J］. 中国实用妇科与产科杂志，2008，24（7）：543-544.

［11］陈建明. 隔天检测血β-HCG在米非司酮治疗异位妊娠结局中的预测价值［J］. 实用妇产科杂志，2009，25（3）：156-158.

［12］张惜阴. 实用妇产科学［M］. 2版. 北京：人民卫生出版社，2010：165-180.

［13］杨学妞，张觇宇. 动态血清孕酮及β-HCG值对早期异常妊娠的临床意义［J］. 中国计划生育和妇产科，2010，2（6）：20-23.

［14］陈勤. 天花粉蛋白注射液治疗异位妊娠的疗效观察［J］. 实用妇产科杂志，2011，27（10）：793-794.

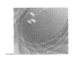

第十五章 辅助生殖技术

第一节 人 工 授 精

人工授精（artificial insemination，AI）是指通过非性交方式将男性精液注入女性生殖道内，以期精子与卵子自然受精达到妊娠目的。

一、人工授精的分类

（一）根据精子来源不同分为两类

1. 夫精人工授精（AIH）　使用丈夫精子进行人工授精。

2. 供精人工授精（AID）　使用供精者精子进行人工授精。

（二）根据精液储存的时间长短可分为两类

1. 鲜精人工授精　指精液离体后1 h内进行处理行人工授精，仅适用于AIH。

2. 冻精人工授精　指精液离体后采用超低温冷冻储存（保存在–196 ℃液氮罐中），需要时再将冷冻精液复温后行人工授精，主要用于AID。

（三）根据授精部位不同可分为六类

1. 阴道内授精（IVI）　指直接将液化后的整份精液或洗涤、上游等处理后的精子悬液0.5 ~ 2 mL注射入女方阴道穹隆部和宫颈外口，术后适当垫高臀部，平卧60 mm。主要适用于女方生育无障碍，男方精液检查正常但性交困难者，或女方阴道痉挛症等原因导致不能性交者。

2. 宫颈内人工授精（ICI）　指直接将液化后的精液或洗涤、上游等处理后的精子悬液0.5 ~ 1 mL注入宫颈管内，也可同时在宫颈外口及宫颈周围涂抹精液，或同时置一部分于后穹隆，术后适当抬高患者臀部，平卧15 ~ 30 min。主要适用于宫腔内人工授精困难、性交困难、精液不液化，或性交时不能射精但手淫或使用按摩器能排精者。

3. 宫腔内人工授精（IUI）　指将处理后的精子悬液0.5 ~ 1 mL通过导管注入宫腔内。具体方法：用生理盐水清洗外阴、阴道及宫颈，将一次性的IUI管顺宫腔曲度进入宫腔，距宫底1 cm处缓慢注入精子悬液0.5 ~ 1 mL，轻轻地取出IUI管。术后适当抬高患者臀部，平卧15 ~ 30 min。

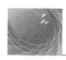

IUI主要用于少弱畸形精子症、精液不液化、免疫性不孕症、宫颈因素不孕症、原因不明不孕症等。此法操作简便，妊娠率较高，目前应用最为广泛。

4. 直接腹腔内人工授精（DIPI） 指将处理后的精子悬液0.5～1 mL，用19 G长针经阴道后穹隆注入子宫直肠窝，精卵由输卵管伞端拣拾至输卵管内受精。治疗前应做不育检测。经腹腔镜证实盆腔器官及输卵管无异常。主要用于原因不明不育、男性因素不育及宫颈因素不孕者，成功率较低。

5. 直接卵泡内人工授精（DIFI） 通过促排卵，当卵泡直径≥18 mm时，在阴道超声引导下，通过阴道后穹隆处穿刺至卵泡内，分别将洗涤处理过的50 μL含2万个精子的悬液直接注入卵泡内。适用于少弱精子症、宫颈因素不孕症、排卵障碍性不孕症尤其是卵泡不破裂者。

6. 经阴道输卵管内人工授精（TITI） 指将特殊导管通过宫腔插至输卵管，将处理后的精子悬液置于输卵管壶腹部。适用于输卵管伞端有轻度粘连，无实施IVF的条件，此法操作复杂，可能引起子宫内膜异位或输卵管损伤，临床较少用。

二、接受人工授精夫妇所具备的基本条件

在我国，进行人工授精的夫妇必须遵守国家计划生育政策，具备生育指标，并要在经卫生行政部门批准的医疗机构进行，夫妻双方须行病史采集及必要的体格检查，并签署相关知情同意书。

女方经子宫输卵管造影或腹腔镜检查诊断，至少有单侧通畅的输卵管；子宫发育正常或虽有异常，但不影响人工授精的操作和胎儿的孕育；自然周期或促排卵药物治疗后卵泡可发育成熟。

三、夫精人工授精

（一）夫精人工授精的适应证

1. 男方因素

（1）性交困难或性交后精液不能进入阴道者：如严重尿道下裂、严重早泄、阳痿、不射精或逆行射精症。

（2）男性免疫性不育：夫妇一方或双方抗精子抗体阳性，且性交后试验（PCT）异常。

（3）轻度至中度精液异常（2次或2次以上精液检查）：精液密度<15×10^6/mL，但>5×10^6/mL；精液活动率<50%；严重的精液量减少，每次射出量<1 mL；精液液化时间延长或不液化；正常形态精子3%～4%。

2. 女方原因

（1）宫颈因素不育症：正常宫颈黏液在排卵前稀薄而呈拉丝状，有利于精子穿透进入宫颈管，可储存精子和过滤活力欠佳精子，并参与精子获能。异常宫颈黏液，如宫颈锥形切除术后、宫颈烧灼术后、严重宫颈裂伤等，表现为宫颈黏液过少或不足，持续黏稠，pH<7，不利于精子的穿透及生存。

（2）排卵障碍者多次诱导排卵治疗而始终未孕者。

（3）轻微或轻度子宫内膜异位症性不孕。

（4）免疫性不育。

（5）原因不明不育：夫妻双方经常规的不孕不育检查均未发现异常，女方有规律的排卵周期，性交后试验正常，腹腔镜检查盆腔正常。男方两次精液分析正常。

（二）夫精人工授精的禁忌证

1. 男女一方患有生殖泌尿系统急性感染或性传播疾病。

2. 女方有不宜妊娠或妊娠后导致疾病加重的全身性疾病。

3. 女方生殖器官严重炎症、发育不全或畸形。

4. 夫妻任何一方患有严重的精神、遗传、躯体疾病。

5. 夫妻任何一方接触致畸量的射线、毒物、药物并处于作用期。

6. 夫妻任何一方有吸毒等严重不良嗜好。

7. 女方双侧输卵管均不通畅。

8. 夫妻双方对人工授精尚有顾虑者，未签署知情同意书。

（三）人工授精方案

1. 自然周期　自然周期适用于具有规律的月经周期，排卵正常者。对原因不明不孕、免疫性不孕者，自然周期人工授精成功率低，在5%以下。

排卵一般发生在下次月经来潮前第14天左右，根据月经周期长短选择检测排卵的起始时间。一般月经第8～10天开始阴道B超监测卵泡发育和内膜厚度，最大卵泡直径<10 mm时，每3天监测1次；优势卵泡直径10～16 mm者，每2天监测1次；优势卵泡直径>16 mm，或血E2达到200～300 pg/mL，每天B超监测1次，同时检测血/尿LH，根据LH峰值情况决定人工授精时机。

2. 促排卵周期　促排卵周期适用于无规律的月经周期、排卵障碍、输卵管单侧通畅、原因不明不孕及自然周期小卵泡排卵者。促排卵可明显提高人工授精的妊娠率，但其相应的并发症也明显高于自然周期。应根据患者的不孕原因、卵巢功能状况、卵巢反应性及药物特点个性化选择促排卵方案。

促排卵药物的选择包括氯米芬（CC）、来曲唑（LET）、促性腺激素（Gn）、促性腺激素释放激素（GnRH）等。首选CC进行诱导排卵，如果增加药物剂量和用药时间仍效果不佳，可改用HMG/FSH。HMG/FSH的效果明显好于

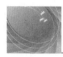

CC。HMG价格便宜，但副作用较FSH明显。FSH适用于HMG治疗失败或经济条件较好的患者。如果患者的血LH水平高，可以直接选用FSH。

自月经周期或撤退性出血第3~5天开始，氯米芬每天50 mg，或来曲唑每天2.5 mg，共5天。如需联合Gn促排卵，于停药第2天开始每天肌内注射HMG/FSH 75~150 IU，并严密监测治疗效果以调整HMG/FSH剂量。B超监测卵泡的生长、发育及子宫内膜的增长情况，当优势卵泡达14 mm时开始早晚测尿LH，并嘱男方自行排精1次，当优势卵泡达18~20 mm，注射HCG 5 000~10 000 IU，诱导排卵。

如果>18 mm卵泡超过2个，中小卵泡较多，血E2≥2 000 pg/mL时，为避免发生卵巢过度刺激综合征（OHSS），禁用HCG诱发排卵，改用GnRH-a类药物诱发排卵，如达菲林0.1~0.2 mg皮下注射，或丙氨瑞林0.15~0.45 mg肌内注射，排卵后补充黄体12~14天。

对不同排卵障碍患者除选用以上促排卵方案外，高泌乳素血症患者可选用溴隐亭治疗3~4周，待血泌乳素降至正常后大部分患者可自发排卵。PCOS患者还可选用胰岛素增敏剂二甲双胍，可促进卵巢对促排卵药物的反应性。生长激素辅助促进卵泡及子宫内膜发育，有助于提高患者促排卵效果，改善妊娠率。

（四）IUI的精液处理

1. 精液处理的目的

（1）达到人工授精要求的精子密度和容量。

（2）减少或去除精浆内的前列腺素、免疫活性细胞、抗精子抗体、细菌与碎片。

（3）减少精液的黏稠度。

（4）促进精子获能，改善精子受精能力。

2. 精液标本的采集

（1）通过手淫法取精：嘱患者取精前3~7天禁欲，取精前清洗双手及外生殖器。收集精液于无菌、无毒的容器内；如取精困难，可通过性交将精液收集于无菌、无毒的特制避孕套内。对精神性阳痿可采用海绵体注射复方罂粟碱或前列腺素E1等。

（2）精液不液化、液化时间过长或有抗精子抗体的精液可以收集在含有培养液的小瓶内。

（3）逆行射精者，特别是进行过膀胱手术者，可经碱化尿液后收集膀胱中的精液。具体方法：取精前一晚9时口服4 g NaHCO$_3$碱化尿液，取精前1 h再次予4 g NaHCO$_3$，并饮200~400 mL水；排空膀胱后立即射精，射精后将小便排入含有5% HEPES-HTF液的容器内，收集到的精液必须立即检查和处理。

3．精液处理方法　精液标本放于37℃培养箱，待精液液化后采用上游法或密度梯度离心法处理精液。精液液化困难者可利用滴管吹打协助液化。对于抗精子抗体阳性的精液标本必须收集在5 mL含有5%血清HEPES-HTF液中，并立即处理。精液处理前先在显微镜下利用Markler板或血细胞计数板计数精子的密度、活动度、畸形率等。

（五）人工授精的时机

精子在女性阴道酸性环境下仅存活2.5 h，在宫颈内为2～5天，宫腔内为24 h，输卵管内为2～5天。成熟卵母细胞一般在24 h内维持受精能力，12 h内受精能力最强，选择合适的人工授精时机是成功受孕的关键。目前普遍认为，人工授精的时间在排卵前24～48 h和排卵后12 h内妊娠率最高。血清E2峰出现约24 h后形成血LH及FSH峰值，排卵发生在血LH峰值后24～36 h或尿LH峰后12～24 h。

多次人工授精并不能提高临床妊娠率，且可能会刺激宫腔，引起宫腔及输卵管异常收缩。因此，应加强对排卵的监测而非单纯增加人工授精次数。当注射HCG后48 h仍未排卵，且既往发生过LUFS，必要时人工授精后予以成熟卵泡穿刺，以提高妊娠率。

1．自然周期

（1）前一天晚上出现尿LH峰值：上午B超监测卵泡已破裂，尽早行IUI。如未排卵，上午或下午行IUI 1次，次日B超监测至卵泡破裂。

（2）当天清晨出现尿LH峰值：上午B超监测卵泡未破裂，下午行IUI 1次，次日B超监测至卵泡破裂。

（3）卵泡破裂时间距离IUI时间在24 h内，不做第2次IUI。若卵泡破裂时间距离IUI时间超过24 h，则做第2次IUI。

2．促排卵周期

（1）前一天晚上尿出现LH峰值：上午B超监测卵泡未破裂，当天上午注射HCG 10 000 IU，上午或下午行IUI 1次，次日复查B超。

（2）当天清晨出现尿LH峰值：上午B超监测卵泡未破裂，当天上午注射HCG 10 000 IU，下午行IUI 1次，次日复查B超。

（3）尿无LH峰值：当天上午注射HCG 10 000 IU，次日下午行IUI 1次；或当天下午5时注射HCG 10 000 IU，隔天上午行IUI 1次。如卵泡未破裂，次日复查B超，必要时行第2次IUI。

（六）影响夫精人工授精妊娠率的因素

国内报道的夫精人工授精妊娠率为8%～22%，其结局受各种因素的影响，其中主要包括不孕原因、不孕类型、女方年龄、受精时机、促排卵方式及精液质量等。

研究表明继发不孕者行夫精人工授精妊娠率高于原发不孕者。在不孕原因中，单纯女方排卵障碍或宫颈因素者的妊娠率较高，而子宫内膜异位症及慢性盆腔炎者由于盆腔内环境改变，无法通过人工授精改善，妊娠率较低。随女方年龄增大，卵子质量下降，子宫内膜容受性降低，导致临床妊娠率明显降低。年龄在25～35岁时妊娠率最高，36～40岁妊娠率开始下降，40岁以后妊娠率则明显降低。

多数文献认为，新鲜精液人工授精妊娠率较冷冻精液明显增高，可能与冷冻处理后精子的活力降低有关。处理后精液中A级+B级每次射精精子总数<10×10^6时，妊娠率明显下降；少精子症患者临床妊娠率明显低于弱精子症及正常精子者；精子正常形态率≥6%可获得较高的临床妊娠率。

人工授精在排卵前24 h及排卵后12 h内的周期妊娠率较高；促排卵周期临床妊娠率较自然周期明显增高，但其发生OHSS及多胎妊娠等并发症比例显著增高。

四、供精人工授精

供精人工授精（artificial insemination with donor，AID）是指通过非性交方式，用供精者精液进行人工授精，以达到受孕的一种辅助生殖技术。

AID对于某些男性不育症患者来说，是一种不可缺少的治疗方法。其主要的禁忌证、人工授精方法、周期方案及并发症与夫精人工授精相似，两者的区别主要为其适应证不同。因涉及伦理、法律问题，在我国AID所用精子必须来自卫生部批准的精子库，并严格按照国家AID相关条例执行。

（一）供精人工授精的适应证

1. 男方绝对性不育　因各种原因导致的男方无精子症，特别是非阻塞性无精子，睾丸/附睾穿刺活检未发现成熟精子者。

2. 男方严重少弱畸精症　目前男方严重少弱畸精症可行ICSI治疗，但其具有一定的遗传风险，征得夫妻双方意见，也可考虑行AID。

3. 男方患有遗传性疾病不宜生育者　如精神病、癫痫、严重智力低下、近亲结婚或已生育畸形儿并性染色体检查有异常者。

4. 夫妻因特殊血型导致严重母婴血型不合经治疗无效者。

5. 经辅助生育技术（IVF/ICSI）治疗过程中发现因男方因素导致不受精、胚胎发育异常等多个周期治疗失败者。

（二）供精者的条件

合适的供精者是AID成功的关键步骤，一般要求供精者体格健壮，容貌端正，智力较高，通过询问既往病史、家族史、遗传病史、体格检查、实验室检

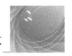

查，排除身心疾病、遗传性疾病、传染病及性传播疾病，尽量避免先天缺陷，防止传染病的传播。

筛选标准：年龄在25～45岁，身体健康，体态匀称，精神、智力正常，无全身急慢性疾病，无生殖系统疾病，无传染性疾病，无家族遗传病史，无先天缺陷，染色体检查正常，无烟酒等不良嗜好，无长时间毒物及放射线接触史。

供精者精液质量需达到WHO正常精液最低标准，并经过生化检查排除乙型肝炎、丙型肝炎、衣原体、支原体、巨细胞病毒、艾滋病、淋病、梅毒等感染性疾病。由于HIV感染后有6个月潜伏期，所有冷冻精液都要在6个月后复查HIV，阴性者方可供临床使用，严禁新鲜精液行AID。

（三）影响供精人工授精妊娠率的因素

国内报道的AID妊娠率在15%～26%，其影响因素中除与夫精人工授精相同的如女方年龄、授精时机外，还主要有供精质量、周期数等。

供精质量受到供精者精液质量、冷冻方法的影响。我国卫生部辅助生殖技术相关条例规定，AID精子复苏后前向运动精子总数≥10×10^6。

由于冷冻精子解冻后授精能力仅24 h，因此选择正确的授精时间对提高AID成功率尤为重要（参见AIH授精时机选择）。研究表明，随周期数增多，AID累积妊娠率增高，但增加幅度随周期增加而下降，在治疗3～4个周期失败后，应考虑存在其他不孕因素，应再次对女方检查，以增加受孕机会。另外，精神因素也可影响妊娠结局，过大的精神压力可导致输卵管痉挛和子宫逆向蠕动波。治疗过程中对患者进行心理疏导，可减少紧张情绪通过自主神经调节对生殖过程的不利影响。

（四）供精人工授精的伦理问题

供精人工授精因其生育子女在生物遗传学上可具有供精者的遗传特征，不具备授精者丈夫的特征，使其存在诸多社会伦理及法律问题。

因多数不孕夫妇不愿公开实施AID的事实，在选择供精者时，应尽量详细阅读供精者信息，选择与丈夫生理特征、血型、性格、兴趣爱好等相近的供精者的精液，尽量减少供精者与丈夫的差异。

为避免出生子女近亲结婚的可能，必须建立供精使用的管理系统，将供精者的编号、基本生理特征、受教育程度、医疗史、兴趣爱好等永久保存，以便后代婚姻咨询。实施AID的医疗机构必须取得卫生行政部门的批准，医疗机构必须遵循保密原则。我国卫生部于2003年出台176号和177号文件规定，供精者与授精夫妇保持互盲，授精夫妇及子代不能查询供精者真实身份，有效避免关系复杂化，易于为各方接受。此外，条例严格规定同一供精者精液最多使5名妇女受孕，在供精人工授精后代结婚之前，精子库有义务在匿名情况下，为其提供有关医学信息的婚姻咨询服务，避免血亲通婚。

对于严重少、弱精及严重遗传性疾病等考虑行AID的不孕夫妇，应耐心细致地充分告知夫妻各种治疗的可能性、方法及可能存在的风险。在实施AID前，夫妻双方必须慎重考虑，充分咨询，知情同意，取得法律文书公证以保证夫妻双方及其后代的权利、义务，以防止日后可能出现的抚养与赡养法律纠纷。我国法律规定AID生育的子女享受婚生子女同等的法律地位，夫妻双方均有抚养教育子女的义务，推定男方为孩子的生父，夫妻离婚后按照婚姻法有关规定双方都有抚养教育子女的义务。

（崔媛媛　陈晓燕）

第二节　体外受精-胚胎移植及卵胞浆内单精子注射

一、体外受精-胚胎移植

体外受精-胚胎移植（in vitro fertilization and embryo transfer，IVF-ET）是将患者夫妇的卵子与精子取出，在培养皿内受精，经体外培养发育成胚胎后移植入女性宫腔内，以达到妊娠的目的，故又称试管婴儿。

1978年Edwanrds和Steptoe合作，在世界上首次成功诞生了第1例"试管婴儿"Louise Brown，从而开始了人类治疗不孕不育症的新篇章。1988年3月北京医科大学第三医院诞生了国内首例"试管婴儿"，经过20多年的努力，我国的辅助生殖技术已达到世界先进水平。

（一）适应证

1. 输卵管因素　经输卵管造影或腹腔镜证实双侧输卵管阻塞、积水、结核或切除，先天性输卵管发育不良，严重的盆腔粘连，输卵管造口或输卵管吻合手术失败等。

2. 排卵障碍　顽固性多囊卵巢综合征（PCOS）经反复促排卵治疗，或（和）宫腔内人工授精未孕；未破裂卵泡黄素化综合征（LUFS）经多次药物治疗或卵泡穿刺未孕。

3. 子宫内膜异位症　重度子宫内膜异位症经常规药物或手术治疗未孕，轻至中度子宫内膜异位症经药物或手术治疗，并经≥3次促排卵+宫腔内人工授精未孕。

4. 男方因素　男性轻、中度的少、弱、畸精症，经多次宫腔内人工授精未孕。

5. 不明原因不孕　经多次宫腔内人工授精未孕。

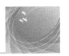

6. 免疫性不孕　经其他治疗，包括人工授精未孕。

（二）禁忌证

1. 男女任何一方患有严重精神疾患、泌尿生殖系统急性感染、性传播疾病。

2. 患有《母婴保健法》规定的不宜生育的、目前无法进行胚胎植入前遗传学诊断的遗传性疾病。

3. 任何一方具有吸毒等严重不良嗜好。

4. 任何一方接触致畸量的射线、毒物、药品并处于作用期。

5. 女方子宫不具备妊娠功能或严重躯体疾病不能承受妊娠。

（三）体外受精–胚胎移植的术前检查

不育夫妇在进入IVF–ET治疗前，应完成系统的不孕症检查、常规体格检查及病原体检查，同时排除不能耐受促排卵及妊娠的内、外科疾病和肿瘤等，以确定患者具备IVF–ET的适应证并排除禁忌证。

1. 女方检查

（1）性激素测定：包括促卵泡激素（FSH）、促黄体生成激素（LH）、雌二醇（E2）、孕酮（P）、睾酮（T）、泌乳素（PRL），并进行卵巢储备功能评估。

（2）其他内分泌功能检查：必要时应行甲状腺功能、肾上腺皮质功能的检查。

（3）阴道B超检查：在进入IVF–ET治疗前，应常规进行阴道B超检查，了解子宫及双侧附件的情况。

（4）传染病的检查：在进入IVF周期之前，必须排除对胚胎生长发育有影响以及对母亲妊娠有危害的病原体感染，如各种病毒性肝炎、支原体、衣原体、淋球菌、TORCH、梅毒、HIV等。

（5）其他检查：血常规、尿常规、肝功能、肾功能、心电图，以及宫颈细胞学检查。PCOS患者疑合并糖代谢异常时应行OGTT、C肽释放试验。

（6）宫腔镜：当疑有子宫内膜息肉、宫腔粘连、子宫内膜增生性疾病、子宫畸形，以及反复IVF失败时应行宫腔镜检查，以排除宫腔异常情况。

（7）腹腔镜：对严重的输卵管积水予以结扎，严重的子宫内膜异位症进行手术治疗后再进行IVF–ET。

（8）遗传学检查：夫妇双方做染色体和地中海贫血检查。

2. 男方检查

（1）精液分析：包括精液常规检查、精子形态学检查、顶体酶活性的检测、精子穿透试验、精子DNA完整率检测等。

（2）男方病原体的检查：前列腺液的支原体、衣原体、淋球菌，血清梅毒、HIV、乙型肝炎等。

（3）严重少、弱精及无精症患者应查Y染色体基因微缺失，必要时测定血清PRL、FSH、LH及T等激素水平。

（4）对于无精子症的患者应行精浆果糖测定，以及附睾/睾丸穿刺活检，如有活动的成熟精子可行单精子卵胞浆内显微注射。

（四）促排卵及其监测

详细内容参阅控制性超排卵章节。

（五）经阴道超声引导下穿刺取卵术

1. 术前准备　取卵前2天（即注射HCG日开始），用碘伏冲洗阴道，每天1次。术时可采用静脉麻醉，或用度冷丁50 mg术前30 min肌内注射。

2. 方法　患者排空膀胱，取膀胱截石位，用生理盐水冲洗外阴及阴道。B超阴道探头用无毒的专用探头套保护，安置好穿刺导架，用生理盐水冲洗。B超确认双侧卵巢位置及大小，注意周围血管的分布。穿刺时应避开卵巢内、外的血管，特别要注意不能误伤髂内动、静脉。一般使用16～17 G单腔取卵针，如患者的卵泡较少，可应用双腔取卵针，用培养液冲洗每个卵泡。在超声监视下沿穿刺线由近至远依次穿刺所有卵泡，抽吸负压为14.67～16.00 kPa，将抽出的卵泡液迅速送入实验室，收集卵子。穿刺完毕，B超检查盆腔有无出血，并检查阴道壁穿刺点，如有活动性出血，阴道内填塞纱布，4～6 h取出。患者休息1～2 h，复查B超1次，观察有无内出血等情况。术后口服抗生素3天，预防感染。

3. 取卵术注意事项

（1）穿刺时必须小心谨慎，认清卵巢的界限。如卵巢位于子宫上方需经宫体时，可选择直径较小的穿刺针，要尽量避开子宫内膜。

（2）穿刺时避开卵巢内、外的血管，特别要注意不能误伤髂内动、静脉。在转动超声探头时血管的形状有所改变，横断面呈圆形似卵泡，但在纵切面时呈长条形状，而卵泡无论怎样转动，探头形状都不会改变，故可以鉴别。肠管有时贴近卵巢，易被误认为卵泡，但仔细观察肠管有蠕动，可以鉴别。

（3）穿刺时尽量不经膀胱，如卵巢位置特殊须经膀胱时争取1～2次内完成，嘱术后多饮水，多解小便，注意出现血尿情况。

（4）巧克力囊肿应在取卵的最后穿刺。如在取卵过程中误穿巧克力囊肿应立即更换穿刺针及试管。

（六）体外受精

取卵日男方在专用取精室用手淫法取精。由实验室工作人员进行精子洗涤、体外受精及胚胎培养。

（七）黄体支持

由于在超促排卵时多使用降调节，停药后垂体分泌促性腺激素的能力未能及时恢复；并且在取卵时反复抽吸卵泡，回收卵子的同时吸出大量的颗粒细胞，从而导致黄体功能不足，因而一般需要进行黄体期的支持。

1. 黄体酮　取卵较多时应使用黄体酮，目前有3种给药途径：

（1）黄体酮针剂：取卵日开始肌内注射40～60 mg/d，持续用至胚胎移植后12～14天。

（2）阴道栓剂：黄体酮缓释阴道凝胶90 mg/d，放置阴道内，从取卵日起至移植后12～14天。

（3）口服黄体酮：地屈孕酮10 mg，每天2～3次；或黄体酮胶囊100 mg，每天2～3次。通常口服黄体酮与黄体酮针剂或阴道栓剂联合使用。

2. HCG　取卵适当时可使用HCG，于取卵日开始注射2 000 IU，每2～3天1次，共4次。因其半衰期长，影响妊娠试验结果，故停止注射8天后才能测尿或血HCG，或于胚胎移植后第14天、16天根据血清HCG水平来判断是否妊娠。取卵数>15个，不宜用HCG。

3. HCG与黄体酮联合应用　一般用于超促排卵反应不良，取卵数<3个者。

（八）胚胎移植

1. 移植时间　一般在取卵后72 h、胚胎在8细胞期阶段行胚胎移植，也可在囊胚期或取卵后48 h移植。

2. 移植数目　35岁以下第1个治疗周期移植胚胎数目不得超过2个，其他妇女不得超过3个。

3. 建议取消移植的指征

（1）出现较严重的卵巢过度刺激综合征。

（2）胚胎质量差。

（3）子宫内膜厚度≤7 mm，或内膜回声异常。

（4）宫腔积液。

（5）移植困难。

（6）使用HCG日孕酮升高。

4. 操作步骤　患者术前适当充盈膀胱，取膀胱截石位，用生理盐水冲洗外阴、阴道、宫颈及周围穹隆部分泌物，清理干净宫颈管内的黏液。在B超引导下插入移植外管至子宫中上1/3交界处。实验室人员用内管吸取胚胎，准确轻柔地将载有胚胎的移植内管插入移植外管达宫腔相同深度，后退移植外管>

2 cm，缓慢注入胚胎，静置片刻后缓慢退出移植内、外管，并将导管送回培养室检查胚胎是否已全部移入子宫；若发现有胚胎存留应立即行第2次移植。移植术后卧床休息1～2 h可离院，禁止性生活2周。

（九）妊娠的确立及监护

自取卵术后起，应注意各种并发症的可能，包括OHSS、感染、出血等。

1. 胚胎移植后14天查尿HCG/血β–HCG，确定是否妊娠。如阴性等待月经来潮，如阳性继续用HCG或黄体酮至妊娠10～12周。

2. 移植术后28～35天B超检查，看见妊娠囊为临床妊娠，否则为生化妊娠。还应当注意胎囊的数目及有无宫外孕，特别要注意宫内外同时妊娠的情况。胚胎暴露在B超下的时间应尽量短，以避免超声波对胚胎有不利影响。

3. 如为多胎妊娠，应行减胎术。

所有IVF–ET后妊娠者均视为高危妊娠，要加强后续的临床追踪及产前保健，预防流产及妊娠合并症。

二、卵胞浆内单精子注射

卵胞浆内单精子注射（ICSI）是在显微镜下将单个精子直接注射到卵细胞浆内，使卵母细胞受精。1992年世界首例ICSI婴儿在比利时诞生。1996年4月我国大陆首例ICSI婴儿在中山医科大学附属第一医院诞生。

（一）卵胞浆内单精子显微注射适应证

1. 严重的少、弱、畸精子症。

2. 不可逆的梗阻性无精子症。

3. 生精功能障碍（排除遗传缺陷疾病所致）。

4. 免疫性不育。

5. 体外受精失败或受精率低。

6. 精子顶体异常。

7. 种植前遗传学诊断（PGD）治疗周期。

8. 不成熟卵体外成熟培养（IVM）治疗周期。

（二）步骤

1. 治疗前准备、超排卵、取卵等同IVF–ET。

2. 获取精子　有手淫法、附睾穿刺抽吸精子术或从睾丸取出曲细精管分离精子。

3. 取卵后4 h左右，拆除卵母细胞周围的颗粒细胞，挑选成熟卵细胞（MⅡ期），将单个形态正常的活精子直接注入卵细胞浆内，放入培养箱培养。

4. 胚胎移植及黄体支持同IVF–ET。

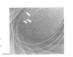

三、冻融胚胎移植

（一）自然周期

适用于月经规律、内分泌正常者。月经第6天开始，阴道B超监测卵泡发育情况及子宫内膜的厚度与形态。当优势卵泡直径达14 mm时，开始检测尿LH，每6～8 h 1次，并每天B超监测1次。如优势卵泡直径为<16 mm及子宫内膜厚度≤6 mm时，即出现尿LH阳性，则取消本周期胚胎移植。如优势卵泡直径为16～18 mm，内膜≥8 mm，未出现LH峰，则注射HCG 10 000 IU，诱发排卵。排卵后第3天解冻移植卵裂期第3天的胚胎；排卵后第5天解冻移植第5～6天的囊胚。胚胎移植后酌情用HCG 2 000 IU肌内注射，隔天1次，共4次，或黄体酮20～40 mg/d肌内注射，行黄体支持。

（二）激素替代周期

适用于多囊卵巢综合征等月经紊乱及卵巢功能低下者。

口服戊酸雌二醇（E2）：多采用逐渐增量方案，月经第3～6天，2 mg/d，月经第7～9天，4 mg/d。以后根据内膜情况每3天增加2 mg/d，一般最大量10 mg/d。用药7天开始B超监测子宫内膜的厚度及形态。当内膜厚度≥8 mm时，开始加用孕酮（P）40～60 mg/d。使用P第4天解冻移植卵裂期第3天的胚胎，用P第6天解冻移植第5～6天的囊胚。胚胎移植后开始增加P至60～80 mg/d，继续用戊酸雌二醇6～8 mg/d，共14天。妊娠后继续使用E2、P维持妊娠，孕8～9周后可开始逐渐减量，孕12～14周停药。

（三）促排卵周期

适用于下丘脑垂体功能低下的排卵异常及小卵泡排卵者。

从月经周期3～5天开始肌内注射HMG 75 IU/d，注射4～5天后开始阴道B超监测卵泡发育情况及子宫内膜厚度及形态。根据卵泡发育情况调整HMG用量。当优势卵泡≥14 mm时开始检测尿LH，每6～8 h 1次，并每天B超监测1次。当优势卵泡≥18 mm时肌内注射HCG 10 000 IU诱发排卵，其余同自然周期。

（陈希曦　陈晓燕）

第三节　胚胎植入前遗传学诊断

种植前遗传学诊断（preimplantation genetic diagnosis，PGD）是指从体外受精的胚胎取出部分细胞或从卵子取出极体进行染色体和（或）基因学检测，最终选择正常的胚胎行宫腔移植，从而防止遗传病的发生。

PGD技术是产前诊断技术的延伸，是一种更早的产前诊断，相比于传统的产前诊断，PGD具有一些无可比拟的优点。PGD在妊娠的发生前完成，避免了产前诊断带来的人工流产或中期妊娠引产给母体及家庭带来的精神和体格上的重复创伤。

1989年Handside取出单个卵裂球细胞，运用聚合酶链锁反应（polymerase chain reaction，PCR）技术成功扩增了Y染色体特异重复序列。1990年Handside报道了用PCR技术对有高风险DMD（假性肥大型肌营养不良）患者的夫妇进行PGD后诞生的首例健康女婴。2000年4月国内首例经PGD的婴儿出生。目前，PGD主要检测3大内容：①确定移植前胚胎的性别；②单基因遗传病，如地中海贫血、囊性纤维化遗传病等；③染色体异常，包括数目与结构异常，如非整倍体、染色体易位等的种植前诊断。

1990—2009年，全世界已实施了超过10 000余例PGD，PGD后出生的婴儿达2 000余人。经评测发育至2岁的PGD出生儿童，与常规IVF、ICSI以及自然周期出生的儿童比较，在认知、情感和健康状况方面无差异。

一、PGD的主要应用范围

进行PGD的主要对象是那些可能有遗传异常或高危遗传因素，需要产前诊断的病例，尤其是那些具有异常妊娠结局或（和）具有单基因疾病的不育夫妇。目前PGD主要针对有高风险生育染色体病、性连锁隐性遗传病、基因病后代的夫妇。

1. 常染色体隐性遗传病　常见的有地中海贫血、镰状细胞贫血、纤维囊性疾病、脊柱性肌萎缩、家族性自主神经失调症。

2. 常染色体显性遗传病　常见的有早发性原发性扭转肌张力障碍和腓骨肌萎缩症。

3. X连锁疾病　包括X连锁隐性遗传病如血友病、色盲、假肥大型肌营养不良等，X连锁显性遗传病如遗传性肾炎、家族性低磷酸血症佝偻病。

二、PGD中遗传分析材料的获取

（一）活检材料

1. 极体活检　极体是卵子减数分裂过程中的产物，根据其检测结果可以推测卵子的遗传信息，从而选择正常卵子发育而来的胚胎进行移植。Verlinsky等首先于1990年报道极体活检PGD成功。由于存在染色体的互换，需要分别对第一极体和第二极体进行活检，以避免误诊。目前，大部分学者认为第一极体活检在HCG注射后36～42 h，第二极体活检在受精后18～22 h。极体活检的优势在于对操作后胚胎的发育没有明显的影响，因而对胚胎相对安全。但极体活检并不能检测父源性遗传异常。

2. 卵裂球活检　在取卵后第3天胚胎发育到6～10细胞期进行活检是目前PGD的主要方式。因为此时卵裂球仍是全能性的，故取出1～2个细胞不会明显影响胚胎的进一步发育。一般8细胞期以前的胚胎吸取1个卵裂球，8细胞期以后的胚胎可吸出1～2个卵裂球。解冻后的胚胎如果存活良好，也可用于活检。但活检后胚胎进行冷冻会明显降低胚胎的存活率。经PGD正常的胚胎可以在同一天移植入子宫。卵裂球活检的优势在于可以同时诊断父方和母方染色体异常或单基因疾病。

3. 囊胚活检　在人类，囊胚大多于受精后第5天形成，可从囊胚的滋养外胚层取出10个以上的细胞进行检测，为诊断分析提供了更多的细胞。囊胚活检不涉及将来发育成胎儿的内细胞团部分，避免了活检过程对胎儿发育的任何不良影响。但由于受精后仅有40%可发育到囊胚，限制了可供PGD的囊胚数目。此外，嵌合体现象在滋养外胚层很普遍，将影响PGD的准确性。这两个因素使得囊胚活检的临床应用较少。

（二）活检方法

主要的胚胎活检方法包括机械法、化学法和激光法。

1. 机械法　应用显微操作针在待检物上方的透明带做一个"－"或"+"型切口。如进行极体活检，首先将卵子固定在固定针上，极体位于12点位置，显微穿刺针从1～2点位置穿入卵周隙，从10～11点位置穿出，然后将卵子从固定针上松开，显微穿刺针带着卵子与固定针的下部进行轻微摩擦，直至透明带裂开。操作完成后释放卵子，重新固定卵子，透明带缺口位于5点处，用内径15～16 μm的抽吸针从缺口吸出极体。

机械法不存在使用化学物质对胚胎的潜在毒性，也没有激光带来的潜在热效应。

2. 化学法　进行化学法透明带打孔前先预备好操作皿放入培养箱中待用，操作皿上包括Tyrode酸或链霉蛋白酶及HEPES缓冲液液滴，覆盖矿物油。操作时每个胚胎单独放于HEPES缓冲液液滴中，通过显微固定针固定待检胚胎，使活检卵裂球或卵周间隙位于3点钟的位置，将吸有Tyrode酸或者链霉蛋白酶的喷酸针在胚胎3点钟位置烧灼透明带，喷酸针环状或上下运动有助于消化透明带，当一见透明带内层溶解，立即停止喷酸，同时回吸透明带破口附近残留的Tyrode酸或链霉蛋白酶，并迅速将胚胎移到远离酸液的区域。用活检针自酸打孔处进入胚胎，吸出完整卵裂球1～2个。

3. 激光法　激光用于透明带打孔有接触式和非接触式两种方法。目前常用的是非接触式激光，其通过水传播，水或透明带大分子部分位点吸收激光能量产生热效应，使透明带基质发热、透明带熔解挥发，从而达到打孔的目的，通过调整激光能量的大小、作用时间及脉冲次数来控制透明带打孔的大小。激光打孔简捷、快速、污染小、精确度高，近年来在胚胎活检中逐渐得到应用。

三、植入前遗传学诊断的方法

目前，PGD常用的诊断方法有单细胞PCR技术、荧光原位杂交（FISH）技术等。

1. 巢式PCR PCR通过"内""外"两对引物，首次用外引物进行大片段产物的扩增，二次扩增则以大片段产物为模板，对与其内侧序列互补的内引物进行小片段产物的特异性扩增的方法。与单次PCR相比，巢式PCR对特定的基因片段连续两次放大后，其诊断的敏感性、特异性大大提高。

2. 荧光PCR 采用荧光标记的不同引物或dNTP针对特异性基因片段或基因组内的短串联重复序列进行扩增，PCR产物经自动DNA测序仪或扫描仪分析。

3. 多重PCR 在一次PCR反应中，对基因组中多个位点采用不相关的多对引物同时进行扩增，再结合巢式PCR技术针对目的基因分别进行内扩增或结合荧光PCR自动测序技术得到诊断结果。

4. 全基因组扩增（WGA） 在PGD中最常用的WGA是引物延伸预扩增（PEP）。PEP采用15个碱基的随机引物序列对单个细胞的整个基因组进行扩增，可以在不知道特异性DNA序列的情况下检测DNA的多态性。在扩增时，能与基因组DNA相应位点随机退火结合，把目的基因拷贝为多个，针对该目的基因进行二次扩增。

5. 荧光原位杂交（FISH）技术 染色体荧光原位杂交是用荧光染料对DNA探针进行标记。着色探针适于对中期染色体进行结构分析。多条染色体FISH检测时每个DNA探针都要用不同的荧光染料进行标记。运用FISH进行PGD的适用范围：①染色体数目异常；②染色体结构异常；③X连锁隐性遗传病进行PGD。

第四节 未成熟卵母细胞体外成熟培养

在不经过超促排卵，或少量应用促性腺激素（Gn）后从卵巢中获取未成熟卵，在体外经过适宜的条件进行体外成熟培养，使卵母细胞成熟并具有受精能力，即为未成熟卵母细胞体外成熟培养（IVM）技术。1992年已有报道将不成熟的人卵母细胞在体外培养成熟并通过ICSI技术获得临床妊娠。迄今，世界上有多个中心开展IVM技术的临床应用，临床妊娠率报道差异很大，为10%～40%，大多在10%～20%。

一、IVM的意义

1. 免除超促排卵（COH）造成卵巢过度刺激综合征（OHSS）的危险，对于多囊卵巢综合征（PCOS）患者尤为重要。

2. 减少COH期间高浓度的Gn及雌激素对卵巢、子宫和乳房产生的副作用。

3. 节省医疗费用和就医时间。

4. 帮助解决卵巢组织或卵泡冷冻保存后卵细胞的成熟问题，以及未成熟卵冷冻后的应用问题，用于为卵巢去势患者保存生育力和建立卵子库。

5. 为有关卵子成熟机制的研究建立体外模型。

由于IVM与IVF相比活产率低而流产率高，所以目前IVM技术尚未成为大多数生殖中心的主流选择。

二、适应证

1. 患者不宜接受超促排卵（如乳腺癌、卵巢癌术后）或者不愿意接受超促排卵药物。

2. COH高反应　PCOS或OHSS高风险患者。

3. COH低反应。

4. 卵巢抵抗综合征。

5. 捐赠卵子或保存生育力。

三、IVM临床方案

1. 自然周期　月经第2～5天进行基础状态下的B超扫描，观察卵巢体积、窦卵泡数、卵泡大小、内膜厚度和任何的卵巢及子宫异常情况。月经第6～8天开始阴道超声监测卵泡发育，优势卵泡发育至10～12 mm时，肌内注射HCG 10 000 IU，注射后17～36 h在阴道超声引导下取卵。

2. 小剂量Gn刺激方案　于自然周期或撤退性出血的3～5天行阴道超声检查及测定血清E2值，当B超检查双侧卵巢均无直径＞5 mm优势卵泡，子宫内膜厚度≤5 mm，且血清E2＜50 pg/mL，给予Gn每天肌内注射75～150 IU，共3～6天，随后每天行阴道超声测量卵泡大小及子宫内膜厚度，当优势卵泡发育至10～12 mm、子宫内膜厚度＞5 mm时，肌内注射HCG 10 000 IU，注射后17～36 h在阴道超声引导下取卵。

IVM周期中，取卵前是否使用HCG对最终得到的胚胎质量有无影响意见不一，但较多研究认为取卵前使用HCG能够提高获卵率及IVM的成熟率。

四、未成熟卵的采集

未成熟卵的取卵过程与成熟卵基本相同，但是需要用特制的取卵针（针尖端的长度缩短，更锐利），而且需要降低吸引的负压为10.67～13.33 kPa。在37 ℃的热台上将收集的卵泡液在细胞过滤网上过滤（70 μm），过滤后收集到的组织在培养皿来回滑动，挑选出未成熟卵。

五、未成熟卵的体外成熟培养

得到的卵子在解剖显微镜下机械法去除卵母细胞周围包裹紧密的卵丘细胞，观察卵母细胞的胞质中是否含有生发泡（GV），或者在卵间隙中是否出现第一极体。如果卵细胞质内见GV，无极体，为GV期卵；如无GV，也无极体，为第一次减数分裂中期（metaphase I，MI）的卵。确认其成熟程度后，将未成熟卵移入IVM培养液中培养。体外成熟培养的时间大多在24～48 h，现有研究表明体外培养30 h以内成熟的GV期卵比那些需要更长培养时间的卵有更好的发育潜能。

六、体外成熟卵的受精方式

体外培养成熟的卵子可进行IVF或ICSI受精，如男方精液正常，IVF与ICSI的受精率、卵裂率及临床妊娠率无显著差异。IVF或ICSI后16～18 h观察受精，第3天进行胚胎移植。

七、子宫内膜准备及黄体支持

取卵当天子宫内膜厚度≥6 mm，补充戊酸雌激素（补佳乐）4～6 mg；子宫内膜<6 mm，补充补佳乐8～10 mg。取卵第2天肌内注射黄体酮60 mg，第3天开始80 mg/d，移植当天子宫内膜≥7 mm进行胚胎移植，若子宫内膜<7 mm则进行胚胎冷冻。

胚胎移植后14天检查血清HCG确定是否妊娠。移植后35天B超检查确认胎心。在确定妊娠后雌激素逐步减量至妊娠2个月停药，孕激素逐步减量至妊娠3个月停药。

八、IVM的前景及安全性

IVM的妊娠率与常规IVF相比有一定差距，但为PCOS妇女的治疗开辟了一

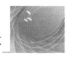

条新的有效途径，为不孕症患者（特别是某些雌激素依赖性肿瘤术后患者）的辅助生育提供了更安全、更经济的治疗手段。在提高临床妊娠率的同时，将会有更多的患者愿意接受IVM治疗。此外，通过对卵母细胞成熟机制的探讨和研究，可以进一步了解人类卵子和胚胎的发育机制，并为人类生育力的储备提供可能。

目前，IVM在理论及技术上尚不完善，还有很多问题值得进一步探讨，如：取卵的时机、有效地收集卵子的方法、是否使用Gn/HCG、培养液及培养条件、子宫内膜的准备等。

关于IVM的安全性，已有的文献报道，IVM与IVF相比，未发现IVM技术出生的婴儿先天畸形率有明显升高。早产率、多胎率、妊娠期疾病与PCOS妇女行IVF-ET治疗的发生率相似。

第五节　卵子赠送

1984年Lutjen等实施了世界首例应用捐赠卵子进行体外受精-胚胎移植技术，使一位卵巢早衰患者成功妊娠并分娩正常新生儿。1994年，我国首例卵子赠送体外受精-胚胎移植在中山大学附属第一医院成功分娩正常新生儿。

一、接受卵子赠送的指征

我国规定，接受供卵治疗必须合乎以下条件：丧失产生卵子的能力，女方是严重的遗传性疾病或患者；具有明显的影响卵子数量和质量的因素。

1. 卵巢功能衰竭　包括卵巢早衰、卵巢抵抗综合征、卵巢去势、严重感染和自身免疫性疾病导致的卵巢功能衰竭等。

2. 女方患有严重遗传病或基因携带者。

3. 反复IVF获卵率低或卵子异常导致体外受精失败。

4. 卵巢解剖位置异常，无法取卵。

5. 绝经期妇女。

二、供卵者的来源和要求

1. 卵子来源　2006年《卫生部关于印发人类辅助生殖技术与人类精子库校验实施细则的通知》（卫科教发〔2006〕44号文件）中规定：不允许亲属间或未实施辅助生殖技术的女性捐卵，考虑运用促排卵药或取卵会对女性造成伤害，存在卵巢过度刺激综合征（OHSS）、出血、感染等一系列并发症，并且促排卵对于女性生殖系统的远期危害目前并没有大样本资料的统计结果，所以卵子赠送仅限于接受体外受精治疗周期妇女捐赠多余的卵子。要求每周期获取成熟卵子20个以上者，在保留15个卵子、不影响不孕患者自身治疗的基础上方可进行捐卵。且捐卵者必须行健康检查，配子或赠卵形成的胚胎冻存6个月，供者再次检查HIV合格后方可使用，每位捐卵者最多只能使5名妇女妊娠。我国法规还指出，供卵只能是以捐赠助人为目的，禁止买卖，但可以给予捐赠者必要的误工、交通和医疗补偿。

2. 供卵者的要求 年龄<35岁、家谱正常、排除精神疾病及传染病、生理特征尽可能与受者相似，包括人种、血型、皮肤、眼睛和头发的颜色。

三、受者条件

1. 年龄上限 一般为50岁。
2. 健康状况良好。
3. 子宫具备接受胚胎种植的条件。

四、受者胚胎移植方案

1. 自然周期 适用于卵巢功能正常者。

月经第6天开始，阴道B超监测卵泡发育情况及子宫内膜的厚度与形态。当优势卵泡直径达14 mm时，开始检测尿中LH，每6～8 h 1次，并每天B超监测1次。如优势卵泡直径<16 mm及子宫内膜厚度≤6 mm时，即出现尿LH阳性，则取消本周期胚胎移植。如优势卵泡直径16～18 mm，内膜≥8 mm，未出现LH峰，则注射HCG 10 000 IU，诱发排卵。排卵后第3天解冻移植卵裂期第3天的胚胎；排卵后第5天解冻移植第5～6天的囊胚。胚胎移植后酌情用HCG 2 000 IU，隔天1次，共4次，或黄体酮20～40 mg/d，肌内注射，行黄体支持。

2. 激素替代周期 适用于多囊卵巢综合征等月经紊乱及卵巢功能低下者。

口服戊酸雌二醇（E2V）：多采用逐渐增量方案。月经第3～6天，2 mg/d；月经第7～9天，4 mg/d。以后根据内膜情况每3天增加2 mg/d，一般最大量10 mg/d。用药7天开始B超监测子宫内膜的厚度及形态。当子宫内膜厚度≥8 mm时，开始加用黄体酮（P）40～60 mg/d。使用P第4天解冻移植卵裂期第3天的胚胎，用P第6天解冻移植第5～6天的囊胚。胚胎移植后开始增加P至60～80 mg/d，继续用戊酸雌二醇6～8 mg/d，共14天。妊娠后继续使用E2、P维持妊娠，孕9～10周后可开始逐渐减量，孕12周左右停药。

3. 促排卵周期 适用于下丘脑垂体功能低下的排卵异常及小卵泡排卵者。

从月经周期3～5天开始肌内注射HMG 75 IU/d，注射4～5天后开始阴道B超监测卵泡发育情况及子宫内膜厚度及形态。根据卵泡发育情况调整HMG用量。

当优势卵泡≥14 mm时开始检测尿LH，每6~8 h 1次，并每天B超监测1次。当优势卵泡≥18 mm时肌内注射HCG 10 000 IU诱发排卵，其余同自然周期。

4. 降调节后激素替代方案　适合于有子宫肌瘤、子宫腺肌症的受者。

在激素替代前1个月经周期的黄体中期用促性腺激素释放激素激动剂降调节，待月经第3~5天测血清FSH、LH和E2水平，并做阴道B超检测卵泡及子宫内膜，达到垂体降调节的标准时，开始应用雌激素、孕激素序贯治疗准备子宫内膜。

五、接受赠卵周期成功率的影响因素

国外研究发现，接受30~34岁赠卵的妇女抱婴率最高，接受≥40岁赠卵的妇女抱婴率最低。多变量分析显示在获得年轻卵子的情况下，不同年龄的受者妊娠率无明显差异。

接受赠卵的子宫内膜异位症的患者及健康患者作比较，种植率在该两组间无明显差异，但子宫内膜异位症组的患者流产率显著增加。

接受经玻璃化冷冻的卵子与接受新鲜周期的卵子进行对比分析，发现两组的受精率、卵裂率、胚胎质量和临床妊娠没有差异。

（黎淑贞　陈晓燕）

第六节　辅助生殖技术并发症

一、卵巢过度刺激综合征（OHSS）

详细内容参阅OHSS章节。

二、取卵术的并发症

（一）损伤与出血

阴道B超引导下穿刺取卵，一般是安全的，但有可能损伤邻近的肠管、输尿管、膀胱甚至血管，导致出血。引起的主要原因是盆腔粘连、技术操作不熟练等。处理：

（1）阴道壁或宫颈少量出血，纱布压迫止血。

（2）少量盆腔出血，卧床休息，严密观察血压、脉搏，可给予止血剂。少量出血一般可吸收，不需手术。

（3）卵巢或周围脏器损伤、大量内出血，应在输液或输血条件下，立即开腹手术治疗。

（二）盆腔感染

原有慢性生殖器炎症，经阴道操作使重复感染的危险升高。术前注意外阴、阴道、宫颈的清洁和冲洗，手术时尽量减少穿刺次数，必要时用抗生素预防感染。已确诊盆腔感染发生，及时进行相应治疗。

三、孕产期并发症

经辅助生殖治疗获得的妊娠结果不同于自然妊娠，其流产、异位妊娠、多胎妊娠、早产及围产儿死亡率较高，产科高危并发症增加，故经ART妊娠者均应视为高危妊娠。

（一）多胎妊娠

由于促排卵药物在治疗不孕症中的应用，多胎妊娠发生率有所增加，在ART中多胎率可达30%以上。多胎妊娠对母儿均不利，特别是3胎及3胎以上的高序多胎妊娠，孕妇易出现妊娠高血压综合征、贫血、羊水过多、前置胎盘、胎膜早破、产后出血、围生期心力衰竭等产科高危并发症。胎儿易发生流产、早产、低体重儿，增加围生期胎婴儿死亡率及发病率，故预防多胎是重要环节。

发生多胎妊娠后，实施选择性减胎术作为一种补救措施，可以使多胎妊娠转变为单胎或双胎妊娠，提高妊娠成功率，减少母儿并发症，达到安全活产的目的。

按减胎时的妊娠期分为早期、中期和晚期妊娠减胎术3种；按减胎的途径分为经阴道和经腹部两类，均需在B超引导下进行。经阴道途径减胎术主要用于早期妊娠，而中、晚期妊娠减胎则经腹进行；减胎方法可简单分为物理方法和化学方法，早期妊娠减胎术采用物理方法和化学方法均可，中、晚期则以化学方法为主。

1. 适应证　2胎及2胎以上的早期多胎妊娠。

2. 禁忌证

（1）已有阴道流血的先兆流产者，应慎行减胎术。

（2）患有泌尿生殖系统急性感染或性传播疾病。

3. 减胎术

（1）经腹部减胎术：通常在孕9～12周以后进行。B超引导下穿刺针经腹壁穿过子宫壁，进入拟减灭的胎囊，针刺胎儿心脏，直接向胎心搏动区注射15%氯化钾溶液0.6～1.2 mL，致胎心搏动停止。或抽吸部分羊水后注入5%氯化钠3 mL；也可单用穿刺针以物理创伤使胎儿心搏停止。次日复查B超，观察被穿刺胎儿是否恢复胎心搏动，如恢复应再次行减胎术。减胎后死亡的胎儿逐渐被

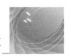

吸收。

（2）经阴道减胎：通常在妊娠7～10周进行。术前可预防性使用抗生素，酌情使用镇静剂。患者排空膀胱后取膀胱截石位，用碘伏消毒外阴、阴道后擦干，尽量避免碘伏残留，注意阴道穹隆的消毒。动作应轻柔，避免刺激子宫颈。阴道超声确认妊娠囊数目、位置及各妊娠囊的相互关系，胚胎数目（注意有无单妊娠囊内双胚胎）及胎心搏动。选择拟减灭的胚胎，一般保留1～2个胎儿。综合下列因素选择拟减灭的胚胎：最靠近探头的胚胎，最小的胚胎，靠近宫颈的胚胎。调整超声探头，使拟减灭胚胎的胎心位于超声引导线上，用16 G、长35 cm穿刺针沿引导线进针，经过阴道穹隆、子宫壁、妊娠囊至胎儿心脏或心脏附近，进一步的处理有以下几种方法：

1）抽吸法：适于孕7～8周，一旦确认胎心搏动即可进行。穿刺针进入胚胎体内，加53.33 kPa负压抽吸，直至吸出全部或大部分胚胎组织，不吸或吸出部分羊水。多数情况下，胚胎组织回声完全消失，妊娠囊大小不变或略小。确认胚胎组织被吸出或虽未完全吸出，但无胎心搏动时退针。将抽吸物全部送实验室，显微镜下检查，确认胚胎组织被吸出。

2）物理法：用于妊娠＞8周，不易抽吸出胚胎组织者。穿刺胚胎心脏，捻动穿刺针，可同时加53.33 kPa负压抽吸，直至心搏停止。

3）注射药物法：适用于妊娠＞8周。经穿刺针向胎儿心脏或心脏附近注入15%氯化钾溶液0.6～1.2 mL，使胎心搏动停止。确认被减灭胎儿的胎心搏动消失后，观察3～5 min，再次确认后退出穿刺针。

尚需减灭另一个胚胎时，可同法处理。一次减灭的胚胎一般不超过3个，保留1～2个胚胎。减胎完毕，用窥阴器暴露阴道穹隆，检查穿刺点有无出血，有出血者，以干纱布压迫止血。

手术操作要点：进针一定要准确直至目标处，在穿刺胎囊中尚有胎心搏动前尽量不要抽吸胎囊中的羊水，保留羊水便于观察并可尽量避免损伤相邻胎囊。

4．减胎术后管理

（1）术后住院观察，卧床休息6 h，严密观察有无腹痛及阴道分泌物情况，保持外阴清洁。

（2）鼓励孕妇多进富含维生素、蛋白质、纤维素的易消化饮食，保持大便通畅。

（3）预防性应用抗生素2～3天，一般用青霉素480万IU静脉输注，每天1次。如术后有阴道出血，则应适当延长抗生素用药时间。

（4）黄体酮的应用：黄体酮40 mg肌内注射，每天1～2次，持续应用2～3

周。

（5）术后24 h及3天，分别复查B超，检查穿刺胎囊中有无胎心搏动，保留的胎囊中胎心搏动是否正常。如穿刺胎囊中可见胎心搏动，则需行第2次减胎术。

（6）注意保持外阴清洁，每天用温开水清洗外阴。禁止性生活，以免引起流产、早产。

（二）自然流产

经ART妊娠后自然流产的危险为18.4%～30%，高于自然妊娠流产率10%～18%。流产率增加与母亲年龄有关，年龄较大的妇女卵母细胞质量差，<25岁者流产率大约18%，而>40岁者流产率为40%～58%。多胎妊娠也增加流产发生。在控制性超促排卵和体外培养过程中，卵子的纺锤体可能受到影响，因而易发生流产。此外，可能在ART过程中器械操作中断了母体–胚胎间的某种联系，或目前尚未发现的原因参与流产。

（三）异位妊娠

在经ART妊娠者中，异位妊娠发生率为3.2%～5%，明显高于自然妊娠的1.23%～2.21%。这可能是由于药物超促排卵，多个卵泡发育，雌激素水平明显高于自然周期等原因使子宫易受到激惹。在进行胚胎移植时，导管进入宫腔可刺激宫缩，子宫内膜有节奏地从子宫内口向子宫底方向蠕动。移植入宫腔的胚胎一旦进入输卵管，由于患者大多有输卵管病变，即使输卵管正常，体内非生理的高水平激素环境可改变输卵管的生理功能，因而不能将胚胎有效地推进返回宫腔，则形成输卵管妊娠。有些患者过去曾多次刮宫，子宫内膜不利于胚胎着床，可发生宫颈妊娠。少数情况下发生宫内孕合并宫外孕，可能与移植多个胚胎有关。ART的各种器械操作有可能干扰母体–胚胎间的微妙联络，亦可能与异位妊娠的发生有关。

（四）其他并发症

低体重儿、早产儿增多，围产儿死亡率升高；妊娠高血压综合征、前置胎盘、胎膜早破、产后出血等发病率增加，剖宫产率增加。

（五）胎儿畸形及染色体异常

目前观察随访的资料显示，在正常人群中采用ART出生婴儿的先天畸形及染色体异常率未增高，但也有相反结论。2005年，Hansen等对25项相关研究结果进行分析，发现其中2/3的研究认为ART子代出生缺陷发生率较自然妊娠者增加25%或以上。Meta分析结果显示，ART婴儿出生缺陷发生率较自然妊娠婴儿增高30%～40%。ICSI技术应用于临床的时间不长，人们仍然对ICSI的安全性担心。因为ICSI把自然情况下难以受精的精子直接注入卵细胞内，有可能将遗传

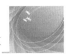

缺陷传给下一代，而且ICSI操作不可避免地对卵子造成一定程度的损害。研究发现，ICSI婴儿染色体异常发生率明显增加（1%），与严重少精子症和梗阻性无精子症精子异常相关，而与ICSI本身无关。与常规IVF相比，ICSI并不增加子代出生缺陷的风险。但也有多项实验室研究发现，ICSI子代发生Y染色体微缺失、精子非整倍体、性染色体异常等的概率明显增高。这是否会引起子代生长发育不良及成年后的不孕需要进一步随访、观察才能得出结论。

四、超促排卵与肿瘤

目前认为，某些癌症与诱发排卵相关，常见的是卵巢癌、乳腺癌等。

（一）卵巢癌

目前认为促排卵药物诱发卵巢肿瘤的机制有以下两方面：

1. Gn促进卵巢上皮组织的增殖分化，从而增加恶变的危险性。

2. 使用Gn导致排卵数目及次数增加，卵巢上皮细胞反复损伤和修复可能增加肿瘤发生的危险性。特别是当上皮组织混入卵巢间质内时，该区域最容易恶变。但不排除由于接受超促排卵治疗，临床检查和B超监测增加，从而使发现卵巢肿瘤的机会增加。然而，也有研究表明促排卵药物并不是卵巢肿瘤的高危因素。

（二）乳腺癌

在超促排卵周期，多个卵泡发育，产生高水平的雌激素、孕激素，使妇女面临乳腺癌潜在性生长的环境。但乳腺癌的发病率是否明显增加仍需进一步研究。

（陈晓燕　陈希曦）

参 考 文 献

［1］庄广伦. 现代辅助生殖技术［M］. 北京：人民卫生出版社，2005：132–146，148–171，194–202，284–297，308–345，407–422.

［2］宋玮，刘平，张秋芳，等. 影响宫腔内人工授精结局的因素分析［J］. 中国现代医学杂志，2008，18（12）：146–148.

［3］罗丽兰. 不孕与不育［M］. 2版. 北京：人民卫生出版社，2009：505–515，559–561.

［4］李靖，孙莹璞，孔慧娟，等. 单、双次人工授精对不同人群人工授精妊娠率的影响［J］. 现代妇产科进展，2010，19（4）：295–297.

［5］赵华，王兴玲，管一春，等. 影响供精人工授精临床结局多因素分析［J］. 中国妇幼保健，2011，26（5）：711–714.

［6］张科，范立青，刘薇，等. 活动精子总数、精子形态与宫腔内人工授精妊娠率的关系

［J］．中国现代医学杂志，2011，21（19）：2254-2257.

［7］萝莉，王海燕，乔杰，等．供精人工授精后代近亲婚配的伦理学新思考［J］．中国医
　　　学伦理学，2011，24（2）：226-227，259.

［8］李力，乔杰．实用生殖医学［M］．北京：人民卫生出版社，2012：343-358，
　　　395-406，418-421.

［9］卢惠霖，卢光琇．人类生殖与生殖工程［M］．郑州：河南科学技术出版社，2001：
　　　99-101.

［10］陈子江．人类生殖与辅助生育［M］．北京：科学出版社，2005：408，689-744.

［11］李媛．人类辅助生殖实验技术［M］．北京：科学出版社，2008：230-246，252-261.

［12］黄国宁，孙海翔．体外受精-胚胎移植实验室技术［M］．北京：人民卫生出版社，
　　　2012：333-378.

［13］李媛，陈子江，赵力新，等．超声引导下MFP技术治疗多囊卵巢综合征无排卵性不孕
　　　的临床研究［J］．山东医药，2004，44：15-17.

［14］方丛，苗本郁，钟依平，等．不同体外受精周期所获生殖泡期卵母细胞体外成熟后结
　　　果比较［J］．中山大学学报：医学科学版，2009，30（4）：473-476.

［15］Fasano G，Vannin AS，Biramane J，et al. Cryopreservation of human failed. maturation
　　　oocytes shows that vitrification gives superior outcomes to slow cooling. Cryobiology，2010，
　　　61（3）：243-247.

［16］Xu M，Fazleabas AT，Shikanov A，et al. In vitro oocyte maturation and preantral follicle
　　　culture from the luteal-phase baboon ovary produce mature oocytes. Biol Reprod，2011，84
　　　（4）：689-697.

［17］Maman E，Meirow D，Brengauz M，et al. Luteal phase oocyte retrieval and in vitro
　　　maturation is an optional procedure for urgent fertility preservation. Fertil Steril，2011，95
　　　（1）：64-67.

下编 男性不育

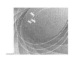

第十六章 男 性 不 育

第一节 男性不育概述

2009年WHO推荐的男性不育症定义是：育龄夫妇婚后同居1年，未采取任何避孕措施，由男方原因造成女方不孕者。

原发性男性不育：是指男性从未使女性伴侣受孕者。

继发性男性不育：是指曾经使女性伴侣怀孕，与这个女性是否为他目前的配偶无关。

大量人群的研究表明，育龄夫妇婚后未采取任何避孕措施，1个月经周期受孕概率为25%左右，3个月经周期受孕率为65%，6个月经周期受孕率为80%，1年受孕率为85%，而2年受孕率则为95%左右。

不育的发生率很高，根据世界卫生组织统计，约有15%育龄夫妇婚后存在不孕不育问题，发达国家为5%～8%，不发达国家普遍较高，如刚果为15%，加蓬高达30%。有关文献报道，我国不孕不育发病率约12.5%，在对333对不孕不育夫妇进行分析，男方存在着明显不育因素者为165人，占49.5%。并且男性不育发生率呈上升趋势，其中有两个重要原因：一是在世界范围内性传播疾病在近10年传播很快；再者环境污染越发严重损害了男性生殖健康。

第二节 男性不育症的病因和分类

近年研究报告指出：在过去的50年中男子精子数量平均减少50%，精子质量也随之下降，这是一系列有害因素（包括体外的及体内的）通过不同方式作用于人体生殖系统所造成的结果；一般认为是通过3个环节损害男性生殖功能。

一、损害男性生殖功能的3个环节

（一）作用于下丘脑、脑垂体等睾丸前环节

有害因素可作用于对生殖功能起调控作用的器官，即所谓睾丸前环节，主要是指下丘脑及脑垂体等重要内分泌器官，其结果是由于这些睾丸前环节的调节器官功能的损害，从而导致对性腺刺激的减弱，或导致对性腺调控功能的障碍，影响性激素的产生，干扰精子发生，形成生殖功能障碍或间接通过性功能障碍再导致男性不育。

（二）作用于睾丸

有害因素可直接作用于睾丸，干扰睾丸的生精功能和合成分泌雄激素功能。睾丸精子发生对有害的环境因素十分敏感，有害因素可在不同阶段干扰精子发生过程。

（1）干扰精原细胞的增殖，干扰精母细胞的减数分裂。

（2）干扰精子的形成，或抑制精子的正常释放。

（3）引起生精细胞的凋亡异常增加。

（4）引起严重的精子畸形等等。

有害因素对睾丸的作用具有久远性和长期性，这种有害作用可发生在胚胎期、哺乳期、婴幼儿期、青春期或成年期。作用于胚胎或出生后早期引起的后果更严重，可引起睾丸发育不良综合征。

（三）作用于睾丸后环节

有些有害因素可作用于附睾，影响附睾功能，从而干扰精子在通过附睾时的精子成熟过程，导致精子运动发育障碍和受精能力发育障碍。

（1）有害因素可直接作用于储存于附睾中的精子。

（2）有害因素可作用于包括附睾在内的生殖管道，引起精子生殖道运行障碍。

（3）有害因素可作用于前列腺、精囊腺等附性腺，造成其功能或结构上的损害；附性腺分泌物精浆将会发生一系列变化，从而改变精子赖以生存的微环境。

（4）有害因素可能影响精子的获能和受精，如钙通道阻滞剂药物可影响精子顶体反应，从而引起不育。

二、男性不育症的病因

（一）内分泌异常

内分泌异常所致不育在男性不育症患者中所占比例较小，包括下丘脑功能障碍、垂体病变、高泌乳素血症、甲状腺疾病、肾上腺疾病等，这些疾病最终导致性功能障碍、精子生成障碍而引起不育。

（二）遗传因素

染色体异常包括染色体数目异常或结构异常。染色体数目异常几乎都是精母细胞减数分裂不分离的结果，从而造成子代细胞染色体数目多或少。染色体结构异常是在细胞分裂过程中曾发生染色体断裂最终未能自疗所致。常见的结构异常有缺失、易位、重复、倒位、环状染色体、等臂染色体等。无论染色体数目或结构异常均与男性不育症有密切的关系。无精子症、少精子症、畸形精子症患者染色体畸变率均明显高于正常人，配偶复发性流产的男性染色体畸变率也异常升高。另外一类基因突变或特异基因的缺失也与男性不育相关，如雄激素受体基因突变引起的一系列相关疾病；如AZF基因缺失引起的少精子症和无精子症等。

（三）免疫因素

精液中精浆和精子有多种抗原，然而正常男性生殖系统存在血睾屏障和免疫抑制物质，精子抗原一般不能与自身的免疫系统接触。当睾丸、附睾和附属性腺在外伤、手术、感染、梗阻等情况下，血睾屏障受到破坏，精子抗原被机体的免疫系统识别，激活机体的体液和细胞免疫功能，使精浆和血液中产生抗精子抗体。抗精子抗体的存在会使精液质量降低，表现为精子数少、活力降低，畸形精子率增高，抑制精子穿透宫颈黏液，阻碍精卵融合。

（四）性功能障碍

包括阴茎勃起功能和射精功能障碍。精子和卵细胞受精的前提是男性的正常性功能将精液输入女性生殖道内。男性正常性功能是一系列的反射活动，是在健康的神经系统、内分泌系统和生殖系统基础上进行的复杂生理过程，同时需要夫妻双方密切配合。阴茎勃起功能障碍包括心因性、血管性、神经性、内分泌性、药物及其他器质性阴茎勃起功能障碍。射精功能异常包括早泄、不射精症、逆行射精，最终均造成精液无法进入阴道，而不能完成

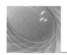

受精。

（五）精索静脉曲张

精索静脉曲张是指精索静脉回流受阻或静脉瓣膜失去功能，血液反流引起血液瘀滞，精索蔓状静脉丛迂曲扩张。多见于男性青壮年，占男性不育人群的35%。因解剖或局部压迫因素，导致左侧精索静脉曲张的发病率较高。病程长的精索静脉曲张将使睾丸发生病理改变，生精上皮出现退变，精原细胞和精子细胞数量减少。患者精子数目减少，活力减弱，畸形和不成熟精子增加，严重时甚至无精子。

（六）精道异常

精子由睾丸产生，在附睾中发育成熟，性生活时通过输精管、射精管及尿道进入女性生殖道内。输精管道的任何一处发生异常，精子运行和排出发生障碍，均可导致不育。精道异常有先天性异常和后天性梗阻两类：

1. 先天性异常　如先天性附睾和睾丸分离、先天性附睾发育不全、先天性输精管发育不全或缺如、先天性输精管闭锁、先天性射精管梗阻等。

2. 后天性梗阻　生殖道感染和损伤可以引起生殖道阻塞，导致无精子症。

（七）生殖器官先天性发育异常

除前面遗传性因素所致不育的几种疾患外，还有生殖器官先天性发育异常导致的不育。包括无睾症和隐睾、男性假两性畸形、隐匿阴茎、尿道下裂，前二者主要是影响睾丸生精功能和性功能；后二者主要是引起无法进行性生活和射精而导致不育。

（八）全身慢性疾病和营养性疾病

慢性肝脏疾病、慢性肾脏疾病、糖尿病等全身性疾病均可通过机体代谢异常影响男性性功能和睾丸生精障碍，从而导致男性不育。营养不良和营养过剩也可通过影响机体一系列代谢障碍，而导致精子生成障碍和功能异常。

（九）环境因素

近年来，由于环境污染的日益加重，人类生存环境中各种理化因素导致的不育也已引起人们高度重视。有机杀虫剂类、除草剂、杀真菌剂、杀螨剂、食物添加剂、亚硝基化合物、工业化学制品多氯联苯、重金属等均可直接损害男性生殖系统，引起睾丸组织病理变化，影响精液质量。另外，某些药物包括化疗药物、作用于中枢神经系统的药物、激素类药物等长期、大量使用也可影响雄激素的合成及代谢、睾丸生精功能和精子活动。

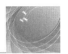

（十）不良生活习惯

长期大量吸烟、饮酒，长期快节奏的生活方式，熬夜，长期精神压抑、紧张，均会影响男性性功能及生精功能，影响精液质量，最终导致不育。

三、男性不育症的诊断分类

男性不育症的诊断分类是生殖疾病诊断中十分重要的内容，但由于十分复杂和困难，至今还无统一标准。

（一）根据精液分类

根据WHO《人类精液检查与处理实验室手册》（第5版），精液检查参考值如下：

1. 免疫性不育　MAR试验或免疫珠试验＞50%活动精子有抗精子抗体包裹。

2. 正常精液（具有正常精子和正常精浆）　正常精子应同时具备：

（1）每次射精精子总数≥39×10^6。

（2）前向运动精子百分率≥32%。

（3）精子正常形态百分比≥4%。

（4）MAR或免疫珠试验：活动精子中有抗精子抗体包裹＜50%。

（5）无精子凝集。

3. 正常精浆应同时具备

（1）精液量≥1.5 mL，外观和黏稠度都正常。

（2）pH≥7.2。

（3）精浆生化检查正常。

（4）白细胞数＜1×10^6/mL，精液培养阴性或细菌计数＜1 000/mL。

4. 畸形精子症　精子正常形态百分比＜4%。

5. 弱精子症　前向运动精子百分率＜32%。

6. 少精子症　精子浓度＜15×10^6/mL，并且满足一次射出精子总数＜39×10^6。

7. 无精子症　有精浆而无精子。

8. 无精液症　无精液排出或逆行射精。

（二）根据WHO诊断流程表进行分类，见图16-1。

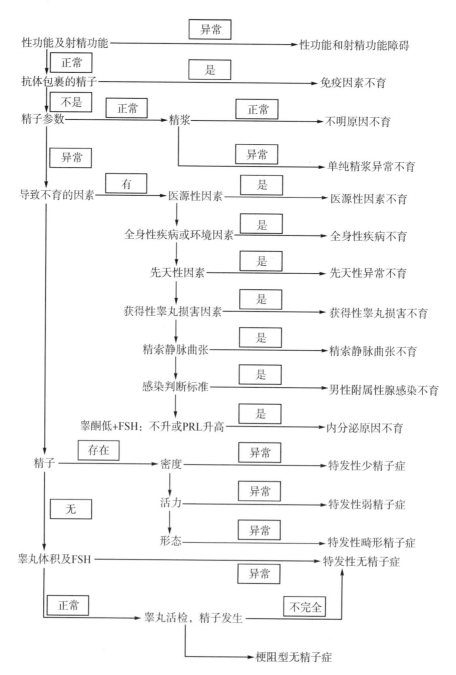

图16-1 WHO关于男性不育症的诊断流程

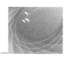

第三节 病史和体格检查

一、病史采集

与人体其他系统疾病相比，男性不育症不是一种特异的疾病，而是由多种原因导致的，最终表现为生育力下降或丧失的综合性病症。在检查和治疗前，要对患者过去病史、现病史、个人病史、家族史、性生活史、婚姻史、生育史等进行全面了解，其中对性生活史和婚姻史、生育史及与不育有关的病史及相关因素进行重点了解。

（一）既往史

应全面了解患者的生长发育情况，如青春期开始、睾丸发育、骨骼生长和第二性征出现的时间及情况。是否有泌尿及生殖道先天性畸形，如隐睾症、先天性睾丸发育不良、尿道下裂等。有无患过传染性疾病，如肺结核、附睾结核、流行性腮腺炎及睾丸炎。是否接受过可能影响生育能力的外科手术，如隐睾、疝、鞘膜积液、骨盆骨折引起后尿道狭窄、精索静脉曲张、双侧输尿管下段手术。是否有泌尿生殖系炎症，如尿道炎、前列腺炎、精囊炎以及性传播疾病史。

（二）职业和个人习惯

了解患者的职业和生活工作环境，如高温环境工作、放射物质、某些重金属、电离辐射和有毒物品接触史；是否吸毒及长期食用生棉籽油，是否长期服用影响睾丸生精功能、阴茎勃起和射精功能的有关药品，有无精神过度紧张或焦虑；有无吸烟、饮酒、熬夜等不良生活习惯，有无经常穿紧身裤、热水盆浴、桑拿浴的习惯。

（三）婚姻史、性生活史及生育史

了解夫妇双方是否近亲婚配，家族中有无先天性遗传性疾病，初婚或再婚，婚龄的长短；有无分居及避孕，性生活方法正确与否，性交持续时间，性生活频率，能否射精及有无精液射入阴道内；性伴侣有无受孕、流产、早产、堕胎及分娩史。

（四）家族史

父母是否近亲结婚，有无先天性遗传性疾病，身体状况；母亲是否有流产、早产、死胎史；兄弟姐妹的身体状况及其生育情况，有无不孕不育发生。

二、体格检查

(一)一般检查

全身检查项目中包括身高、体重、血压、心血管、呼吸、胃肠和神经系统等。注意男性副性征是否明显，如胡须、皮肤、肌肉、喉结及音调、乳房发育和体毛分布的情况，对肥胖者应注意全身脂肪分布情况，特别是腹部和会阴部脂肪堆积情况。

(二)生殖器官检查

是体格检查的重点部分，应按程序进行。检查时患者应站立，最好在26 ℃的温暖房间内暴露外生殖器。

1. 睾丸　注意睾丸的位置、大小及质地。一般用睾丸体积测量模型Pracler睾丸测量器进行对照观察，以确定睾丸体积大小。江鱼等对178例曾生1胎的我国正常生育力的男性进行睾丸容积测定，结果表明，95%的男性睾丸容积数为15～26 mL，平均为19.5 mL±3.3 mL。若睾丸容积<8 mL，则往往提示功能不良，质地软的睾丸通常表现精子发生下降，软而小的睾丸则提示预后不良。

2. 附睾　正常附睾头-体-尾部相连续，质地软可扪及边界。检查时注意有无肿胀和结节，如有结节则应关注其大小和质地，有无肿痛，附睾头-体-尾有无中断及缺损，与睾丸是否相延续。

3. 输精管　正常输精管质韧、平滑、粗细均匀。检查时注意有无输精管缺失，粗细，质地是否坚硬无弹性，有无结节及触痛。

4. 精索静脉　以扪及输精管为参照物，上下左右滑动扪诊可扪及精索静脉，但应区别增粗的淋巴管。检查时如肉眼能见到曲张的静脉团则为Ⅲ度静脉曲张；扪及迂回的精索静脉为Ⅱ度；采用Valsalva方法即让患者站立时用力屏气，增加腹压时才扪及曲张的静脉为Ⅰ度。

5. 阴茎　应注意阴茎的体积即阴茎的长度和粗细。阴茎的长度有疲软状态长度、牵伸长度和勃起长度。黄宇峰等调查了500例生育男性阴茎，阴茎常态时最长为12 cm，最短3.5 cm，平均7.1 cm；勃起时最长18 cm，最短7 cm，平均12.4 cm；常态最大周长11 cm，最小周长5.5 cm，平均8.1 cm；勃起的最大周长14.5 cm，最小周长8.0 cm，平均11.1 cm。一般状态长度小于4 cm为小阴茎，大于18 cm为巨阴茎。注意有无尿道上、下裂，包皮过长和包茎，阴茎海绵体有无纤维性硬结或纤维性条索。

6. 阴囊　注意检查有关鞘膜积液、腹股沟斜疝等情况。

7. 腹股沟区域　应触摸有关淋巴结肿大、压痛及动脉搏动情况，是否有手术及感染后瘢痕。

8. 直肠指检　注意前列腺大小、质地、平滑度、中央沟是否浅平，有否结节和压痛，必要时采取前列腺液检查。正常精囊一般不能触及，注意有无增大和压痛。

（黄昌平）

第四节　精液常规分析

一、精液常规检查

精液由精子和精浆组成。精子是由睾丸的生精上皮产生的，精浆则是由曲细精管的支持细胞、附睾、精囊腺、前列腺、尿道球腺和尿道旁腺的分泌物混合在一起组成的，两者的混合物为精液。其中精囊腺和前列腺的分泌物分别占总体积的65%和30%左右。

（一）标本的采集和保存

1. 采集精液时间　排精前禁欲期的长短可导致精液量及精子密度的明显改变，在排精后4天内通常会出现持久明显的精子数量增加，4天后精子数的增加较缓慢，长期禁欲可出现死精子数增多，异常精子增多。WHO建议禁欲（包括无遗精和手淫）的时间为2~7天。

2. 采集精液要求　用手淫方法采集精液后于25 ℃环境中1 h内送检。用避孕套收集精液时因套内的润滑剂及乳胶薄膜本身的化学作用可能影响精子的活力，故不宜采用。性交中断法可能丢失射精的前一部分精液，而这一部分中的精子密度最高。如果未能收集到全部射出的精液，或运送时间过长、精液遗漏等，该精液标本不适宜做精液分析。

3. 精液复查要求　受检者的精子生成在一段时间内会有变化，并且有检验者人为的因素，精液变化范围有时可较大，故精液检查应在2周内重复2~3次，仅凭1次标本做出的精液检验结果其可靠性有限。

（二）精液的理化特性

1. 精液颜色、外观及气味　正常精液为灰白或乳白色，半流体状液体，有一种类似角豆树或栗树花的特殊刺激性腥味。淡黄色精液多见于排精间隔时间较长；老年男性精液呈暗黄色；棕红色者为血精，多见于精囊炎症、精囊肿瘤及前列腺炎症等生殖系统疾病。

2. 精液液化与黏稠度　刚射出的精液呈稠厚的胶冻状，置于35~37 ℃水浴箱中5~20 min后液化，变为稀薄的液体。正常精液标本在60 min内液化，超过60 min不液化则称为精液不液化症。精液不液化常见于前列腺疾病，特别是和前列腺炎有关。精液黏稠度异常可影响精子活力及精子的穿透能力。精液黏稠度异常与精液液化不全两者常相伴随，常常很难区别。精液黏稠度增加通常提示前列腺的液化酶系统分泌失调。

3. 精液量　正常精液量2～6 mL，平均3 mL。精液量0.5～1.5 mL为少精液症，多于6 mL为多精液症。精液量与射精频度密切相关。精液的95%来源于前列腺液和精囊液，因此，精液量减少提示上述腺体的功能性或器质性缺陷，或者是存在逆行射精。多精液症常见于附属性腺功能亢进，精液量过多使精子密度降低导致不孕。

4. 精液的酸碱度　正常精液的pH为7.2～8.0。精液偏酸性时精子的活力直线下降。精液碱化（pH达8.4）时，精子活力增加。pH>8.0多见于急性附属性腺炎症或者附睾炎，而慢性附属性腺炎症可使精液pH<7.2。

二、精液的显微镜检查

1. 精子密度　精子密度是指单位体积精液中的精子数量，亦称为精子计数或精子浓度。精子总数指每次射精所排精液中精子的总含量（每毫升精子数×1次排泄的精液总量）。未见精子的精液标本应离心确定沉渣中未发现精子才能报告无精子。无精子症分为梗阻性和非梗阻性2种，可通过检查精浆生化指标和精液中生精细胞而予以鉴别。前者精浆中果糖和α-葡萄糖苷酶缺乏或显著降低，精液中见不到生精细胞；而后者精浆生化指标正常，精液中可见到不同阶段的生精细胞。

临床意义：根据WHO《人类精液检查与处理实验室手册》（第5版）精液分析参考值为每次射精精子总数>39×10^6，精子密度正常最低值≥15×10^6/mL。精子密度<15×10^6/mL为少精子症，精子密度<5×10^6/mL为重度少精子症，精液中未发现精子为无精子症。

少精子症和无精子症见于睾丸生精功能低下、输精管道阻塞或部分阻塞、唯支持细胞综合征等。

2. 精子活动率　精子活动率即活动精子占所有精子的百分率。精子活动率为前向运动+非前向运动精子的百分率总和。精子活力即精子的运动能力，为衡量精子质量的重要参数之一。前向精子活力的程度与妊娠率相关。WHO推荐精子活率分为前向运动、非前向运动和不活动的精子。

（1）前向运动：精子主动地呈直线或沿一大圆周运动，不管其速度如何。

（2）非前向运动：精子以其他非前向运动的形式，如小圆周泳动，尾部动力几乎不能驱使头部移动，或者只能观察到尾部摆动。

（3）不活动：精子没有运动。

临床意义：正常男性前向运动精子数≥32%，精子活动率≥40%。前向运动精子数<32%时，称为弱精子症，可能与附属性腺或附睾炎症、精索静脉曲张及理化因素等影响精子活力有关。

3. 精子形态学分析 正常形态精子百分率是评价精子受精能力的重要指标之一。精子形态学分析可评价男性生育能力、生殖毒性等。目前，国内外用于精子形态学分析的6种染色方法为：改良巴氏染色法、苏木精-伊红染色法、瑞氏染色法、瑞-吉氏染色法、Diff-Quif染色法和绍氏（Shorr）染色法。

WHO《人类精液检查与处理实验室手册》在不同版本对人类精子形态学检测都有不同的判断标准。在WHO手册第2版中精子形态的正常参考值为50%，在第3版中精子形态的正常参考值修订为30%，在第4版中修订为15%，在最新的第5版中则进一步修订为4%。

精子形态与体外受精成功率之间有较好的相关性。也就是说，对精子形态的判断标准越严格，人为的主观因素的影响将减少，表明严格标准的精子形态学分析，能较好地反映精子的功能。

严格的精子形态学判断标准为：只有头、颈、中段和尾部都正常的精子才正常。这个分类标准，要求将所有形态学处于临界状态的精子均列为异常。利用此分类标准，可得到对体外受精有价值的精子形态学方面的数据。

临床意义：精子形态学分析是评价精子质量的重要指标。人工授精或卵细胞质内单精子注射的成功率与正常形态精子百分率密切相关。精子形态的任何异常改变均表示睾丸功能受损害，异常精子明显增高称为畸形精子症。常见于泌尿生殖道感染、精索静脉曲张、使用激素或某些化学药物（如抗癌物、利血平、白消安、呋喃类等）、放射线照射、阴囊局部长期高热、长期酗酒（特别是高浓度的烈性酒）以及环境污染等。精子畸形率的增高，往往间接反映了睾丸生精功能的障碍，也必然影响到精子的活力和受精能力。精子形态异常往往与精子的活力差同时存在，但有时也单独存在。

4. 精液白细胞检查 主要是中性粒细胞，存在于大多数男性的精液中。由于染色后镜检才能准确地识别白细胞，因此精液中白细胞必须用染色法加以鉴别。

精液中白细胞数>1×10^6/mL，且以中性粒细胞为主时，即为白细胞精子症。

5. 精子顶体分析 人精子头前端为顶体，覆盖在精子核前面。顶体内含有多种蛋白水解酶和磷酸酯酶。获能的精子穿过卵丘细胞外基质时被激活，引发顶体反应（AR），从而将顶体内的酶释放出来以溶解卵放射冠及透明带。精子在体内只有经过获能和顶体反应，才能穿入卵细胞与其融合，完成受精。精子顶体是否完整、能否正常发生顶体反应以及顶体酶活性的高低对精卵正常受精有着重要的影响。因此，检测精子顶体完整率、顶体反应发生率及顶体酶活性，有助于预示精子受精能力。

（1）精子顶体完整率分析：精子顶体完整率的分析需要对精子进行涂片和染色，根据顶体的外形和损伤情况，将精子顶体分为4种类型。

Ⅰ型：顶体完整，精子形态正常，着色均匀，顶体边缘整齐，有时可见清晰的赤道板。

Ⅱ型：顶体轻微膨胀，精子质膜（顶体膜）疏松膨大。

Ⅲ型：顶体破坏，精子质膜严重膨胀，着色浅，边缘不整齐。

Ⅳ型：顶体全部脱离，精子核裸露。

Ⅱ、Ⅲ、Ⅳ型均为顶体不完整精子，计算顶体完整率时一般计数200条精子，计算Ⅰ型顶体精子占计数总精子的百分比。

$$顶体完整率（\%）=顶体完整精子数/精子总数 \times 100\%$$

正常生育男性精子顶体完整率的正常参考值为：顶体完整率＞75%。

临床意义：精子顶体内含有多种水解酶，如顶体蛋白酶、透明质酸酶、酸性磷酸酶等。在受精时，精子释放顶体酶，分解卵子外周的放射冠与透明带，进入卵子内。顶体酶也能降低宫颈黏液的黏度，提高精子穿透宫颈黏液的能力。精子顶体缺陷与男性不育有密切关系。

（2）精子顶体反应发生率的检测：顶体反应是获能的精子到达卵细胞附近时发生的一系列变化，包括精子与卵子的接触、精子顶体小囊释放出水解酶以及卵子周围放射冠和透明带的溶解等。在自然情况下如果没有AR的发生，受精是无法进行的。对精子AR的检测是了解男性生育能力的重要手段，精子AR发生率的降低与精子受精能力下降密切相关。常用的检测方法有植物凝集素免疫荧光染色法、考马斯亮蓝染色法。

正常生育男性精子顶体反应发生率≥75%。

临床意义：AR是精子受精过程中的重要环节，与精子穿透卵子的卵丘、放射冠和透明带密切相关。因此，精子顶体反应发生率的降低可能是导致男性不育的重要因素之一。

（3）精子顶体酶活性的检测：精子顶体含有多种蛋白水解酶，可以溶解卵子周围的放射冠和透明带。顶体酶含量或活性降低必然影响精子穿透透明带和放射冠，因此，精子顶体酶活性的检测是目前临床上检测精子受精能力的重要指标之一。

1）精子精氨酸酰胺酶活性测定：正常生育男性精子顶体酶活性每100万精子＞48.2×10^6IU。

2）明胶法测定精子顶体酶活性：正常生育男性阳性率＞60％，亮环直径＞120 μm。

临床意义：顶体酶活性是评价精子质量的重要指标之一。顶体酶活性降低是导致男性不育的重要原因之一。

（黄丽娟）

参 考 文 献

[1]陆金春，黄宇烽，张红烨. 现代男科实验室诊断［M］. 上海：第二军医大学出版社，2009.

[2]世界卫生组织. 人类精液检查与处理实验室手册［M］. 5版，北京：人民卫生出版社，2011：7-86.

[3]罗丽兰. 不孕与不育［M］. 2版. 北京：人民卫生出版社，2009：458-468.

第十七章　精液精子异常

第一节　精液不液化症

一、精液不液化定义

正常精液射出体外后，在精囊分泌的凝固酶的作用下，呈稠厚的胶冻状，射出体外5～15 min后在前列腺分泌的纤维蛋白溶解酶的作用下而液化，变得较为稀薄，这是正常的精液液化。如果射精后1 h精液不能完全液化或方开始液化，称为精液不液化症。精液不液化症占男性不育症病因的2.51%～42.65%。

二、精液不液化发病机制

精液中存在凝固和液化因子，精囊腺产生的凝固因子引起精液凝固，而前列腺产生的蛋白分解酶、溶纤蛋白酶等精液液化因子使精液液化。两种因子相互协调作用，维持着正常的生理功能。一旦精囊或前列腺发生了炎症，可使以上因子的分泌发生障碍，造成凝固因子增多或液化因子减少，形成精液不液化或液化迟缓。

睾酮水平不仅影响精液成分，还可改变精液凝固和液化；任何导致睾酮分泌减少及前列腺分泌功能降低的因素，都可导致精液不液化症。精索静脉曲张可使盆腔充血，使前列腺分泌液化因子减少，部分患者睾丸萎缩，睾酮分泌减少，引起液化因子减少。精索静脉曲张还可使性功能减退和内分泌功能紊乱，引起睾酮水平下降而影响附属性腺的分泌，导致精液不液化。

不液化精液中纤维蛋白原相互间网织，束缚精子，使精子活动受限，影响精子穿透宫颈黏液的能力，减缓或抑制精子进入子宫腔受精，甚至使精子在运动中过多消耗能量而功能减弱或死亡。

三、精液不液化诊断

1. 排出体外的精液放置在37 ℃水浴箱或温箱内，超过60 min仍呈胶冻状或块状不液化或不完全液化，即可诊断。精液分析常伴有精子活力减低与死精子增多。
2. 检查有无前列腺炎、精囊炎、精索静脉曲张及睾酮水平降低。

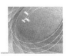

3. 精液不液化需与精液黏稠度高相鉴别，二者可同时存在。正常的精液液化标本可能含有不液化的胶冻状颗粒（凝胶状团块），这不表明任何临床意义，需加以鉴别。

四、精液不液化治疗

1. 病因治疗　积极治疗精索静脉曲张、精囊和前列腺疾病等。大多数患者在前列腺和精囊疾病治愈后，精液不液化会好转。雄激素缺乏影响附属性腺分泌者，可选择HCG注射或口服睾酮。

2. 药物治疗

（1）糜蛋白酶：5 mg肌内注射，每天1次或隔天1次，连续用2～3周。

（2）尿激酶：10 000 IU加10 mL生理盐水静脉注射，每天1次，连续用20天为1个疗程。

（3）透明质酸酶：1 500 IU肌内注射，每天1次，20天为1个疗程。

（4）中成药：知柏地黄丸6 g，每天3次；或还精煎口服液，1次10 mL，每天2次；或还精煎片剂，1次3～4片，每天3次。

（5）其他药物：维生素C 0.6～1 g，每天3次，连续用药2周；葡萄糖酸锌或甘草锌2片，每天3次，连续服用。

3. 外用药物　用含4% α−淀粉酶的生理盐水在性交前冲洗阴道，或在性交后注射1 mL于阴道内，抬高臀部平卧30 min。也可将该酶50 mg混入可可脂内做成3 cm长的药栓，性交前塞入阴道内。或5%糜蛋白酶5 mg，加1 mL生理盐水，性交后注入阴道。

4. 人工授精　将精液射入玻璃容器内，用带18号针头的注射器反复抽吸，直至精液液化，然后行人工授精。或在不液化精液中加入糜蛋白酶或透明质酸酶混匀，放入37 ℃水浴箱5～10 min，待液化后行人工授精。或采用精子优选处理后行人工授精。人工授精无效者可行体外受精−胚胎移植（IVF-ET）。

（陈建明　王良平）

第二节　少精子症

一、少精子症定义

少精子症是指精液中的精子数目低于正常具有生育能力男性的一种病症。2009年世界卫生组织规定男性的精子密度$< 15 \times 10^6$/mL或每次射精精子总数$< 39 \times 10^6$称为少精子症。建议采取总数优先原则。

二、少精子症病因

少精子症是一种较常见的男性不育的病症。精子在睾丸内产生，在睾丸的精曲小管内经历精原细胞、初级精母细胞、次级精母细胞、精子细胞，最后形成成熟的精子，并释放到精曲小管内，是一个持续过程。在精子形成的整个过程中都受到内分泌激素的调节，任何影响生精功能的因素均将导致精子数目减少。主要原因如下：

1. 精索静脉曲张　精索静脉曲张时，使睾丸的局部温度升高，血管活性物质增加，从而影响睾丸生精功能。

2. 隐睾　隐睾是影响精子数量的重要原因之一。

3. 生殖道感染　生殖道感染可影响精子发生与成熟而出现少精子症。附睾、精囊及前列腺炎症、结核可导致精液成分改变，损害精子细胞，影响精子活力，出现生精功能下降或生精停滞，部分精子死亡，畸形精子增多等。

4. 自身免疫　男性自身免疫可影响生育能力，睾丸-血管屏障遭到破坏，使生精细胞不再免受血液中抗体影响的保护，抗精子抗体可影响精子的产生和运送。

5. 内分泌功能失调　内分泌紊乱特别是下丘脑-垂体-睾丸性腺轴系统功能紊乱，常致睾丸生精功能障碍，出现少精子甚至无精子，垂体肿瘤、高泌乳素血症、肾上腺皮质功能亢进、甲亢、甲低以及糖尿病等均可影响精子生成而致少精子症。

6. 染色体异常　染色体畸变对精子密度、活动率及形态均有严重影响，其中Y染色体缺失是精子发生障碍原因之一。

7. 其他因素　阴囊温度过高、放射损伤、化学毒品及药物影响均可造成少精子症不育；环境有毒物质，如砷、苯、重金属等有毒物质对生精功能有损害作用。

8. 特发性少精子症　现有条件下没有任何原因可以解释的少精子症。

三、少精子症诊断

1. 询问病史　了解原发病史，如是否有内分泌失调性疾病、性腺发育异常、生殖道感染、病毒性腮腺炎以及严重的全身性疾病等病史。了解有无影响生精功能因素接触史，如放射线、药物、毒品、有毒物质、烟酒嗜好及特殊生活史等。

2. 临床表现　一般无不适，多因不育而就诊，或有原发病症状。因不育产生精神压力较大者可诱导性功能减退、阳痿及早泄等。

3. 体格检查　了解是否生殖器发育异常、隐睾、精索静脉曲张或生殖道感染等现象。

4. 辅助检查

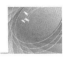

（1）精液常规检查：3次以上检查精子浓度均$<15 \times 10^6/\text{mL}$，或每次射精精子总数均$<39 \times 10^6$，可诊断为少精子症。

（2）免疫学检查：确定是否存在自身免疫（如抗精子抗体等）。

（3）染色体核型分析：可确定是否存在染色体异常，Y染色体AZF基因检测除外Y染色体微缺失。

（4）性激素检测：测定血清FSH、LH、T、PRL，是少精子症检查的重要方法。

（5）其他辅助检查：如生殖道分泌物培养与药敏试验、附属性腺B超检查、输精管精囊造影术等。

四、少精子症治疗

1. **雄激素治疗**　摄入大剂量雄激素，通过反馈作用迅速抑制垂体促性腺激素释放，使生精功能暂时停止，造成无精子或少精子状态，一旦停用雄激素，垂体即可释放大量促性腺激素，使睾丸生精功能恢复。常用药物：

（1）丙酸睾酮：20～50 mg，隔天1次肌内注射，共1～3个月，直至出现无精子症。

（2）环戊丙酸睾酮：200 mg，每周1次肌内注射，共12周。

（3）甲基二氢睾酮：50～100 mg，每天2次口服，共12～16周。用药期间注意药物副作用。

2. **抗雌激素治疗**　抗雌激素药，如氯米芬、他莫昔芬。此类药物能与雌激素受体结合，竞争下丘脑雌激素受体，抑制雌激素负反馈效应，促进GnRH分泌，刺激内源性LH和FSH分泌，激发睾丸生精功能。

（1）氯米芬（CC）：CC具有抗E与微弱E的双重活性，CC可直接作用于下丘脑，间接促进GnRH的释放，GnRH刺激垂体促卵泡激素（FSH）和促黄体生成激素（LH）的分泌，刺激睾丸生精功能，增加精子浓度及提高精子活力。氯米芬适用于FSH正常、精索静脉曲张已手术纠正1年、未接受促性腺激素和雄激素治疗者；28岁以下者效果较佳。氯米芬治疗分为连续法和循环法。

1）连续法：每天口服50 mg，连用3个月为1个疗程，复查精液有效者可继续应用。一般需治疗2～4个疗程。

2）循环法：每天口服25 mg，连用25天，休息5天为1个疗程。一般连用6个疗程或更长时间。

（2）他莫昔芬：化学结构和作用机制与氯米芬相似，但其抗雌激素作用远比氯米芬弱，因此更适合于治疗男性不育症。主要用于FSH降低的少精子症治疗。治疗后可使精子浓度增加，血FSH、LH水平上升，但对精子的活力和形态无影响。

用法：每天口服20 mg，至少连用6个月；如果精液质量有改善，治疗可持续到2年。

3. 促性腺激素治疗 HCG、HMG可刺激睾丸间质细胞，激发分泌睾酮，刺激曲细精管生精功能，促进生精细胞发育，主要用于治疗下丘脑-垂体功能减退的少精子症。诊断明确者可试用HCG 2 000 IU，每周2次肌内注射，可连续应用3～12个月；也可联合应用HMG，每次150 IU，每周3次肌内注射，连续3～12个月。HMG一般不单独应用，HCG与HMG联合应用可以协同作用。一般先应用HCG 4～6周后再加用HMG。促性腺激素治疗要达到生精功能的良好恢复需3～18个月，此时可停用HMG，继续注射HCG维持。

4. 促性腺激素释放激素治疗 GnRH可促进FSH和LH分泌，适用于下丘脑-垂体功能不良所致的少精子症或特发性少精子症。GnRH肌内注射，每天平均250 mg，至少用药3个月才可能提高生育能力。

5. 溴隐亭治疗 溴隐亭是常用的多巴胺激动剂，促进多巴胺释放而抑制泌乳素（PRL）分泌，从而使血清睾酮水平增高。每晚服溴隐亭1.25 mg（2.5 mg/片），5～7天后逐渐加量至2.5 mg/d；根据PRL数值高低逐渐加量，每天2.5～7.5 mg，分2～3次口服。服药后每个月复查1次PRL，待PRL水平降至正常，逐渐减量使PRL维持在正常水平。溴隐亭至少口服半年，可使血清睾酮水平增高，改善性功能和生精功能，提高配偶受孕率。

6. 辅助治疗

（1）核苷酸：可改善精子活力，增加精子数量。

（2）ATP：在生殖细胞代谢过程中为精子提供能量。每次20 mg，每天3次，连服6个月。

（3）维生素类：维生素A、维生素B、维生素E可改善曲细精管产生精子能力。维生素A，每次2.5万IU，每天3次口服；维生素B_1，每次20 mg，每天3次口服；维生素E，每次50 mg，每天3次口服。

（4）微量元素：精液中微量元素锌是精子代谢必需物质，能增强精子活力。甘草锌片或葡萄糖酸锌片，每次2片，每天3次，连服3个月以上。

7. 手术治疗 精索静脉曲张、隐睾、输精管道不完全性阻塞及垂体瘤所致的少精子症可采用手术治疗。

第三节　无精子症

一、无精子症定义

无精子症指多次精液检查均未发现精子，即使将精液离心3次镜检后亦不能

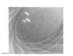

发现精子，同时排除不射精和逆行射精后可确诊为无精子症。

无精子症分为阻塞性无精子症和非阻塞性无精子症，前者是睾丸生精功能正常，输精管道阻塞，精子输送障碍，亦称梗阻性无精子症；后者是精子生成障碍，睾丸不能产生精子，输精管道通畅，亦称真性无精子症。

二、无精子症病理分类

1. 睾丸前性　指睾丸本身功能正常，但由于下丘脑和（或）垂体内分泌功能紊乱而继发引起睾丸不发育或不生精。如特发性低促性腺激素型性腺功能低减症。

2. 睾丸性　指睾丸本身因各种原因导致其丧失产生精子的能力。最常见的有克氏综合征、隐睾、支持细胞综合征。这种患者睾丸中只有支持细胞，而没有生精细胞。

3. 睾丸后性　精子运输管道梗阻或先天性缺如。如附睾结核、双侧附睾炎、双侧输精管合并精囊缺如、射精管梗塞等。睾丸虽然产生大量精子，却不能排到体外来，因此精液中无精子。

三、无精子症临床分类

（一）非阻塞性无精子症

非阻塞性无精子症是指睾丸不能产生精子，主要原因：

1. 遗传性疾病　如克氏综合征、两性畸形、染色体结构异常、Y染色体微缺失（AZFa、AZFb、AZFc缺失）。

2. 先天睾丸异常　如先天性无睾丸、隐睾。

3. 内分泌功能异常　垂体肿瘤、高泌乳素血症、肾上腺功能亢进或低下、甲亢或甲低等。

4. 环境毒性物质及理化因素　如长期接触汞、砷、铅、苯等有毒性物质，各种高温、辐射，长期食用棉籽油。

5. 药物影响　如环磷酰胺、氮芥、长春新碱等药物。

6. 严重精索静脉曲张。

（二）梗阻性无精子症

梗阻性无精子症是由于输精管道的梗阻使精子的运输发生障碍而产生的无精子症。其病因包括先天性因素和后天性因素两种情况。梗阻性无精子症在男性不育中的发生率约为1%，在无精子症患者中所占的比例为42.4%～48%。

1. 先天性因素　包括附睾发育不全、先天性双侧输精管缺如或闭锁、精囊不发育或缺如、前列腺和射精管发育不全、先天性射精管闭锁或狭窄。

2. 后天性因素 包括急慢性附睾炎或睾丸炎，各种原因引起的输精管管道的损伤。

四、无精子症临床诊断

1. 病史 结婚时间、性生活状况、避孕措施、既往生育或受孕情况、损伤和手术史、既往病史、性成熟史、生活状况、工作环境（如接触有毒物质、放射线等）、家族病史、父母是否近亲婚配以及用药情况等。

2. 体格检查 了解毛发与脂肪分布、乳房发育等第二性征，注意身高、有无畸形，外阴发育，双侧睾丸位置、大小和质地，若睾丸容积小于10 mL，质地异常柔软，常提示睾丸功能差；触诊应注意附睾、输精管有无畸形、结节等。

3. 辅助检查

（1）精液分析：禁欲3~7天，常规检查未见精子应行精液离心沉淀检查；3次以上精液检查未发现精子才能确诊。精液量少的无精子者，射精后随即留取尿液离心检查精子，排除有无逆行射精。

（2）精浆生化检测：测定精浆生化成分可了解附属性腺功能，为无精子症鉴别诊断和输精管道梗阻定位提供依据。

1）果糖：由精囊产生，阴性提示精囊先天缺如、萎缩或发育不全，或精囊颈部、射精管梗阻，精囊炎时含量可减少或消失。

2）中性a-糖苷酶：由附睾分泌，梗阻性无精子症患者该酶活性明显降低。

3）抑制素B：由睾丸支持细胞产生，比FSH更直接反映睾丸生精状况及曲细精管功能。检验异常为睾丸生精障碍，正常则做睾丸活检病理分析。

（3）性激素测定：根据激素水平判断睾丸生精功能是否受损以及受损程度，并可结合睾丸活检结果判断生精障碍属于原发性还是继发性。

1）FSH、LH增高，T正常或降低，提示原发性睾丸功能损伤，做染色体检查，证实有无Klinefelter综合征。

2）FSH增高，LH、T正常，睾丸小，见于原发性睾丸生精功能不良，不可逆生精障碍。

3）FSH、LH和T均降低，可见于先天性或后天性低促性腺激素性性腺功能低下，若伴嗅觉丧失为Kanmann综合征，应进行垂体与下丘脑功能检查，明确垂体与下丘脑病变。

4）FSH、LH和T均正常，睾丸体积正常，应考虑阻塞性无精子症或逆行射精。如精液量少、pH呈酸性、果糖阴性，提示先天性双侧精囊输精管缺如或梗阻。

（4）超声检查：阴囊超声对有些梗阻体征的发现有帮助（如睾丸网状扩张

症、附睾囊肿、输精管缺如），同时能排除睾丸发育不良。

（5）遗传学检查：对睾丸体积小、第二性征不明显、怀疑两性畸形以及有遗传病家族史者应做染色体核型分析。对于重度少精子或无精子症患者应做Y染色体微缺失检查。

（6）输精管造影：可确定有无梗阻及梗阻部位。

（7）睾丸活检：睾丸活检能排除睾丸功能衰竭，了解睾丸生精功能。

五、无精子症治疗

（一）梗阻性无精子症
通过附睾穿刺或睾丸穿刺取精实施卵胞浆内单精子注射（ICSI）。

（二）非阻塞性无精子症
1. 精子生成障碍性无精子症、遗传性疾病、先天性睾丸异常、睾丸本身病变与损伤等所致者，目前尚无良好的治疗方法，可以通过睾丸细针穿刺或睾丸活检取精实施ICSI。

2. 内分泌异常性无精子症如低促性腺激素性性腺功能减退症，使用激素替代治疗有可能恢复性腺功能，甚至恢复生育力，但治愈率极低，目前多采用ICSI。

3. 促性腺激素治疗

HCG和HMG联合用药。HCG 2 000 IU肌内注射，每3天1次；第2个月同时注射HMG 75 IU，每3天1次，连续3～6个月。

（王良平）

第四节 畸形精子症

一、畸形精子症定义

2009年WHO定义：畸形精子症是指精子正常形态百分比<4%。

二、畸形精子症的发病机制

男性生殖系统存在氧化抗氧化系统，氧化系统主要是氧自由基，富含长链不饱和脂肪酸的精子很容易受到氧自由基的攻击，这对精子的形态结构和功能都造成损害；另一方面也存在抗氧化系统，如一系列酶系包括超氧化物歧化酶（SOD）、过氧化氢酶（CAT）、谷胱甘肽过氧化物酶等，对氧自由基起拮抗作用。正常情况下氧化和抗氧化系统保持一种相对平衡，而在污染或感染等一

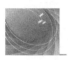 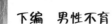

系列理化因素下可造成氧化抗氧化系统的失衡，或是氧自由基产生过量，或是抗氧化系统减弱，从而影响精子的形态结构和功能。

睾丸环节特别是睾丸精子发生变态期是最易产生畸形精子的。一系列因素包括化学因素、物理因素、生物因素、药物因素等都可以成为致畸因素，特别是当今环境污染日益加重的情况下更是如此。而与污染环境接触频度高或在局部污染环境下工作和生活的人群，受害的可能性更大，受害程度可能更严重。

精子在附睾有较长的停留时间，附睾的内环境改变也会引起精子形态改变。有证据表明附睾炎症例如衣原体、支原体或其他细菌感染可造成精子弯曲畸形或形态上的成熟障碍。

三、畸形精子症的诊断

精子正常形态百分比<4%时可诊断畸形精子症，但精子形态学评估必须使用WHO推荐的染色和评估方法。目前WHO推荐使用的染色方法有巴氏染色法、Shorr染色法或Diff-Quik染色法。

四、畸形精子症的治疗

（一）一般性防治

畸形精子症的防治在宏观上有赖于整个环境污染的治理。对于具体患者，应努力寻找可能致畸的因素，力求排除或减少有害因素的影响，如脱离高温或有毒的工作环境，戒除抽烟、酗酒、熬夜等不良生活习惯。

（二）药物治疗

1. 抗感染治疗　对生殖道感染尤其是附睾炎导致的畸形精子症，可给予敏感抗生素治疗，如喹诺酮类、阿奇霉素或强力霉素等。非甾体类抗炎药如吲哚美辛可改善睾丸和附睾内环境。

2. 抗氧化药物治疗　对于无明显生殖道炎症的畸形精子症，可给予长期的抗氧化药物治疗，如维生素E 100 mg，每天2次；维生素C 100~200 mg，每天2次；辅酶Q_{10} 10~20 mg，每天2次；还原型谷胱甘肽10~20 mg，每天2次。以上药物有助于拮抗精子氧化损伤，改善附睾或睾丸微循环。

（三）辅助生育

1. 人工授精　对于药物治疗无效者，采用精子上游和非连续Percoll梯度离心法行精液优化后，做宫腔内人工授精（IUI）。

2. 试管婴儿　对于中重度畸形精子症，药物治疗无效或多次人工授精失败者，选用体外受精-胚胎移植（IVF-ET）或卵胞浆内单精子注射（ICSI）技术。

（黄昌平）

第五节 弱 精 子 症

一、弱精子症定义

弱精子症是指一份精液中具有前向运动（PR）精子数<32%，或PR精子数+非前向运动（NP）精子数<40%，又称为精子活力低下。

二、弱精子症病因

1. 生殖道感染 附睾、输精管、精囊和前列腺等生殖道或生殖腺体的急慢性炎症，都可降低精子的运动能力及穿透卵细胞的能力。

2. 精液pH改变 感染后精浆pH改变，当pH<7或pH>9时，精子活力下降明显。

3. 精液液化异常 精液不液化或黏稠度高，影响精子的运动能力而导致不育。

4. 免疫因素 抗精子抗体（ASAb）对精子的活力影响可能是ASAb与精子的尾部结合，精子的活力受到妨碍，运动能力下降，穿透能力变差。

5. 内分泌因素 血清中催乳素或E2水平升高时，降低精子的活力。精浆中睾酮过高可能抑制精子的运动。

6. 精索静脉曲张 精索静脉曲张可通过多种途径导致男性不育，它不仅仅对精子的发生造成影响，还会造成精子活力下降。

7. 其他因素

（1）精子活力低下患者的精浆中，锌、铁、镁的含量显著低于活力正常的健康男子。

（2）与精子运动有关的酶类缺乏或酶活性降低及维生素类缺乏都可引起精子活力降低。

（3）吸烟，饮酒，服用某些药物（如棉酚、秋水仙碱、优降糖等），从事高温、放射性职业和接触化学毒物，可以直接和间接影响精子的运动能力。

三、弱精子症诊断

禁欲3～7天后手淫取精，经连续3次以上的精液常规分析，提示前向运动（PR）精子数<32%，或PR精子数+非前向运动（NP）精子数<40%即可确诊。

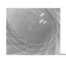
四、弱精子症治疗

（一）药物治疗

1. 抗感染　对生殖道感染导致的精子活力低下，可根据细菌培养和药敏试验选用抗菌消炎药，也可给予敏感抗生素治疗，如复方新诺明合并喹诺酮类抗菌药。支原体或衣原体感染者可选用美满霉素、阿奇霉素或强力霉素其中之一，用药10~14天；淋球菌感染可选用头孢三嗪等先锋类抗生素，夫妻同时服药。

2. 促进精液液化　可用大剂量维生素C 0.6~1 g，每天3次，连续用药2周；糜蛋白酶5 mg，肌内注射，每天1次；或尿激酶10 000 IU/d，静脉注射，连续用2~3周；同时服用知柏地黄丸。

3. 抗精子抗体阳性者使用免疫抑制剂，如地塞米松或泼尼松，可加服中成药知柏地黄丸或还精煎。

4. 其他　维生素E 0.1 g，每天1~2次；ATP 40 mg（20 mg/片），每天3次；多种维生素，每天1片；精氨酸，每天4 g，分2~3次服用；葡萄糖酸锌或甘草锌2片，每天3次。禁烟、酒及少吃刺激性食物，不要过度疲劳。

（二）辅助生育

1. 人工授精　对于药物治疗无效者，采用精子上游和非连续Percoll梯度离心法，挑选出运动能力好的精子，做宫腔内人工授精（IUI）。

2. 试管婴儿　对于中重度弱精子症，药物治疗无效行多次人工授精失败者，选用体外受精-胚胎移植（IVF-ET）或卵胞浆内单精子注射（ICSI）技术。

第六节　死精子症

一、死精子症定义

2009年WHO定义：精液中活精子百分率低，不活动精子百分率高。一般认为精子存活率<58%可称为死精子症。

二、死精子症发生原因

1. 生殖道炎症可使生殖器官充血水肿，血液瘀滞而缺血缺氧，导致精子死亡。

2. 患睾丸炎、附睾炎、前列腺炎，尤其慢性前列腺炎时，引起精液的酸碱度改变，精液中的某些营养成分缺乏，如果糖、锌含量下降，对精子供氧不足，精子代谢受到影响而死亡。

3．附睾的损伤可以造成氧的自由基大量产生，使得精子严重损害而死亡。

4．维生素A、维生素E和锌等微量元素缺乏，对精子的成活率有很大的关系。高温、放射线、服用某些药物或长期食用棉籽油，均可造成精子活力低下，甚至死精子症。

三、死精子症诊断

精液标本行伊红染色或低渗肿胀试验，当精子存活率＜58%可诊断死精子症。显微镜检查时不活动的精子不一定是死亡的精子，只有在经过伊红等染色确认后才能诊断是否为死精子症。

四、死精子症治疗

1．抗感染　针对感染源选用敏感抗生素，如喹诺酮类、大环内酯类和头孢类。或者根据药物敏感试验选用治疗药物。

2．非激素类消炎药　吲哚美辛25～50 mg，每天3次，或阿司匹林25～50 mg，每天3次，连续1个月。非激素类消炎药可以减轻附属性腺的充血和水肿，又能有效地减轻症状，改善生育功能，对死精子症有一定疗效。

3．补充锌制剂　锌与精子的质量密切相关，锌缺乏影响精子的代谢和精子的活力。锌本身是前列腺抗菌因子的主要成分，锌作为人体多种酶的激活因子，能有效激活SOD，清除体内过多的自由氧，减轻自由氧对前列腺组织的损伤和炎症，达到改善前列腺的功能。

葡萄糖酸锌或甘草锌2片，每天3次，连续服用。

4．维生素E 0.1 g，每天1～2次；ATP 40 mg，每天3次；多种维生素，每天1片。

5．严重精索静脉曲张者必须手术治疗。

6．禁烟、酒及少吃刺激性食物，离开高温或辐射等有害环境和职业。

7．生殖辅助技术　精子体外处理，分离活动精子，根据精子具体情况，选择人工授精或卵胞浆内单精子注射（ICSI）技术。

（陈建明　黄昌平）

参 考 文 献

［1］杨建华. 现代男性不育诊疗学［M］. 上海：上海科学技术文献出版社，2007：
　　141-142.

第十八章　男性免疫性不育

免疫性不育指由于自发性产生针对配偶抗原的抗体，导致精子–卵子相互作用受损而形成的不育。

目前对于男性免疫性不育，WHO《人类精液检查与处理实验室手册》（第5版）给出了明确定义：性及射精功能正常，在至少一份精液标本中，混合抗球蛋白反应（MAR）试验或免疫珠试验（IBT）不少于50%的活动精子表面被抗体包裹。

一、男性生殖免疫异常及机制

目前发现的人类精液中的抗原有10余种，包括精液抗原和精子抗原。虽然精液中富含抗原，但在正常生理功能条件下，一般不会产生抗精液抗体，特别是抗精子的自身免疫，这对男性生殖生理十分重要。而当生殖系统炎症，生殖管道阻塞，血睾屏障和生殖道黏膜屏障破坏或精浆缺乏免疫抑制物等，就可能导致抗精子抗体（ASAb）的产生，诱导细胞免疫反应，使精子在发生、成熟和生殖道运行过程、受精乃至着床过程都可能受到致敏T细胞攻击。存在于血清或生殖道分泌物中的抗精子抗体，可抑制精子活动，干扰精子运行，阻碍精子穿透，干扰受精或阻断着床及胚胎发育。

二、抗精子抗体干扰生殖的机制

（一）阻碍精子进入生理受精部位

1. 阻碍精子对宫颈黏液的穿透　ASAb可以使精子凝集成团块，阻碍精子活动。精子制动抗体具有细胞毒反应，致精子死亡或影响精子活动。此外，可能对精子代谢和精子收缩蛋白功能也有一定影响。

2. 加速精子在女性生殖道转运过程中的清除　ASAb与精子的作用可以活化补体，使精子丧失活动能力。ASAb与补体成分对精子的附着还可能介导生殖道吞噬细胞对精子的吞噬清除。

（二）抑制受精

1. 降低精子对透明带和卵细胞膜的穿透　ASAb与相应抗原的结合可以干扰精子与透明带和卵细胞膜间的相互作用。作用于精子头部的ASAb抑制精子与透明带的结合，并抑制非聚合态透明带诱发的顶体反应。

2. 诱发自发性顶体活化及顶体丢失　表面附着抗体的精子有明显较高的顶体丢失百分率和较低的完整精子百分率，抗体水平与顶体丢失率明显相关。在生殖道运转过程中，ASAb诱发的顶体活化使精子失去使卵细胞受精的能力。

3. 干扰精子的运动特性　抗精子抗体与精子膜表面的结合，还有可能通过免疫复合物的帽化聚集，改变精子膜表面功能性分子的分布状态，干扰精子的代谢及运动特性，阻止精子穿透宫颈黏液，阻止精子在输卵管中的运行。结合在受精卵表面的抗精子抗体有可能影响早期胚胎的代谢与发育。

三、抗精子抗体产生的原因

造成免疫性不育的原因很多，如生殖道感染、双侧生殖道梗阻、睾丸外伤（扭转）、睾丸活检、隐睾、精索静脉曲张、同性恋肛交等，尤其要询问有无输精管结扎或输精管吻合术病史。凡能引起血睾屏障破坏如手术、附属性腺感染、睾丸受高温影响或损伤等原因都能导致抗精子抗体产生，造成免疫性不育。

四、男性不育的免疫学检查

男性自身免疫性不育的诊断主要依靠抗精子抗体的检测。精浆中的抗精子抗体主要是IgG和IgA，检测方法主要有：混合抗球蛋白反应（MAR）试验、免疫珠试验（IBT）、精子-宫颈黏液接触试验（SCMC）。

体液中抗精子抗体的检测方法主要有：血清凝集试验（SAT）、血清制动试验（SIT）、间接免疫珠试验（IIBT）、放射标记的抗球蛋白反应试验等。

五、免疫性不育的治疗

治疗的根本目的是抑制自身抗体，即抗精子抗体的产生。

（一）病因治疗

1. 生殖道感染的治疗　部分前列腺炎、精囊炎、附睾炎的患者可能产生ASAb，感染治愈后，抗体会自然消失，故对男性生殖道炎症应积极治疗。

2. 外科治疗　精液囊肿、附睾囊肿、单侧睾丸萎缩、隐睾症、严重睾丸损伤等都应手术治疗，有助于ASAb的消失。

（二）免疫治疗

1. 免疫阻断法　坚持每次性交时全程使用避孕套6～12个月，待抗体转阴后于排卵期性生活，可提高妊娠率。

2. 免疫抑制剂治疗　免疫性不育最常用的治疗药物是糖皮质激素。治疗方案众多，有短期内用大剂量，有长期用小剂量，也有先大剂量后小剂量的递减疗法。

（1）低剂量持续疗法：口服泼尼松龙5 mg，每天3次，连续6个月。

（2）周期疗法：在配偶月经周期的第1～10天，泼尼松每天40 mg，每天3次。如ASAb逐渐降低，可加量至每天80 mg，持续使用9个月经周期。该方法无严重并发症。

（3）大剂量疗法：口服泼尼松龙40 mg，每天3次，连续10天。

（4）大剂量递减疗法：口服泼尼松龙40 mg，每天3次，连服10天后减量；泼尼松龙10 mg，每天3次，连服10天后再减量；泼尼松龙5 mg，每天3次，连服10天。

治疗期间应每个月复查血清、精浆、宫颈黏液的抗体变化，一般3周后抗体逐渐降低。如果未育而抗体滴度下降，重复使用该方法。如抗体滴度无变化，则放弃这种方法。

使用大剂量糖皮质激素治疗，应注意类固醇激素的并发症。

（三）精子洗涤

目前对于男性免疫性不育，通常采用精子洗涤与辅助生殖技术相结合的办法，取得不错效果。

（四）辅助生殖技术

宫腔内人工授精（IUI）可以避开宫颈黏液屏障，使精子直接进入宫腔。授精前先对精液进行洗涤，去除精浆中的前列腺素成分，又可去除部分抗体成分。有些人在体外受精（IVF）前对精子进行体外获能培养，还可以使附着在精子头部的抗体失落。卵胞浆内单精子注射（ICSI）技术也适用于男性免疫性不育的治疗，但可能伴有增加子代遗传风险，应慎重选择。

（黄昌平）

参 考 文 献

［1］郭应禄，李宏军. 男性不育症［M］. 北京：人民军医出版社，2003：259-268.

［2］World Health organization（WHO）. WHO Laboratory manual for the examination of human semen and sperm-cervical mucus interaction［M］. CUP 5 th ed, 2009.

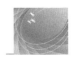

第十九章　精索静脉曲张与不育

精索静脉曲张指精索蔓状静脉丛因各种原因引起回流不畅，或因静脉瓣膜损坏引起血液倒流形成局部静脉扩张、增粗、迂曲、伸长等病理现象，继而引起一系列临床症状的疾病。本病多见于青壮年男性，发病率为8%～23%；6～19岁青少年精索静脉曲张发病率为10.76%，程度较重，多为Ⅲ度。男性不育症中发生率为21%～42%。

一、病因

1. 解剖因素　右侧精索内静脉向上斜行进入下腔静脉；左侧呈直角进入左肾静脉，而且左侧精索内静脉比右侧长8～10 cm，血液回流阻力增大，因此精索静脉曲张大多发生在左侧（78%～93%）。

2. 静脉瓣缺失　左侧精索静脉瓣缺失发生率为40%，右侧为23%。这也是左侧精索静脉曲张发生率高的原因之一。

3. 精索静脉受压　左侧肾静脉位于腹主动脉和肠系膜上动脉之间，两动脉的压力可使左肾静脉扩张和压力升高，从而影响左侧精索内静脉的回流。

4. 生理因素　青壮年性功能较旺盛，阴囊内容物血液供应旺盛，有些精索静脉曲张可随年龄增长而逐渐消失。另外，长久站立，增加腹压也是发病因素。

5. 继发性精索静脉曲张　多继发于腹膜后肿瘤、肾积水、肾肿瘤及其他因素压迫精索静脉，导致精索静脉曲张。

二、分级

临床上可将精索静脉曲张分为3度：

1. 轻度　站立时看不到阴囊皮肤有曲张静脉突出，但可摸到阴囊内曲张静脉，平卧时曲张静脉消失。

2. 中度　站立时可看到阴囊上有扩张的静脉突出，可摸到阴囊内有较明显的曲张静脉，平卧时逐渐消失。

3. 重度　阴囊表面有明显的粗大血管，阴囊内有明显的蚯蚓状扩张的静脉，静脉壁肥厚变硬，平卧时消失缓慢。

三、引起不育原因

精索静脉曲张是男性不育的重要原因之一，主要表现为曲细精管生精功能抑制，不成熟生精细胞提前释放入管内，曲细精管管壁增厚，间质细胞退行性变。出现精子数量减低，活动能力低下，畸形精子增加，因此可以导致不育。精索静脉曲张引起不育主要原因有以下几方面：

1. 血液反流导致睾丸温度升高 正常人的睾丸温度为左侧32.2 ℃、右侧31.8 ℃，而精索静脉曲张患者由于静脉回流受到影响，导致睾丸温度比正常温度高出0.6～0.8 ℃，对生精组织产生损害作用，干扰精子发生与成熟。

2. 睾丸与附睾微循环障碍 睾丸与附睾毛细血管和静脉瘀血，动脉血流速度下降，微循环障碍，发生缺血水肿，可出现睾丸、附睾萎缩，生精细胞及Leydig细胞受损，损害生精功能或精子功能。

3. 影响睾丸内分泌功能 精索静脉曲张有可能导致睾丸分泌睾酮下降，影响精子发生及成熟；也可能导致睾丸与附睾免疫屏障损害，使精子抗原暴露，致抗精子抗体水平增高，造成免疫性不育，

4. 氧自由基学说 精索静脉曲张时睾丸组织过氧化物含量比正常者明显增高，高浓度脂质过氧化物损伤睾丸生精细胞及亚细胞膜，造成生精功能障碍。

四、临床诊断

1. 多见于20～30岁，通常无症状，多在常规体检时发现，或在自我体检时发现阴囊无痛性蚯蚓状团块，或因为不育就诊时发现。

2. 有些患者可伴有坠胀感、隐痛、不适等症状，少数患者久站、步行后症状可加重，阴囊胀大，有沉重及坠胀感，或有疼痛感，平卧后可缓解或消失。可合并有下肢静脉曲张、痔等疾病。

3. 精索静脉曲张不育者可表现为少精子甚或无精子、精子活力差或无活力、畸形精子，有的可合并血清FSH升高、睾丸生精上皮损害。

4. 体格检查 站立位检查。以扪及输精管为参照物，上下左右滑动扪诊可扪及精索静脉，但应区别增粗的淋巴管。检查时如肉眼能见到曲张的静脉团则为Ⅲ度静脉曲张；扪及迂回的精索静脉为Ⅱ度；采用Valsalva方法即让患者站立时用力屏气，增加腹压时才扪及曲张的静脉为Ⅰ度。检查双侧睾丸的大小、质地。

5. 实验室检查

（1）精液检查：精液量、液化时间、pH、精子密度、活动率、正常及畸形精子等。

（2）性激素检查：FSH、LH、PRL、T。

（3）严重少精子症检查染色体、Y染色体微缺失。

6. 彩色多普勒超声

（1）平静呼吸试验时精索静脉内径及Valsalva动作时精索静脉内径。

（2）静息时和Valsalva动作，反流持续时间。

（3）同时检查睾丸、附睾。

五、治疗

原发性精索静脉曲张的治疗应根据患者有无伴有不育或精液质量异常、有无临床症状、静脉曲张程度及有无其他并发症等情况区别对待。治疗方法包括手术治疗和非手术治疗。继发性精索静脉曲张应积极寻找和治疗原发病。

（一）药物治疗

无临床症状的轻度患者可先用药物治疗，中度和重度患者则须考虑手术治疗。手术后使用药物治疗直至精子恢复正常。

1. 抗氧化药物　维生素E、维生素C、辅酶Q_{10}可清除体内自由基，保护精子膜的脂质过氧化，有改善精子功能作用，治疗弱精子症和精子功能缺失。

2. 雌激素受体拮抗剂　氯米芬25～50 mg/d，服25天，停5天，再服25天，再停5天，连续3个月为1个疗程。或25～50 mg/d，连服3个月为1个疗程。一般需服药6个月。主要用于轻度少精子症。

3. 非甾体类抗炎药　如消炎痛、布洛芬等。这些药物能够在一定程度上缓解由精索静脉曲张引起的相关症状，对部分患者还能改善其精液质量。

（二）手术治疗

1. 适应证　同时具备以下3个条件的精索静脉曲张患者需要手术治疗。

（1）女方生育能力正常，男方睾丸生精功能下降，精液质量异常。

（2）虽暂无生育要求，但检查发现精液质量异常。

（3）精索静脉曲张所伴发的相关症状，如会阴部或睾丸的坠胀、疼痛等较严重，明显影响生活质量。

（4）Ⅱ度或Ⅲ度精索静脉曲张，血睾酮水平明显下降，排除其他疾病所致者。

2. 手术方式　几种主要的精索静脉曲张手术方法如下：

（1）经腹股沟精索内静脉高位结扎术。

（2）经腹膜后精索内静脉高位结扎术。

（3）精索内静脉高位结扎加静脉分流术。

（4）精索内静脉栓塞。

（5）腹腔镜精索静脉结扎术。

（三）治疗预后

以下几种情况，精索静脉曲张的治疗对于最终妊娠的益处有限。

1．亚临床型和Ⅰ度精索静脉曲张伴有双侧睾丸总体积严重减小。

2．无精子症伴有正常睾丸体积，而且FSH在正常范围（怀疑梗阻性无精子症）。

3．无精子症伴有FSH升高，提示存在生精上皮的严重损伤。

（王良平）

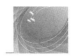

第二十章 前列腺炎与不育

一、前列腺及前列腺液的生理功能

前列腺是男性最大的附属性腺，其最主要的功能是分泌前列腺液，构成精液的主要部分之一，参与精液的凝固与液化过程，并提供精子生存的营养物质。正常的前列腺液呈清乳白色稀薄液，量为0.1～1.0 mL，pH6.4～6.7，含有较多蛋白质及非蛋白质成分。蛋白质成分包括前列腺特异抗原（PSA）、酸性磷酸酶、前列腺结合蛋白、乳酸脱氢酶和免疫球蛋白等；非蛋白成分包括锌、枸橼酸、多胺、胆固醇和脂类等，各自发挥其生理作用。除分泌功能外，前列腺还参与控制排尿和射精功能。

二、前列腺液在生育中的作用

1. 促进精子的穿透能力　前列腺液中含有蛋白分解酶和纤维蛋白分解酶，因此可帮助精子穿过子宫颈内的黏液屏障和卵细胞的透明带，使得精子和卵细胞能够顺利结合。

2. 激发精子的活力　前列腺液中含有一种特殊的成分，能够使精子从精液中获取营养，激发精子的活力。

3. 促进精液的液化　前列腺液中的胰液凝乳蛋白酶可促进精液液化。

4. 提高精子的成活率　前列腺液略偏碱性，可中和女性阴道中的酸性分泌物，减少酸性物质对精子的侵蚀，提高精子的成活率。

5. 维持生殖泌尿系的卫生　前列腺位于膀胱的前方、直肠的下方，环绕着尿道，而且前列腺液中的锌离子具有杀菌的功效，使得前列腺发挥抵御外界病菌的作用，从而对维护生殖泌尿系统的健康有一定的帮助。

6. 提高性生活的质量　前列腺内布满大量的神经网和神经末梢，是一个性敏感部位，能够激发性冲动和性兴奋，从而有利于性生活的和谐。

三、慢性前列腺炎引起不育的途径和机制

急性前列腺炎经过积极治疗，对生育的影响往往有限。本节主要讲述慢性前列腺炎（CP）对生育的影响。慢性前列腺炎通过微生物对精子的直接作用，诱发自身免疫反应，直接或间接损害生殖系统，引起生殖道粘连与阻塞和

（或）前列腺、精囊等附属性腺分泌功能紊乱，导致精浆成分与精液参数的改变，精液液化障碍与精子功能下降等多个环节而致不育。主要表现在以下几个方面：

（一）改变精液性状

1. 分泌功能改变及营养成分减少。

2. 酸碱度改变。

3. 精液黏稠度增加与精液液化异常。

（二）使精液内白细胞增多

CP可以引起患者精液内白细胞增多，即使不能从精液中证明有明确病原微生物的情况下，只要精液内存在炎症细胞，就能影响精子的形态及其功能。白细胞影响生育的证据在于：

1. 不育者精浆中白细胞数目明显高于生育者。

2. 白细胞损伤体外精子功能及穿透大鼠卵子的能力，是体外受精失败的预兆。

（三）病原体感染的直接和间接影响

CP时感染的病原体可以直接对精子产生不良影响，还可以通过改变附属性腺功能、引起生殖免疫反应和影响睾丸生精功能来影响男性生育力。大量研究表明，在精液内存在大量病原微生物可以使睾丸的精子发生减退，并能够明显地损害精子的活动能力和存活率，引起精子凝集。

（四）免疫反应异常

免疫性不育也是前列腺炎影响生育的一个重要机制，患者局部的免疫反应可以明显增强。炎症病灶的存在可以引起免疫屏障的破坏，精子抗原暴露，最终可以在体液中产生相关的免疫抗体和免疫细胞浸润。

（五）加强氧化应激反应

前列腺液是构成精液的重要部分，其总抗氧化能力（TAC）及精浆内活性氧物质（ROS）与TAC的平衡对精子的存活和功能具有重要意义。慢性前列腺炎患者，主要是白细胞精浆前列腺炎患者，其精浆中ROS水平升高，TAC水平降低，通过诱导精子浆膜的不饱和脂肪过氧化损伤而影响精子功能，同时还能损伤精子DNA，导致染色质交联、DNA基质氧化和DNA断裂。

（六）精神症状、性功能障碍及内分泌变化

CP患者常有明显的精神心理症状，并可诱发心因性的性功能障碍；部分患者还可以出现血睾酮下降，促卵泡激素（FSH）上升，可能也同长期的精神紧张、焦虑及抑郁等引起下丘脑-垂体-性腺轴的改变有关，这些改变可以引起生殖细胞及精子死亡增加，影响男性生育力。

（七）输精管道部分或完全梗阻

炎症或结核等前列腺感染性疾患可以波及附属性腺及整个生殖管道，如睾丸炎、慢性附睾炎、附睾纤维化结节形成、输精管炎、射精管出口阻塞等，导致精子输送障碍，表现为部分性的排精障碍或完全性的梗阻性无精子症。

（八）治疗CP所用的方法和药物影响

当今治疗CP的药物和方法中，有许多对男性生育力是不利的。例如热水坐浴、抗生素、抗炎症药物、局部药物治疗（前列腺内直接药物注射）、局部物理疗法等。

四、慢性前列腺炎所致不育的治疗

前列腺引起的男性不育的治疗，包括针对前列腺炎的病因治疗及针对临床症状的对症治疗，与一般前列腺炎的治疗方法没有明显区别，但考虑到治疗前列腺可能存在对精子质量的显著影响以及患者改善生育能力的迫切需求，对男性不育患者的CP治疗又有独特之处。

（一）药物治疗

考虑到几乎所有的治疗方法和治疗药物有可能对精子的功能状态不利，在选择药物治疗时尽量避免长期大剂量的应用抗生素、尽量避免采用损伤性治疗（如输精管穿刺及直接药物注射等）、尽量采用互补和替代医学疗法。

1. 抗生素治疗　治疗细菌性前列腺炎引起的不育，抗生素是首要选择。多采用敏感抗生素短期间断给药或序贯疗法。如喹诺酮类抗生素左氧氟沙星200 mg，每天2次，连续用药10天，间隔20天，重复治疗一个周期；或选择3种不同类型抗生素进行依次15天的序贯治疗3个月。对于白细胞精液症患者认为短期使用抗生素联合频繁排精有助于该类患者生育力的恢复。

2. 抗氧化和抗炎症治疗　有报道指出，非固醇类抗炎药可以改善附属性腺微环境，长期使用安全有效。对于无菌性的附属性腺炎症或白细胞精液症，采用非固醇类抗炎药联合抗氧化药物，可以取得较好疗效。

3. 中医中药　治疗CP多基于利湿利尿、通经活络、活血化瘀、清热解毒等中医理论；在前列腺炎控制后，还可以实施中医中药治疗提高精液质量。

（二）外科治疗

手术治疗可以解除炎症性因素造成的生殖道梗阻。通过精液分析、精浆生化、内分泌激素以及输精管道造影等检查通常可以确立梗阻部位，可行输精管吻合术或输精管附睾吻合术，部分患者可取得不错效果。对于外科手术不能解决梗阻者可考虑使用辅助生殖技术。

（三）辅助治疗

对于因CP造成的精液不液化、精液黏稠度高、白细胞精液症等，有时虽然经过系统的治疗仍难以获得满意疗效的情况下，可考虑使用精液洗涤方法去除某些精浆成分后行人工授精。

（黄昌平　王良平）

参 考 文 献

［1］罗丽兰. 不孕与不育［M］. 2版. 北京：人民卫生出版社，2009：772，856-863.

［2］郭应禄，李宏军. 前列腺炎［M］. 2版. 北京：人民军医出版社，2007：364-377.

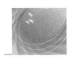

第二十一章　中医诊治男性不育精液病

一、血精

精液中混有血液，称之为血精。肉眼看到精液中含有粉红色、红色、暗红色血液或血丝，称肉眼血精。精液检查时，在显微镜下发现有红细胞，称镜下血精。中医学论述的血精，是指肉眼血精。它既是病名，又是一种症状。临床上多见于精囊炎患者，各年龄均可发病，尤其多发生于性欲旺盛，而房事过度之青壮年者。

目前临床上，根据脏腑辨证、病因辨证、八纲辨证等方法，可将血精分为4个证型。

（一）阴虚火旺，血热妄行证

本证为房劳内伤，久病及肾，以致肾阴亏损，虚火炎盛，血热妄行所产生的一系列症状。

1. 临床表现

（1）主症：血精鲜红量少。

（2）次症：①腰膝酸软；②耳鸣；③潮热盗汗；④心烦口干。

（3）典型舌脉：舌红，少苔或无苔，或舌有龟裂，或舌有剥苔，脉细数。

2. 方剂

（1）首选方剂：二至地黄汤，由二至丸与六味地黄汤合方组成。

（2）备用方剂：知柏地黄汤。

（二）湿热蕴结，浊气归肾证

本证为膀胱或脾胃湿热下注，或前阴部湿热上循，浊气归肾，熏蒸精室所产生的一系列症状。

1. 临床表现

（1）主症：血精量多。

（2）次症：①尿频，尿痛，尿黄，尿血；②小腹、腰、会阴疼痛；③恶寒发热，口干而黏。

（3）典型舌脉：舌红，苔黄腻，脉弦滑数或濡数。

2. 方剂

（1）首选方剂：加味四妙丸。

（2）备用方剂：龙胆泻肝汤。

（三）心脾两虚、气不摄血证

1．临床表现

（1）主症：血精色淡而稀。

（2）次症：①心悸或失眠，或健忘；②纳少便溏。

（3）典型舌脉：舌淡，苔薄白，脉细。

2．方剂

（1）首选方剂：归脾汤。

（2）备用方剂：圣愈汤。

（四）瘀血阻络，络伤出血证

本证为阴部外伤或内伤破络血溢，精血俱出所产生一系列症状。

1．临床表现

（1）主症：精液暗红色，或夹血块。

（2）次症：阴部疼痛或刺痛，疼有定处，或阴部有外伤史。

（3）典型舌脉：苔薄白，舌质正常或暗红色有紫斑、瘀点，脉弦涩。

2．方剂

（1）首选方剂：桃红四物汤加减。

（2）备用方剂：少腹逐瘀汤加减。

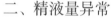

二、精液量异常

精液量异常包括精液量少症和精液量多症。根据WHO制定的标准，男性一次排精量<1.5 mL称为精液量少症。本症归属"中医学虚劳少精"等范畴。

根据脏腑辨证和八纲辨证的方法，精液量异常可分为肾精亏虚、气血两虚、热伤精室、精道阻塞、肾气不固、命门火衰等6个证候。

（一）肾精亏虚精液量少证

本证系由先天不足，禀赋虚弱，或交合过度，损耗肾精，出现以精液量少、不育、耳鸣、腰膝酸软等为主症的证候。

1．临床表现

（1）主症：精液量少，不育。

（2）次症：健忘耳鸣，腰膝酸软，神疲乏力。

（3）典型舌脉：舌淡红，苔薄白，脉沉细。

2．方剂

（1）首选方剂：生髓育麟丹。

（2）备用方剂：添精嗣续单，五子衍宗丸。

（二）气血两虚精液量少证

本证多由久病不愈，气血俱伤，或先天不足，后天失养，素体虚弱，或思虑过度，劳伤心脾等，出现的精液量少、不育、疲倦乏力、面色淡白、心悸等为主症的证候。

1. 临床表现

（1）主症：精液量少（精液量＜1.5 mL），不育。

（2）次症：神疲乏力，形体消瘦，心悸气短，面色淡白无华。

（3）典型舌脉：舌淡，苔白，脉沉细。

2. 方剂

（1）首选方剂：八珍汤加味。

（2）备用方剂：十全大补汤加味。

（三）热伤精室精液量少证

本证由素体内热，或过服温燥助阳之品，或感受热邪，致热盛伤阴，而出现精液量少、不育、口咽干燥、五心烦热为主症的证候。

1. 临床表现

（1）主症：精液量少，不育。

（2）次症：①五心烦热，口燥咽干；②心烦失眠。

（3）典型舌脉：舌红，少苔，脉细数。

2. 方剂

（1）首选方剂：大补阴丸加味。

（2）备用方剂：大造丸加味。

（四）精道阻塞精液量少证

本证多由素嗜膏粱厚味，内生湿热，下注精室，或外感湿热之邪，熏蒸精室，精液成浊，瘀阻精脉，出现精液量少、不育为主的证候。

1. 临床表现

（1）主症：精液量少，不育。

（2）次症：①胸胁痞闷，食欲不振；②少腹隐痛或射精痛；③发热，口燥咽干。

（3）典型舌脉：舌质暗或有瘀点、瘀斑，苔白或厚腻，脉沉弦或涩。

2. 方剂

（1）首选方剂：精脉疏通汤。

（2）备用方剂：精脉逐瘀汤。

（五）肾气不固精液量多证

本证多由先天不足，禀赋素弱，或房事不节，色欲过度，或大病久病初愈

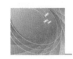

而犯房禁，以致肾气虚弱，固摄无权而出现的以精液量多、精液量＞6 mL，不育、神疲腰酸、尿后余沥为主要表现的证候。

1．临床表现

（1）主症：精液量多，质清稀，不育。

（2）次症：①腰疼神疲；②滑精、早泄；③小便频数清长、尿后余沥。

（3）典型舌脉：舌淡，脉细弱。

2．方剂

（1）首选方剂：固精丸加味。

（2）备用方剂：茯菟丹加味。

（六）命门火衰精液量多证

本证系由禀赋不足，少年手淫，肾气损伤，或素伴肾阳不足，命门火衰、阴寒内生而出现的证候。

1．临床表现

（1）主症：精液量多而质清稀，不育。

（2）次症：①腰膝疲软，畏寒肢冷；②面色淡白，头晕耳鸣；③小便清长，大便溏薄。

（3）典型舌脉：舌淡胖嫩，脉沉细弱或微细。

2．方剂

（1）首选方剂：赞育丹加味。

（2）备用方剂：猪腰六合散加味。

三、精液不液化

精液在室内排出，置放在37 ℃恒温水浴箱中，60 min不液化或仍含有不液化凝聚块，均可称为精液不液化症，或精液液化不良。精液不液化可使精子活动受限，致使活力下降，甚至使精子发生凝集或制动，或抑制精子正常通过宫颈口而造成不孕。因此，精液不液化症是导致男性不育症的常见原因之一，据资料统计占男性不育病因2.51%～42.65%。中医没有精液不液化的类似记载，大致与精热、精浊、精寒、痰湿、淋浊有关。

按照脏腑辨证和病因辨证的方法，本证可分为肾阳亏损、肾阴不足、湿热下注和痰湿内盛4个证型。

（一）肾阴亏损证

本证多系素体肾阴亏损，虚火炎盛，精液受灼而出现的以精液黏稠不液化为主症的证候。

1．临床表现

（1）主症：婚后不育，精液黏稠不液化；耳鸣，腰膝酸软，五心烦热，盗汗，口咽干燥。

（2）次症：头晕，失眠健忘，性欲旺盛。

（3）典型舌脉：舌白，脉沉细。

2. 方剂

（1）首选方剂：液化汤。

（2）备用方剂：知柏地黄汤。

（二）肾阳不足证

本证多系肾阳虚弱，精宫寒冷，气化失常所出现的以精液黏稠不液化为主症的证候。

1. 临床表现

（1）主症：①精冷不育，精液黏稠而不液化；②阳痿早泄，腰膝酸软，畏寒肢冷。

（2）次症：①夜间多尿，小便清长；②眩晕耳鸣。

（3）典型舌脉：舌质淡，脉沉细迟。

2. 方剂

（1）首选方剂：生精汤加味。

（2）备用方剂：巴戟二仙汤。

（三）湿热下注证

此证多系湿热下注，扰乱精室，精浊混淆引起的以精液黏稠不液化为主症的证候。

1. 临床表现

（1）主症：婚后不育，精液黏稠不液化，并有脓、白细胞；小便灼热，频数淋漓，黄赤混浊，甚则尿血，伴尿痛感。

（2）次症：①小腹拘急，腰痛，身倦，嗜睡；②纳差。

（3）典型舌脉：舌苔黄腻，脉濡数或滑数。

2. 方剂

（1）首选方剂：龙胆泻肝汤合知柏地黄汤。

（2）备用方剂：生精汤加味。

（四）痰湿内盛证

本证多系脏腑功能低下，致使水湿内聚，津液运化机能失常，而稠浊黏厚以形成精液不液化为主的证候。

1. 临床表现

（1）主症：婚后不育，精液稠浊不液化。

（2）次症：①体胖多痰，腰痛冷重；②中脘痞满，口中黏腻，不思饮食；③大便溏泄。

（3）典型舌脉：舌苔厚腻，脉或濡或滑。

2. 方剂

（1）首选方剂：健脾汤加味。

（2）备用方剂：二陈汤加味。

四、精子减少症

精子减少症是指一次射精，精子密度$< 15 \times 10^6/mL$，或每次射精精子总数$< 39 \times 10^6$。按照WHO资料术语称为少精子症。它不是一种独立的病症，而是许多疾病或因素造成的结果。精子密度并非恒定不变，受各种客观因素的影响，同一个体在不同的时间和不同的环境下，精子密度可能出现不同的结果。如果多次精液检查，精子密度低于上述标准，则显示睾丸生精功能明显下降，生育能力将受到影响。多数少精子症与弱精子症、精子活力异常相伴，是导致男性不育症的最常见原因之一。

本症中医称"精少""精清""精冷"等症，或属"精少无子""不孕"等范畴。

根据脏腑辨证和八纲辨证的方法，本病可分为肾阳不足，肾阴亏损，气血两虚和脾肾两虚等4个证型。

（一）肾阳不足证

本证多系房事过度，久病体弱的人，在肾气虚弱的基础上，进一步发展而致命门火衰，阴寒内生，影响生精所出现的证候。

1. 临床表现

（1）主症：婚后不育，精冷精少，精子数量下降（精子计数$< 15 \times 10^6/mL$）；腰膝酸软，畏寒肢冷，阳痿早泄。

（2）次症：①小便清长，夜间多尿；②头晕耳鸣，四肢清冷。

（3）典型舌脉：舌质淡胖，脉沉细或迟。

2. 方剂

（1）首选方剂：右归丸加减。

（2）备用方剂：生精种子汤。

（二）肾阴亏损证

本证每由房事内伤、久病及肾，或温病后期热极伤阴，而致肾精亏损所出现的一系列证候。

1. 临床表现

（1）主症：精子减少不育，精液不化，死精子多，腰膝酸软；足心烘热，耳鸣，盗汗，咽干。

（2）次症：①遗精；②心烦，失眠；③头晕。

（3）典型舌脉：舌红，少苔或无苔，脉细数。

2．方剂

（1）首选方剂：液化生精汤加减。

（2）备用方剂：五子衍宗丸。

（三）气血两虚证

本证多由先天不足，后天失调，或素体气血两虚，后久病体虚，血证日久，心脾两虚，气血双亏，气不摄血，血不化精而出现的证候。

1．临床表现

（1）主症：精少不育，面色萎黄，神倦乏力，爪甲苍白。

（2）次症：①气短，心悸，失眠；②便溏；③遗精。

（3）典型舌脉：舌淡胖嫩，脉细而弱。

2．方剂

（1）首选方剂：河车种子丸。

（2）备用方剂：十全大补汤。

（四）脾胃两虚证

本证多系忧思郁怒，饮食不节，或恣性纵欲，劳倦太过，耗伤肾精而致脾肾两虚所出现的一系列证候。

1．临床表现

（1）主症：精子减少，不育。

（2）次症：①性欲减退；②腰酸腿软，肢体不温；③纳呆腹胀，便溏；④面色㿠白，精神倦怠。

（3）典型舌脉：舌淡胖嫩，脉细而弱。

2．方剂

（1）首选方剂：右归饮合四君子汤加减。

（2）备用方剂：理中丸。

五、无精子症

一般精液化验3次以上，均未发现精子，或经精液离心检查仍未发现有精子，称为无精子症。是主要引起男性不育症的较常见原因之一。属于中医学中的"绝育""精冷无子""不育"等范畴。无精子症病因十分复杂，在治疗上最为棘手。

按照脏腑辨证、八纲辨证和病因辨证的方法，本病可分为肾阳虚证、瘀热证、肾阴虚证、气滞血瘀证等4个证型。

（一）肾阳虚证

本证多系先天禀赋不足，或年少手淫过度，耗伤肾精，命门火衰，阴寒内生，精冷无子的证候。

1．临床表现

（1）主症：精冷不育，无精子。

（2）次症：精液稀薄，腰膝酸软，畏寒肢冷，性欲低下，面色㿠白无华。

（3）典型舌脉：舌淡，苔白，脉沉弱无力。

2．方剂

（1）首选方剂：赞育丹加味。

（2）备用方剂：金匮肾气丸。

（二）瘀热证

本证多系湿热素盛，或睾丸有外伤史，瘀热阻滞，闭塞精道，或先疫痄腮，少阳之疫下流厥阴，余毒留恋，精虫难生所出现的证候。

1．临床表现

（1）主症：①有睾丸外伤史，或有腮腺炎性睾丸炎病史；②无精子，不育，睾丸大小正常；③腰痛，会阴部疼痛，睾丸疼痛。

（2）次症：①性欲正常或亢进；②尿末滴白，尿后余沥不尽；③血精。

（3）典型舌脉：舌边尖红，或有紫气，脉滑而数，或脉涩不利。

2．方剂

（1）首选方剂：红白皂龙汤加减。

（2）备用方剂：血府逐瘀汤加减。

（三）肾阴虚证

本证多因恣性纵欲，房事无度，肾阴耗损，肾精虚损，无精可生，或过服温燥补阳之品，热盛伤阴，阴虚则热，热侵精室，精虫不生所出现的证候。

1．临床表现

（1）主症：久婚不育，无精子。

（2）次症：①腰酸神疲，头晕耳鸣；②五心烦热，性欲亢进，口干咽燥。

（3）典型舌脉：舌红，苔少或无苔，脉细数无力。

2．方剂

（1）首选方剂：六味地黄汤加减。

（2）备用方剂：生髓育麟丹。

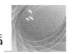

（四）气滞血瘀证

本证多系性志不遂，肝气郁结，疏泄失常，则血随气滞，精道闭塞，或瘀滞不通所表现的证候。

1. 临床表现

（1）主症：精道瘀阻，无精子，不育。

（2）次症：①胸胁胀痛，胸闷食少，口苦心烦；②性欲低下；③睾丸隐痛，坠胀或重度精索静脉曲张。

（3）典型舌脉：舌质暗红，边有瘀斑，脉弦或涩。

2. 方剂

（1）首选方剂：血府逐瘀汤加减。

（2）备用方剂：橘核丸。

六、精子增多症

精子密度超过正常最高值，甚至更高，而导致男性不育者，称为精子增多症，又称多精子症，是20世纪90年代提出的一种新的精子密度的病理改变。其病因病机尚不很清楚，可能是精子数量过多，造成能量不足，影响精子活力。中医认为，精子增多症在数量上属太过之疾，在质量上属不足之病。根据脏腑辨证和病因辨证的方法，本病可分为肾气亏虚、湿热下注和肝经郁热3个证型。

（一）肾气亏虚证

本证多由劳倦内伤，禀赋不足，房劳过度或久病伤肾，肾气不充而致肾气亏虚。出现以精子密度显著增加引起不育。

1. 临床表现

（1）主症：精子密度显著增加，不育，腰膝酸软，阳痿早泄，耳鸣失聪。

（2）次症：①头晕健忘，神疲乏力，短气自汗；②面部晦暗。

（3）典型舌脉：舌淡白，苔薄白，尺脉细弱。

2. 方剂

（1）首选方剂：肾气丸。

（2）备用方剂：右归丸。

（二）湿热下注证

本证系由素嗜膏粱厚味，湿热内生，下注肝肾，或感受湿热之邪，循经上沿，结于精室，而出现的以精子增多、不育为主的证候。

1. 临床表现

（1）主症：精子密度成倍增加、不育，尿频、尿急、尿道涩痛、尿黄而混。

（2）次症：①前列腺液或精液常规中可有较多的白细胞；②或肛检前列腺可触及结节；③腰膝酸重，小腹和会阴部疼痛。

（3）典型舌脉：舌红，苔黄腻，脉滑带数。

2. 方剂

（1）首选方剂：败酱草合剂。

（2）备用方剂：知柏地黄汤。

（三）肝经郁热证

本证系由精神压抑，心悸不畅，肝气郁结，日久化热，郁热扰精，或郁怒伤肝，气郁化火，肝经郁热，而出现的以精子增多、不育为主的证候。

1. 临床表现

（1）主症：精子增多，明显超过精子密度正常值，不育。

（2）次症：胸闷不舒，心烦易怒，口干口苦，小便色黄。

（3）典型舌脉：舌红，苔薄黄，脉弦数。

2. 方剂

（1）首选方剂：丹栀逍遥散加减。

（2）备用方剂：解郁和肝丸。

七、精子畸形

精子畸形是精子质量异常的一种病变，根据WHO对精液参数异常的定义：畸形精子症是指精子正常形态百分比＜4%。畸形精子症是导致男性不育的主要原因之一。

中医学中没有"畸形精子症"的病名，属中医"精冷""精薄""无子"等范畴。用脏腑辨证的方法，本病在临床上常可分为肾阳虚证、肾阴虚证和湿热下注证3个证型。

（一）肾阳虚证

本证多在肾气虚弱的基础上进一步发展而来，命门火衰，阴寒内生，温煦失职，以致精子生长发育不全而畸形。

1. 临床表现

（1）主症：精液清冷，婚久不育，阳痿早泄，精子畸形率高。

（2）次症：①腰膝酸软，畏寒肢冷；②小便清长，夜尿频多。

（3）典型舌脉：舌白，脉沉细。

2. 方剂

（1）首选方剂：赞育丹加减。

（2）备用方剂：三肾丸。

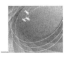

（二）肾阴虚证

本证多为房劳内伤，久病及肾，肾阴亏损，不能滋养生殖之精，以致精虫生长发育不全而畸形。

1. 临床表现

（1）主症：精子畸形，婚久不育，遗精滑精，腰膝酸软，五心烦热。

（2）次症：①头晕耳鸣，失眠盗汗；②口干咽燥，健忘少寝。

（3）典型舌脉：舌红，少苔或无苔，脉细数。

2. 方剂

（1）首选方剂：五子衍宗丸合六味地黄汤加减。

（2）备用方剂：知柏地黄丸合河车大造丸。

（三）湿热下注证

本证多为饮食不节，嗜辛辣之品，烟酒过度而致脾胃损伤，内生湿热，下注精室，伤及精子，使精子变为畸形。

1. 临床表现

（1）主症：畸形精子超过正常值，婚久不育。

（2）次症：①精液稠或不液化，或白细胞过多，或伴有脓细胞；②也有尿频、尿急，或伴有尿痛、尿赤，腰酸乏力。

（3）典型舌脉：舌红，苔黄，脉滑数。

2. 方剂

（1）首选方剂：萆薢分清饮加减。

（2）备用方剂：滋肾通关丸。

八、精子凝集

精子凝集是最普遍的精子自身抗体，只因血液或精浆内以及精子表面存在的抗精子抗体而引起精子凝集，使精子活力较低，导致不育者，可称为精子凝集症。据资料统计在男性不育症中占4%～7%有精子凝集，而在"不明原因性不育症"中占10%～40%，已确认为男性不育症原因之一。

中医没有"精子凝集"病名，对其病因病机尚无相应记载，根据临床表现，按照脏腑、八纲辨证的方法，精子凝集可分为肝经湿热、肝气郁结、肺脾气虚3个证型。

（一）肝经湿热精子凝集证

本证多由外感湿热下注肝结，或嗜膏粱厚味，辛辣炙煿之物，湿以内蕴，郁久化热，以精黏不育为主症的证候。

1. 临床表现

（1）主症：精黏不育，精子凝集阳性。

（2）次症：发热，胸胁痞满，渴不欲饮，小便黄少。

（3）典型舌脉：舌苔黄腻，脉滑数。

2. 方剂

（1）首选方剂：二妙散加味。

（2）备用方剂：龙胆泻肝丸。

（二）肝气郁结精子凝集证

本证多系婚后不育，情怀不悦，或夫妻不睦，或气机郁结，肝失疏泄所出现的一系列症状的统称。

1. 临床表现

（1）主症：气滞不育，精子凝集试验阳性。

（2）次症：胸闷不舒，叹气，胁肋痛。

（3）典型舌脉：舌边偏红，苔白，脉弦。

2. 方剂

（1）首选方剂：四逆散加减。

（2）备用方剂：舒肝解郁丸。

（三）肺脾气虚精子凝集证

本证多因素体虚弱，处邪袭肺，或久病脾虚，中气不足等所出现的一系列症状的统称。

1. 临床表现

（1）主症：精子凝集试验阳性，不育；体虚易感，纳差便溏。

（2）次症：感冒鼻塞，咳嗽或咽喉肿痛，头晕自汗，面色少华等症。

（3）典型舌脉：舌淡，苔白，边有齿痕，脉细弱。

2. 方剂

（1）首选方剂：参苓白术散加减。

（2）备用方剂：十全大补汤加减。

九、死精子症

WHO最新定义是：精液中活精子百分率低，不活动精子百分率高。一般认为精子存活率<58%可称为死精子症。死精子症是男性不育症的常见病症和主要原因之一。

中医文献中无"死精子症"的病名，但有"精寒艰嗣"一说，可能与当今所指的死精子症相似。按照脏腑辨证和八纲辨证方法，本病临床可分为肾气虚证、肾阳虚证、肾阴虚证3种。

（一）肾气虚证

本证多由禀赋不足或久病及肾，或房劳过度，肾气不足而致肾气亏虚，出现以腰膝酸软、性欲低下、射精无力或遗精早泄为主要表现的证候。

1. 临床表现

（1）主症：腰膝酸软，性欲淡漠或射精无力，或遗精早泄。

（2）次症：①耳鸣失聪，头晕健忘；②神倦乏力，气短自汗；③小便频数，夜尿量多。

（3）典型舌脉：舌质淡，苔薄白，脉象细弱。

2. 方剂

（1）首选方剂：生精种玉汤，又名生精种子汤。

（2）备用方剂：五子衍宗丸。

（二）肾阳虚证

肾阳虚证，亦名命门火衰证，本证多在肾气虚弱的基础上进一步发展而致命门火衰，阴寒内生，出现以腰膝酸软、畏寒肢冷、阳痿早泄为主要表现的证候。

1. 临床表现

（1）主症：形寒肢冷，面色㿠白，阳痿，精冷不育。

（2）次症：①腰膝酸软，眩晕，耳鸣；②精神不振，小便清长，夜尿量多。

（3）典型舌脉：舌质淡，质胖，苔薄白，脉沉细无力。

2. 方剂

（1）首选方剂：菟丝子丸。

（2）备用方剂：金匮肾气丸。

（三）肾阴虚证

本证为房劳内伤，久病及肾，或温病后期，热极伤阴，而肾阴亏损所产生的一系列症状的总称。

1. 临床表现

（1）主症：耳鸣，腰膝酸软，五心烦热，盗汗，口干咽燥。

（2）次症：①足跟痛；②遗精；③头晕耳鸣。

（3）典型舌脉：舌质红，少苔或无苔，脉细数。

2. 方剂

（1）首选方剂：大补阴丸。

（2）备用方剂：六味地黄汤加减。

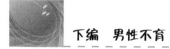

十、精子动力异常

精子动力异常是指精子活力下降或活力差的一种病症。常与少精子症、精子活动率低症同时出现，是造成男性不育症的原因之一。

弱精子症WHO最新定义：是指一份精液中具有前向运动（PR）精子数<32%，或PR精子数+非前向运动（NP）精子数<40%，又称为精子活力低下。

本病属于中医"精冷""无子"等范畴。按照脏腑辨证的方法，本病在临床上可分为肾精亏虚、肝经湿热2个证候。

（一）肾精亏虚证

本证多由房事或劳役过度，或久病失养，耗伤阴精，从而不能保证精虫正常活动所需的物质基础，导致精虫活力下降，并在临床上出现的一系列肾阴不足的证候。

1. 临床表现

（1）主症：精少不育，腰膝酸软。

（2）次症：耳鸣或耳聋，眩晕，健忘，发脱齿摇。

（3）典型舌脉：舌淡，苔薄白，脉沉细。

2. 方剂

（1）首选方剂：鱼鳔丸加减。

（2）备用方剂：左归丸合五子衍宗丸加减。

（二）肝经湿热证

本证多因素嗜肥甘茶酒，复感湿热之邪，温热蕴结肝经，湿热之邪下注内扰精室，以致生殖之精异常，精子活力下降而出现的一系列证候。

1. 临床表现

（1）主症：婚久不育，两目红赤，胁肋胀痛，阴囊湿痒，睾丸肿胀热痛。

（2）次症：纳呆厌食油腻，尿短赤，大便秘结。

（3）典型舌脉：舌苔黄腻，脉弦数。

2. 方剂

（1）首选方剂：龙胆泻肝汤加减。

（2）备用方剂：甘露消毒丸。

（吴占中）

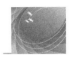

附录　中医男科常用方剂索引

一　画

一贯煎　（《续名医类案》）　北沙参　麦冬　干地黄　当归　枸杞子　川楝子

二　画

二仙汤　（《中医方剂临床手册》）　仙茅　淫羊藿　当归　巴戟天　黄柏　知母

二陈汤　（《太平惠民和剂局方》）　半夏　陈皮　茯苓　炙甘草　生姜　乌梅

十子丸　（《证治准绳》）　覆盆子　枸杞子　桑椹子　菟丝子　槐角子　冬青子　柏子仁　没石子　蛇床子　五味子

十灰散　（《十药神书》）　大蓟　小蓟　荷叶　侧柏叶　白茅根　茜草根　栀子　大黄　牡丹皮　棕榈皮

十全大补汤　（《太平惠民和剂局方》）　人参　白术　茯苓　炙甘草　川芎　当归　熟地黄　白芍　肉桂　黄芪

十补丸　（《杂病源流犀烛》）　附子　防风　胡芦巴　木香　巴戟天　肉桂　川楝子　延胡索　荜澄茄　茴香　补骨脂　黑豆　盐酒　糯米粉　朱砂

七三丹　（《实用中医外科学》）　石膏　升丹

七子散　（《备急千金要方》）　五味子　牡荆子　菟丝子　车前子　菥蓂子　石斛　山药　干地黄　杜仲　鹿茸　远志　钟乳粉　附子　蛇床子　川芎　山茱萸　天雄　人参　茯苓　黄芪　牛膝　巴戟天　肉苁蓉　桂心

八仙长寿丸　（《寿世保元》）　生地黄　山茱萸　山药　茯苓　牡丹皮　泽泻　五味子　麦冬

八正散　（《太平惠民和剂局方》）　车前子　瞿麦　萹蓄　滑石　栀子　炙甘草　木通　大黄　灯心草

九一丹　（《医宗金鉴》）　石膏　黄灵药

九龙丹　（《外科正宗》）　儿茶　血竭　乳香　没药　巴豆　木香　蜜

三　画

三才封髓丹　（《卫生宝鉴》）　天冬　熟地黄　人参　黄柏　砂仁　炙甘草

大分清饮　（《景岳全书》）　茯苓　泽泻　木通　猪苓　栀子　枳壳　车前子

大补阴丸　（《丹溪心法》）　黄柏　知母　熟地黄　龟板　猪脊髓

大承气汤　（《伤寒论》）　大黄　芒硝　枳实　厚朴

山甲内消散　（《外科正宗》）　当归尾　甘草节　大黄　穿山甲（代）　僵蚕　黑牵牛子　土木鳖　水酒

小金丹　（《外科全生集》）　白胶香　草乌　五灵脂　地龙　木鳖子　乳香　没药　当归　麝香　香墨炭　糯米粉

小承气汤　（《伤寒论》）　大黄　枳实　厚朴

小建中汤　（《伤寒论》）　桂枝　生姜　炙甘草　白芍　大枣　饴糖

小柴胡汤　（《伤寒论》）　柴胡　黄芩　半夏　人参　甘草　生姜　大枣

小陷胸汤　（《伤寒论》）　瓜蒌　黄连　半夏

小蓟饮子　（《济生方》）　生地黄　小蓟根　滑石　通草　蒲黄　竹叶　藕节　当归　栀子　炙甘草

四　画

太乙紫金锭　（《百一选方》）　山慈姑　文蛤　千金子　红芽大戟　麝香　朱砂　雄黄　糯米

天王补心丹　（《摄生秘剖》）　生地黄　当归身　天冬　麦冬　柏子仁　酸枣仁　人参　玄参　丹参　茯苓　远志　五味子　桔梗　朱砂　蜜

天台乌药散　（《医学发明》）　乌药　木香　茴香　青皮　高良姜　槟榔　川楝子（用巴豆七十粒　麸同炒）

五子衍宗丸　（《医学入门》）　枸杞子　菟丝子　五味子　覆盆子　车前子

五五丹　（经验方）　熟石膏　生丹

五味消毒饮　（《医宗金鉴》）　金银花　野菊花　蒲公英　紫花地丁　紫背天葵

五苓散　（《伤寒论》）　猪苓　茯苓　泽泻　白术　桂枝

化毒散　（《医宗金鉴》）　大黄　穿山甲（代）　当归尾　僵蚕　蜈蚣　酒

火土既济丹　（《辨证录》）　人参　白术　山茱萸　菟丝子　山药　巴戟

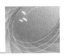

天　肉桂

心肾两交汤　（《辨证录》）　熟地黄　山茱萸　人参　当归　酸枣仁　白芥子　麦冬　肉桂　黄连

六味地黄丸　（《小儿药证直诀》）　熟地黄　山茱萸　山药　泽泻　牡丹皮　茯苓

五　画

石韦散　（《太平惠民和剂局方》）　白芍　白术　滑石　冬葵子　瞿麦　石韦　木通　王不留行　当归　炙甘草　小麦

右归丸　（《景岳全书》）　熟地黄　山药　枸杞子　鹿角胶　菟丝子　杜仲　山茱萸　当归　肉桂　附子　蜜

左归丸　（《景岳全书》）　熟地黄　山药　山茱萸　枸杞子　菟丝子　鹿角胶　龟板胶　川牛膝　蜜

玉露膏　（《实用中医外科学》）　芙蓉叶　凡士林　石炭酸

龙胆泻肝汤　（《兰室秘藏》）　龙胆草　生地黄　当归　柴胡　泽泻　车前子　木通　黄芩　栀子

归脾汤　（《校注妇人良方》）　人参　白术　黄芪　茯苓　龙眼肉　当归　远志　酸枣仁　木香　炙甘草

甘麦大枣汤　（《金匮要略》）　甘草　小麦　大枣

四物汤　（《太平惠民和剂局方》）　当归　川芎　白芍　熟地黄

四逆加人参汤　（《伤寒论》）　炙甘草　干姜　附子　人参

四逆汤　（《伤寒论》）　炙甘草　干姜　附子

四逆散　（《伤寒论》）　炙甘草　枳实　柴胡　白芍

四君子汤　（《太平惠民和剂局方》）　人参　白术　茯苓　甘草

四神丸　（《校注妇人良方》）　补骨脂　吴茱萸　肉豆蔻　五味子

仙方活命饮　（《校注妇人良方》）　穿山甲（代）　白芷　天花粉　皂角刺　当归尾　甘草　赤芍　乳香　没药　防风　贝母　陈皮　金银花

生肌白玉膏　（《实用中医外科学》）　石膏　炉甘石　麻油　凡士林

生肌散　（《实用中医外科学》）　炉甘石　钟乳石　滑石　血珀　朱砂　冰片

生脉饮　（《内外伤辨惑论》）　人参　麦冬　五味子

生精种子汤　（《山东中医杂志》1987年第一期）　黄芪　淫羊藿　川断　何首乌　当归　桑椹子　枸杞子　菟丝子　五味子　覆盆子　车前子

加味五宝丹　（《外科大成》）　珍珠粉　琥珀　钟乳石　朱砂　冰片　牛

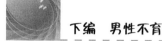

黄　山慈姑　海参

　　加味遗粮汤　（《外科正宗》）　茯苓　金银花　木通　苍术　薏苡仁　当
归　川芎　白鲜皮　木瓜　威灵仙　防风　皂荚子　甘草　人参　土茯苓

六　　画

　　百合固金汤　（《医方集解》引赵蕺庵方）　熟地黄　生地黄　麦冬　贝
母　百合　当归　白芍　甘草　玄参　桔梗

　　死精一号方　（经验方）　金银花　丹参　蒲公英　生地黄　川续断　当
归　知母　黄柏　赤芍　白芍　甘草

　　托里消毒散　（《外科正宗》）　人参　川芎　白芍　黄芪　白术　茯
苓　当归　金银花　白芷　甘草　桔梗　皂角刺

　　当归四逆加吴茱萸生姜汤　（《伤寒论》）　当归　桂枝　白芍　细辛　通
草　吴茱萸　甘草　生姜　大枣

　　当归补血汤　（《兰室秘藏》）　黄芪　当归

　　当归拈痛汤　（《兰室秘藏》）　人参　白术　苦参　升麻　葛根　苍
术　防风　知母　泽泻　黄芩　猪苓　当归　炙甘草　茵陈　羌活

　　全鹿丸　（《景岳全书》）　鹿茸　人参　白术　茯苓　甘草　当归　川
芎　生地黄　熟地黄　黄芪　天冬　麦冬　枸杞子　杜仲　牛膝　山药　枳
实　菟丝子　五味子　锁阳　肉苁蓉　补骨脂　巴戟天　胡芦巴　川续断　覆
盆子　楮实子　秋石　陈皮　川椒　小茴香　沉香　青盐酒

　　血府逐瘀汤　（《医林改错》）　当归　牛膝　红花　生地黄　桃仁　枳
壳　赤芍　柴胡　桔梗　川芎　甘草

　　庆云散　（《备急千金要方》）　覆盆子　五味子　菟丝子　石斛　白
术　桑寄生　天冬　天雄　紫石英

　　壮火丹　（《辨证录》）　人参　巴戟天　白术　熟地黄　山茱萸　肉
苁蓉　枸杞子　附子　肉桂　破故纸　茯苓　五味子　酸枣仁　柏子仁　山
药　枳实　龙骨

　　冲和膏　（《外科正宗》）　紫荆皮　独活　赤芍　白芷　石菖蒲

　　交泰丸　（《韩氏医通》）　黄连　肉桂　蜜

　　阳和汤　（《外科全生集》）　熟地黄　肉桂　麻黄　白芥子　鹿角胶　姜
炭　甘草

　　如意金黄散　（《外科正宗》）　天花粉　黄柏　大黄　姜黄　白芷　厚
朴　陈皮　甘草　苍术　天南星

　　红花散瘀汤　（《外科正宗》）　当归尾　皂角刺　红花　苏木　僵蚕　连

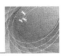

翘　石决明　穿山甲（代）　乳香　贝母　大黄　牵牛子　酒

导气汤　（《沈氏尊生书》）　川楝子　小茴香　木香　吴茱萸　长流水

导赤散　（《小儿药证直诀》）　生地黄　木通　甘草　竹叶

七　　画

护面散　（《外科大成》）　血余炭　雄黄　麻油　黄酒

扶命生火丹　（《辨证录》）　人参　巴戟天　山茱萸　熟地黄　附子　肉桂　黄芪　鹿茸　龙骨　酸枣仁　白术　五味子　肉苁蓉　杜仲

杨梅一剂散　（《外科大成》）　麻黄　大黄　威灵仙　金银花　羌活　白芷　蝉蜕　皂角刺　穿山甲（代）　防风

芩栀平胃汤　（《太平惠民和剂局方》）　黄芩　栀子　苍术　厚朴　陈皮　甘草

花蕊石散　（《十药神书》）　花蕊石

补天育麟丹　（《辨证录》）　鹿茸　人参　山茱萸　熟地黄　肉苁蓉　巴戟天　白术　黄芪　淫羊藿　山药　枳实　当归　蛇床子　菟丝子　柏子仁　肉桂　麦冬　五味子　锁阳　紫河车　海狗肾　黄连　砂仁

补中益气汤　（《脾胃论》）　黄芪　白术　人参　当归身　陈皮　升麻　柴胡　炙甘草

沙参麦冬汤　（《温病条辨》）　沙参　麦冬　玉竹　桑叶　白扁豆　天花粉　生甘草

沉香散　（《医宗必读》）　沉香　石韦　滑石　当归　王不留行　瞿麦　冬葵子　赤芍　白术　炙甘草　大麦　妙香散

附子理中汤　（《万病回春》）　附子　干姜　吴茱萸　肉桂　人参　当归　陈皮　厚朴　白术　炙甘草

八　　画

青黛散　（《中医外科学讲义》）　青黛　黄柏　石膏　滑石

抵当汤　（《伤寒论》）　水蛭　虻虫　桃仁　大黄

固阴煎　（《景岳全书》）　人参　熟地黄　山药　山茱萸　远志　五味子　菟丝子　炙甘草

虎杖散　（《证治准绳》）　虎杖　麝香

知柏地黄丸　（《景岳全书》）　熟地黄　山茱萸　山药　牡丹皮　茯苓　泽泻　知母　黄柏

金黄散　（即《外科正宗》如意金黄散）

金匮肾气丸 （《金匮要略》） 干地黄　山药　山茱萸　泽泻　茯苓　牡丹皮　桂枝　附子　蜜

金蟾脱甲酒 （《外科正宗》） 酒　大虾蟆　土茯苓

狐惑汤 （《备急千金要方》） 黄连　佩兰

河车大造丸 （《景岳全书》） 紫河车　龟板　黄柏　杜仲　牛膝　天冬　麦冬　熟地黄酒　米糊

参附汤 （《校注妇人良方》） 人参　附子

九　画

济生肾气丸 （《济生方》） 附子　肉桂　熟地黄　牡丹皮　茯苓　泽泻　山茱萸　山药　车前子　川牛膝　蜜

祛风胜湿汤 （《朱仁康临床经验集》） 荆芥　防风　羌活　蝉蜕　茯苓　陈皮　金银花　甘草

宣志汤 （《辨证录》） 熟地黄　巴戟天　人参　白术　当归　山药　茯苓　酸枣仁　远志　柴胡　升麻

复元活血汤 （《医学发明》） 柴胡　天花粉　当归　红花　穿山甲（代）　大黄　桃仁　甘草

独参汤 （《十药神书》） 人参

结毒紫金丹 （《外科正宗》） 龟板　石决明　朱砂

活络效灵丹 （《医学衷中参西录》） 当归　丹参　乳香　没药

十　画

桃红四物汤 （《医宗金鉴》） 桃仁　红花　当归　赤芍　生地黄　川芎

桂附八味丸 （即金匮肾气丸）

桔梗解毒汤 （中山法眼亭方） 土茯苓　川芎　桔梗　黄芪　白芍　大黄　甘草

柴胡桂枝汤 （《伤寒论》） 柴胡　桂枝　黄芩　人参　白芍　生姜　半夏　炙甘草　大枣

柴胡疏肝散 （《景岳全书》） 柴胡　川芎　陈皮　枳壳　白芍　香附　炙甘草

消风散 （《外科正宗》） 当归　生地黄　防风　蝉蜕　知母　苦参　胡麻仁　荆芥　苍术　牛蒡子　石膏　木通　甘草

逍遥散 （《太平惠民和剂局方》） 柴胡　当归　白芍　白术　茯苓　姜　薄荷　炙甘草

桑螵蛸散 （《本草衍义》） 桑螵蛸 远志 石菖蒲 龙骨 人参 茯神 当归 龟板

十 一 画

黄连阿胶汤 （《伤寒论》） 黄连 阿胶 黄芩 白芍 鸡子黄

黄连温胆汤 （《六因条辨》） 黄连 半夏 陈皮 茯苓 枳实 竹茹 甘草 生姜

黄连解毒汤 （《外台秘要》） 黄连 黄柏 黄芩 栀子

萆薢分清饮 （《丹溪心法》） 萆薢 乌药 益智仁 石菖蒲 茯苓 甘草 盐

萆薢分清饮 （《医学心悟》） 萆薢 黄柏 石菖蒲 云苓 白术 莲子心 丹参 车前子

理中汤 （《伤寒论》） 人参 白术 干姜 炙甘草

蛇床子汤 （《医宗金鉴》） 威灵仙 蛇床子 当归尾 土大黄 苦参 砂仁壳 老葱头

猪苓汤 （《伤寒论》） 猪苓 茯苓 泽泻 滑石 阿胶

液化汤 （《山东中医学院学报》1979年第二期） 知母 黄柏 生地黄 熟地黄 赤芍 白芍 牡丹皮 天冬 天花粉 茯苓 车前子 连翘 丹参 淫羊藿 甘草

清心莲子饮 （《太平惠民和剂局方》） 黄芩 麦冬 地骨皮 车前子 炙甘草 石莲 茯苓 黄芪 人参

清肝解郁汤 （《医宗金鉴》） 当归 生地黄 白芍 川芎 陈皮 半夏 贝母 茯神 青皮 远志 桔梗 苏叶 栀子 木通 甘草 香附 生姜

清瘟败毒饮 （《疫疹一得》） 石膏 生地黄 犀角（代） 黄连 栀子 桔梗 黄芩 知母 赤白芍 玄参 连翘 竹叶 甘草 牡丹皮

清营汤 （《温病条辨》） 犀角（代） 生地黄 玄参 麦冬 金银花 丹参 连翘 黄连 竹叶心

麻黄杏仁甘草石膏汤 （《伤寒论》） 麻黄 杏仁 甘草 石膏

麻黄连翘赤小豆汤 （《伤寒论》） 麻黄 连翘根 杏仁 赤小豆 大枣 桑白皮 生姜 炙甘草

十 二 画

葱归踯肿汤 （《医宗金鉴》） 独活 白芷 当归 甘草 葱头

程氏萆薢分清饮 （即《医学心悟》萆薢分清饮）

硝石矾石散 （《金匮要略》） 硝石 矾石

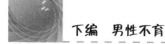

椒桂汤 （《沮病条辨》） 川椒 桂枝 柴胡 小茴香 吴茱萸 陈皮 高良姜 青皮

斑龙丸 （《医学正传》） 鹿角胶 鹿角霜 菟丝子 柏子仁 茯苓 补骨脂

滋阴除湿汤 （《外科正宗》） 川芎 当归 白芍 熟地黄 黄芩 陈皮 知母 贝母 泽泻 地骨皮 甘草 生姜

犀角地黄汤 （《备急千金要方》） 犀角（代） 生地黄 赤芍 牡丹皮

痛泻要方 （《丹溪心法》） 白术 白芍 陈皮 防风

十 三 画

暖肝煎 （《景岳全书》） 当归 枸杞子 沉香 肉桂 乌药 小茴香 茯苓 生姜

十 四 画

碧玉散 （《宣明论》） 滑石 甘草 青黛

十 五 画

镇肝息风汤 （《医学衷中参西录》） 怀牛膝 代赭石 龙骨 牡蛎 龟板 白芍 玄参 天冬 川楝子 麦芽 茵陈 甘草

十 六 画

橘核丸 （《济生方》） 橘核 海藻 昆布 海带 川楝子 桃仁 厚朴 木通 枳实 延胡索 桂心 木香 酒

赞育丹 （《景岳全书》） 肉苁蓉 巴戟天 蛇床子 韭子 当归 仙茅 淫羊藿 熟地黄 肉桂 附子 杜仲 白术 枸杞子 山茱萸

十 九 画

鳖甲煎丸 （《金匮要略》） 鳖甲 射干 黄芩 地虱 桂枝 干姜 大黄 石韦 厚朴 紫葳 阿胶 柴胡 蜣螂 白芍 牡丹皮 䗪虫 葶苈子 半夏 人参 瞿麦 桃仁 赤硝 蜂房

（吴占中）